普通高等教育案例版系列教材

案例版

供临床、预防、基础、口腔、麻醉、影像、药学、检验、护理、法医等专业使用

循证医学

主　编　李晓枫

副主编　王　蓓　李爱玲　刘景丰　宋桂荣　邸阜生　张　玲

编　委　（以姓氏笔画为序）

丁　玲（山西医科大学）

王　蓓（东南大学）

史新竹（沈阳医学院）

朱　红（天津医科大学）

刘景丰（福建医科大学孟超肝胆医院）

李晓枫（大连医科大学）

李爱玲（西南医科大学）

邸阜生（天津市第三中心医院）

宋桂荣（大连医科大学）

张　玲（首都医科大学）

陈　欣（大连医科大学）

金英良（徐州医科大学）

周　波（中国医科大学附属第一医院）

赵灵燕（内蒙古医科大学）

胡付兰（深圳大学医学部）

姚　燕（吉林大学）

贾国瑜（南开大学）

唐少文（南京医科大学）

魏　伟（大连市中心医院）

编写秘书　陈　欣（大连医科大学）

科学出版社

北　京

郑 重 声 明

为顺应教学改革潮流和改进现有的教学模式，适应目前高等医学院校的教育现状，提高医学教育质量，培养具有创新精神和创新能力的医学人才，科学出版社在充分调研的基础上，首创案例与教学内容相结合的编写形式，组织编写了案例版系列教材。案例教学在医学教育中，是培养高素质、创新型和实用型医学人才的有效途径。

案例版教材版权所有，其内容和引用案例的编写模式受法律保护，一切抄袭、模仿和盗版等侵权行为及不正当竞争行为，将被追究法律责任。

图书在版编目（CIP）数据

循证医学：案例版 / 李晓枫主编 . —北京：科学出版社，2021.1
普通高等教育案例版系列教材
ISBN 978-7-03-068030-3

Ⅰ . ①循⋯ Ⅱ . ①李⋯ Ⅲ . ①循证医学 – 医学院校 – 教材 Ⅳ . ① R499

中国版本图书馆 CIP 数据核字（2021）第 023370 号

责任编辑：李 植 / 责任校对：贾娜娜
责任印制：赵 博 / 封面设计：陈 敬

科 学 出 版 社 出版
北京东黄城根北街 16 号
邮政编码：100717
http://www.sciencep.com
保定市中画美凯印刷有限公司印刷
科学出版社发行 各地新华书店经销
*
2021 年 1 月第 一 版 开本：850×1168 1/16
2025 年 1 月第 六 次印刷 印张：13 1/2
字数：434 000
定价：**55.00 元**
（如有印装质量问题，我社负责调换）

前　言

　　20 世纪医学领域突飞猛进、日新月异的发展，使过去的临床医学用生物学观点和方法研究患者个体，已经远远不够了。随着医学模式的转变，现代医学已由生物医学模式转向了生物－心理－社会医学模式，促使了许多学科的互相渗透和发展，形成了许多新兴学科和交叉学科，循证医学就是在这样背景下出现的新兴临床基础科学。循证医学真实的含义是将最佳的外部证据、医生自身的经验和患者的意图三者结合起来进行临床医学决策，患者将会获得最佳的诊治效果，临床医生的临床知识和经验也同时会获得最大程度的扩充。

　　本教材为科学出版社出版的案例版系列教材，采用案例与教学内容相结合的编写模式，在教材中增加案例，尤其适用于循证医学这种与临床实践紧密结合的学科。以案例为先导引导教学，结合临床实践具体步骤，更加形象生动，提高学生学习兴趣和学习效率。

　　本教材共分二十章，第一章主要介绍了循证医学的概述；第二章到第十一章介绍了循证医学基本方法学，主要涉及如何提出临床问题，如何查找最佳证据，以及如何评价证据和其中涉及的统计学方法，以及应用证据时需要考虑的患者价值观和循证临床实践的个体化等问题；第十二章到第二十章主要介绍了循证医学临床实践，主要涉及了对病因、诊断、治疗、预后、药物不良反应等的临床实践过程，以及临床经济学和卫生技术评估等证据分析、评价及应用。

　　本教材不仅适用于临床医学生的医学教育，同时我们也期望本教材出版后能够成为医学教育工作者、临床医务工作者实际工作中的一本适用的参考书，为我国医学事业的发展贡献一点微薄之力。

　　本教材在编写过程中，得到了科学出版社、大连医科大学领导和教务处的关心，以及大连医科大学公共卫生学院的大力支持。在此向所有关心本教材出版的同仁一并表示衷心的感谢。

　　本教材为第一版案例版循证医学教材，由于编者水平有限，书中难免会有不尽如人意之处，恳请广大读者读后不吝批评并提出宝贵意见，以便今后改正。

李晓枫

2019 年 11 月

目　　录

第一章 绪 论

循证医学（evidence-based medicine，EBM）是近年来在临床医学实践中迅速兴起的一门临床方法学科。其核心思想是任何医疗决策都应建立在最新最佳临床科学研究证据的基础上，或简称遵循证据的临床医学，其目的是为了临床医疗决策的科学化。循证医学真实的含义是将最佳的外部证据、医生自身的经验和患者的意图三者结合起来进行临床医学决策。因此，循证医学体现了现代医学的进展，这不仅有利于临床医学由经验型向科学型转变，还将在医疗卫生领域引入人性化的服务，帮助医生更好地运用医学文献，将医学研究的结果与具体的全科医疗实践工作紧密结合起来。

第一节 循证医学的概述与发展简史

一、循证医学的概念和特点

（一）循证医学的概念

循证医学自起源以来，先后有许多学者对这门学科做了定义，目前最经典的是 David Sackett 教授提出的定义："以审慎、准确和明智的态度，寻求及采纳当前最佳的医疗决策来治疗病人"。2000年 David Sackett 教授在新版《怎样实践和讲授循证医学》中，再次定义循证医学为"有意识地、明确地、审慎地利用现有最好的研究证据制定关于个体病人的诊治方案。实施循证医学意味着医生要参酌最好的研究证据、临床经验和病人的意见进行临床决策"。这个定义明确地指出循证医学是指临床医生针对个体患者，在充分收集病史、体检及必要的实验室和影像检查结果基础上，结合自身的专业理论知识与临床技能，围绕患者的主要临床问题（如病因、诊断、治疗、预后以及康复等），检索、查找、评价当前最新最佳的研究证据，进一步结合患者的实际意愿与临床医疗环境，形成科学、适用的诊治决策，并在患者的配合下付诸实施，最后分析与评价其效果。实践循证医学，既能有效地解决个体患者的临床问题、改善预后和促进患者康复，同时也会推动临床医疗水平的提高和进步，实现"医患"双赢。由此可见，为追求最佳诊治效果，循证医学对个体患者的诊治决策建立在当前最新、最佳的证据基础之上，故称之为"基于证据的临床医学"。这样就有别于传统意义的临床医学模式。

作为一门新兴学科和临床实践模式，自 20 世纪 90 年代以来，循证医学在我国得以迅速普及和推广，当然这其中难免会出现一些偏差，如将 Cochrane 系统综述或大型多中心随机对照试验，直接等同于"循证医学"，或将循证医学称为临床科研方法学等。这些概念上的误区，难免会造成一些误导，应引以为戒。

（二）循证医学的特点

1. **"证据"及其质量是实践循证医学的决策依据** 高质量的证据应该具有以下共同特征：

（1）科学和真实：即证据的生产必须针对特定问题、经过科学设计、偏倚控制、严格实施和客观分析，并能溯源，接受时间和实践检验。

（2）系统和量化：系统指在严格科学的顶层设计下，全面、科学、分步骤的证据生产和使用。定量证据是决策的理想证据，但实际工作中证据并非总能量化，在教育、管理和社会科学领域尤其如此，因而只要是科学、真实的证据仍有用。

（3）动态和更新：基于一定时期、一定人群、一定条件下生产出来的证据，随着条件改变、人群更迭、实践模式和方法改变及新证据出现而不断更新，才能科学地指导实践。

（4）共享与实用：证据作为解决问题的知识产品，消耗了人类的各种资源生产出来，应该为人类所共享，接受公众监督，保证需要者能获取，并帮助他们利用证据解决实际问题。

（5）分类和分级：将证据按研究者和使用者关注的问题先进行分类，再在同类信息中按事先确定的标准经科学评价后严格分级，是快速筛选海量信息的重要手段和方法。

（6）肯定、否定和不确定：都可能是研究的合理结果，但都需要证据支持。

2. **专业技能和经验是实践循证医学的基础** 循证医学提倡将医学实践经验（内部证据）与当前可得最佳证据（外部证据）结合，再综合考虑用户的意愿和价值观以及当时当地的条件，做出最佳决策。若忽视经验，即使得到了最好的证据也可能用错，因为最好的证据在用于每一个具体个体时，必须因人而异，根据其临床、病理特点，人种、人口特点，社会经济特点和试验措施应用的可行性灵活运用，切忌生搬硬套。

3. 充分考虑用户的期望或选择 循证医学提倡医生在重视疾病诊断、治疗的同时，力求从患者角度出发去了解患者患病的过程及感受。在卫生决策领域中，也需要充分考虑利益相关者的偏好。

二、循证医学的发展简史

循证医学产生于 20 世纪 90 年代，主要由于 20 世纪 80 年代临床医学专家对临床实践凭经验决策导致无效干预的过度使用（overuse）和有效干预措施的使用不足（underuse），带来有限医疗卫生资源的巨大浪费，因此强调需要对医疗干预措施效果进行评价。早在 1979 年，英国流行病学家 Archie Cochrane 在其专著《疗效与效益：医疗保健中的随机对照试验》中首次提出了医疗保健如何才能做到既有疗效，又有效益的问题，提出各临床专业和二级专业应对所有随机对照试验（randomized controlled trial，RCT）进行整理和评价，并不断收集新的结果以更新这些评价，从而为临床治疗实践提供可靠证据。这一倡议得到了医学界的积极响应，对临床医学产生了广泛和深远的影响。此后全世界临床试验非常活跃，发表的结果也越来越多，使循证医学的诞生具有了有证可循的基础。

循证医学真正引起国际医学界的广泛关注始于 1992 年，加拿大 McMaster 大学 Gordon Guyatt 教授领导的循证医学工作组在 *JAMA* 期刊上发表了一篇名为《循证医学——讲授医学实践的一种新途径》的文章，在全球范围内第一次提出了循证医学这一概念，并就如何将循证医学的理念引入临床教学，如何在证据的基础上实践循证医学进行了探讨。

1992 年，循证医学的创立者之一，加拿大临床流行病学家 David Sackett 教授领导成立了以 Cochrane 命名的英国 Cochrane 中心。其后，在 1993 年英国牛津大学成立了世界 Cochrane 协作网。中国循证医学中心（中国 Cochrane 中心）自 1996 年 7 月起正式在四川大学华西医院（原华西医科大学附属第一医院）开始筹建，1997 年 7 月获卫生部认可，1999 年 3 月 31 日，经国际 Cochrane 协作网指导委员会正式批准注册成为国际 Cochrane 协作网的第十四个中心。这是亚洲的第一个 Cochrane 中心，也是中国唯一的一个 Cochrane 中心，目前已有四川大学华西医院和全国 30 余所医学院校的临床专业及其他专业人员参与。

三、循证医学与临床流行病学的关系

（一）临床流行病学是实践循证医学的方法学基础

20 世纪 30 年代 John R. Paul 首先提出了临床流行病学的概念，后经几十年的发展，特别是从 20 世纪 60 年代后，著名内科医师 Alvan R. Feinstein 和 David Sackett 等创造性地将流行病学和医学统计学原理及方法有机地与临床医学的研究和实践结合起来，并进一步拓展到与临床医学相关的卫生经济学和社会医学等领域，极大地丰富和发展了临床研究的方法学。在临床研究实践中，提高了对疾病的发生、发展和转归的整体规律的宏观认识，深化了对疾病诊断、治疗和防治方法的科学观，有效地提升了临床医学研究和实践的水平，为现代临床流行病学打下了坚实的基础。

我国临床流行病学起步于改革开放初期的 1982 年，在洛氏基金会的资助下，我国一批优秀的临床医生分赴美国、加拿大、澳大利亚等一些临床流行病学较为成熟的国家学习和工作。这些骨干学成归国后为我国临床流行病学学科的建立、发展和普及做了大量辛勤的工作。在卫生部的大力支持下，1983 年获准在华西医科大学（现四川大学华西医学中心）、上海医科大学（现复旦大学上海医学院）和广州中医学院（现广州中医药大学）建立了 3 个 "设计、衡量、评价"（design，measurement and evaluation，DME）国家级培训中心，简称 DME 中心。面向临床医学本科生和研究生相继开设了临床流行病学课程，并积极推动其他医学院校建立临床流行病学教研室（或教研组）以及开展教学和研究工作。进而在 1989 年成立了在国际临床流行病学网（International Clinical Epidemiology Network，INCLEN）指导下的中国临床流行病学网（China Clinical Epidemiology Network，ChinaCLEN）。近数十年来，临床流行病学的蓬勃发展直接推动了各临床学科的科研水平提高，尤其在加强国际卫生研究能力、对重大国际卫生问题的合作研究、促进发展中国家人民的健康水平、卫生资源的合理利用以及为世界卫生组织（WHO）和各国政府提供卫生决策等方面，均做出了非凡的贡献或发挥了重要作用。WHO 曾在其 2004 年的一份年度报告中，对临床流行病学的贡献给予了高度评价，指出"临床流行病学学科的建立，对在群体层面上的疾病研究和临床干预做出了巨大贡献，其进展从根本上升华了测量疾病的定量方法，使之在各种群体层面上能够可信地评价干预治疗的结果"。鉴于临床流行病学的发展促进了临床研究成果的产生，而新的研究成果或称最佳证据（best evidence）应适时地应用于临床实践，方可产生科学与实用价值，从而促进临床医学水平和质量的提高，20 世纪 90 年代，以临床流行病学作为方法学支撑，催生了循证医学。

（二）多学科交叉协作学科

临床流行病学和循证医学的学科主体都是临床医学，旨在解决临床科研与临床实践问题。临床医生面对的诊治对象是个体，过去由于缺乏群体观念，临床研究常常变成了个体案例的累加与总结分析，这些经验性的临床研究往往蕴藏了大量的偏倚、混杂和机遇因素，所得出的研究结果或结论往往偏离于客观的真实性；现在，临床医学的研究以临床为基础，强调群体观和定量化观点，同时借鉴和采用了大量有关流行病学、医学统计学、卫生经济学及其他基础医学的原理和方法，创新和发展了新型、科学和实用的临床研究方法（临床流行病学），应用这些原理和方法，既有利于创新临床研究，又有助于临床实践，促进临床研究成果转化，服务于临床诊治实践。所以，临床流行病学及其后续的循证医学是以临床医学研究为基础、交叉融入了流行病学、医学统计学、卫生经济学、社会医学等多门学科的临床医学基础学科。

（三）研究对象

临床流行病学的研究对象是以医院为基础的患者及其相应的患病群体，这种特定疾病的患者群体性乃为"流行病学"特征。这种群体性的特征已不再局限于医院患者，即从医院的患者个体扩展至社会的特定患者人群，将医院的特定疾病和社区特定疾病的诊治研究相互结合，从而跨越了医院和社区的界限，无疑对疾病的早期发现与防治、以及对疾病发生、发展和转归规律的认识更为系统全面和深入，因此，临床流行病学及循证医学对临床医学的发展有重要价值和意义。

第二节 循证医学实践的基础与要求

一、循证医学实践的基础

循证医学实践的基础由四大要素组成：医生、患者、最佳证据和医疗环境。

（一）医生

医生是循证医学实践的主体。作为循证医学的实践者，医生首先要具备良好医学理论基础与过硬的临床经验和技能，同时还要有不断进取和创新精神以及全心全意为患者服务的意识。这样，才可能去发现患者的临床问题，并充分应用专业知识去解决患者的问题，促进循证医学实践以提高自己的临床学术水平。

（二）患者

患者是循证医学实践服务的对象和载体。实践循证医学，务必要取得患者的合作，患者对诊疗方案要具备良好的依从性。为此，临床医生应关心体贴患者，构建良好的医患关系。否则，任何有效的方法与措施，若无患者的配合，都难以成功。在个体患者的临床决策过程中如何有效融合患者价值观与意愿，是循证个体化实践及医学未来发展所面临的重大挑战。

（三）最佳证据

最佳证据乃为实践循证医学的"武器"，也是解决患者临床问题的必要手段。最佳证据来源于现代临床医学的研究成果，而这种证据的获取，则依赖于应用科学的方法去检索、分析与评价，结合具体的临床问题择优采用。

（四）医疗环境

循证医学实践都要在具体的医疗环境下推行。不同地区、不同级别的医院，其设备、技术条件和医务人员的水平各异，即使某一最佳措施和方法对某疾病有确切的疗效，但当医疗环境或技术条件受限时，也是难以实现的。因此，实践循证医学不能脱离具体的医疗环境。

在我国，随着医疗制度改革的不断深入，国家对人民卫生事业的关注与资源投入，各级卫生医疗机构的软硬件条件正得以不断改善。因此，医疗环境的改进与提高为实践循证医学提供了很好的

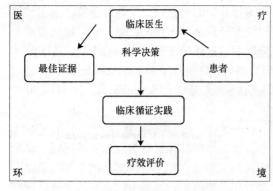

图 1-1　循证医学实践示意图

硬件基础，关键是如何利用良好的医疗条件去全心全意地真正为患者服务。

上述四大要素既是实践循证医学的基础，四者缺一不可，又是一个临床患者科学诊治的复杂系统依据（图 1-1）。这里还必须强调的是，要真正地实践循证医学，应掌握必要的临床流行病学的知识、理论与方法学，否则难以真实地甄别、分析和评价最佳证据。由于循证医学的理论和标准及方法学源于临床流行病学，因此，循证医学实践为临床流行病学在临床实践中的具体应用。

二、循证医学实践的类别

参与循证医学实践可分为两种形式：一是循证医学最佳证据的提供者（doer），二是最佳证据的应用者（user）。角色不同，要求也不一样。最佳证据的提供者，往往是一批颇具学术造诣的临床流行病学家、各专业的临床学家、临床统计学家、卫生经济学家和社会医学家以及医学信息工作者，他们共同协作，根据临床医学实践中存在的某些问题，从全球每年 300 余万篇的生物医学文献中，去收集、分析、评价，进而总结出最佳的研究成果（证据），为临床医生实践循证医学提供证据。当前最佳临床证据资源包括 BMJ 编辑出版的 *Clinical Evidence*、美国内科医师学会杂志编汇（*ACP Journal Club*）、循证医学杂志（*EBMJ*）、*Cochrane Library* 等。因此，证据提供者成为循证实践的关键所在，没有他们的辛勤工作和无私奉献就不可能做到循证医学实践。

当然这些专家提供了最佳证据并不就此结束任务，他们还有将这些优秀成果（证据）推广到循证临床实践中加以应用的艰巨任务。这就要涉及对医学生的循证医学教育，以及对临床医生进行循证医学实践的培训和宣传。只有将最好的研究成果最大程度转化为广大患者的医疗及防病治病服务，只有广大的临床医生能真正掌握与应用循证临床实践的理论与方法，并能进入到主动性与创造性相结合的自我教育和提高的良性循环，才能达到循证医学的真正目的。

最佳证据的应用者，即最佳证据的用户，既有从事临床医学的医务人员，又包括医疗管理者和卫生政策决策者、患者等。为了实现患者诊治决策以及卫生管理和政策决策的科学化这一共同目标，应联系各自的实际问题，去寻找、认识、理解和应用最佳、最新的科学证据，做到理论联系实践，方能取得最好的结果。

无论是证据的提供者还是应用者，除了都具有临床的业务基础之外，也要具有相关学科的知识和学术基础，两者只是要求的程度有所不同而已（表 1-1）。当然，证据的提供者本身也可以是应用者；而应用者本身也可成为证据提供者。

表 1-1　不同类别循证医学实践者比较

项目	证据提供者	证据应用者
确定临床问题要求程度	+++	+++
任务	收集与评价文献，提供最佳证据	正确地应用证据
专业基础与技能要求程度		
临床实践	+++	+++
临床流行病学研究方法学	+++	+
临床统计学	++	+
卫生经济学	++	+
社会医学	++	+
计算机技能	+++	+
技术力量	团队合作	个体

第三节 循证医学实践的步骤

循证医学的临床实践是指医生在诊疗患者过程中，需针对患者的具体情况做出相应的临床诊治决策。在这一过程中，它要求医生必须将个人的临床专业知识与当前可获得的最佳系统临床研究依据有机地结合起来，即以临床专业知识来确定研究依据是否适用于面对的具体患者，两者缺一不可。具体的循证临床实践步骤可归纳为"五部曲"（图1-2）。

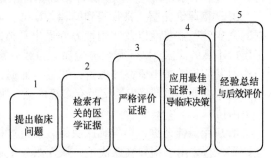

图 1-2　循证医学实践"五部曲"

1. 提出临床问题　所谓的"循证问题"，是指在临床实践中个体患者存在的且亟待解决的临床重要问题。在循证医学的临床实践中，首先应该找准患者究竟存在什么样的重要临床问题？用现有的理论知识和临床技巧是否可以有效地解决？如果比较棘手，这就是循证医学应该回答与解决的问题了。

循证问题包括病因及危险因素问题、诊断问题、防治问题以及预后问题等，欲找准循证问题，可依次回答如下问题：

（1）该患者发病及危险因素是否明确？

（2）该患者能否明确诊断？

（3）针对该患者有无有效防治手段或方法？

（4）这些防治方法能否降低病死率、病残率？

（5）这些防治方法能否改善患者的生存质量？

（6）这些防治方法能否改善成本效果？

在此过程中，若回答"是"，则进入下个问题；若回答"否"，则可作为循证医学问题的候选。找准患者存在的、需要回答和解决的重要临床问题，是循证医学实践的首要关键环节，如果找不准或者根本不是什么重要的问题，那么就会造成误导，或者本身就不是医疗常规所能解决的问题，这就像一个临床科研选题的误差，必然会造成研究的结果毫无价值一样。

为了找准重要的临床问题，应该强调的是临床医生必须准确地采集病史、查体及收集有关实验室检查结果，尽可能占有可靠的一手资料，充分应用理论知识、临床技能和经验、逻辑思维以及判断力，经仔细分析论证后，找出哪些属于常识性的"背景性问题"，哪些为"前景性问题"，即哪些是在临床上亟待解决且必须回答的疑难问题。

在找准重要的临床问题后，需从实际问题出发，将问题具体化为可以回答的科学问题。以防治性研究为例按PICOS要素可将问题拆分为：

P（population/patient/participant）：研究对象的类型、特征、所患疾病类型等；

I（intervention）：干预措施；

C（comparison）：对照措施；

O（outcome）：结局指标；

S（study design）：研究设计方案。

例如，在门诊经常会遇到腹泻的儿童，在干预治疗方案上多采用静脉滴注，而国际上推荐的治疗方案是口服电解质补液，对比这两种治疗方案，其中有一个临床结局是需要全科医生关注的，即需要留院或护理的时间。为解决这一临床问题，首先将问题分解为：P，腹泻儿童；I，口服电解质补液；C，静脉滴注；O，需留院/护理时间；S，RCT研究。

2. 检索有关的医学证据　根据第一步提出的临床问题，确定有关"主题词"、"关键词"，制定检索策略，应用电子检索数据库和期刊检索系统，检索相关证据，从这些文献中找出与拟弄清和回答的临床问题关系密切的资料，作为分析评价之用。

若初次使用电子文献检索数据库，最好寻求医学信息或图书管理专业人员的帮助，以便尽快熟悉检索方法，提高检索效率。特别是在检索内容与顺序安排上，一般先寻找可靠的高级别证据，如临床实践指南、系统综述等，由于这些证据综合了大量相关的原始研究结果，且经过了加工和提炼，根据这类证据可在短时间内全面获取与临床问题相关的新发现、新知识和新进展。若无这样的证据，再寻找可靠的原始研究文献。具体的证据检索方法参见本书第三章。

3. 严格评价证据　将收集到的相关证据，应用临床流行病学及循证医学质量评价的标准，从证据的真实性、重要性以及实用性方面做出具体的评价，并得出确切的结论。这里有三种处理方式：①质量不高的证据，或质量可靠但属无益或有害的干预结论，当弃之勿用；②研究的证据尚难定论，当作参考或待进一步研究和探讨；③最佳证据，则可根据临床的具体情况，解决患者的问题，用以指导临床决策。如果收集的文献有多篇的话，则可以制作系统综述和 Meta 分析。这样的综合评价结论更为可靠。

4. 应用最佳证据，指导临床决策　经过严格评价可获得真实可靠并有重要的临床应用价值的最佳证据，将之用于指导临床决策，从而服务于临床实践。反之，对于经过严格评价为无效甚至有害的治疗措施则予以否定；对于那些尚难定论并有期望的治疗措施，则可为进一步的研究提供信息。

将最佳证据用于对患者做相关决策时，务必遵循个体化的原则，同时要对具体情况做具体分析，切忌生搬硬套。此外，还要结合患者接受相关诊治决策的价值取向和具体的医疗环境及技术条件，只有三者有机统一，才可能使最佳决策得以实施、取得预期效果。

5. 经验总结与后效评价　对患者的循证医学临床实践，必然会有成功的经验和不成功的教训，临床医生应进行具体的分析和评价，认真地总结，以从中获益，达到提高认识、提升学术水平和提高医疗质量的目的；同时也是进行自我继续教育和提高自身临床水平的实践过程。尚未解决或难于解决的问题，将为进一步研究提供方向。国外通过随机对照试验证明了循证医学自我继续教育模式远优于传统的继续教育模式，进而推荐其作为培训临床医生的重要手段。

第四节　循证医学的地位与作用

一、循证医学在临床实践中的地位

循证医学实践有着强烈的临床性，是为了解决临床医疗实践中的难题，充分地应用医学研究的最佳成果，指导临床医疗实践，以最有效地服务于患者，保障人民的健康，同时也以培养高素质的临床医务人员，促进临床医学发展等为其根本的目的。

循证医学的概念日趋泛化，似乎包含了医疗卫生各个学科领域，甚至超出了学科本身而成为当今"震荡世界的伟大思想之一"。毫无疑问，循证医学实践，由于使用了最现代化的科技信息手段，发掘与评价了当今医学研究产出的最佳人类知识，同时遵循科学的客观规律，做到将先进的理论有机地联系实际，解决具体的临床问题，从而使人们的认识提高到一个新的水平。从循证医学实践的本身出发，将其目的归纳如下：

（一）加强临床医生的临床训练，提高专业能力，紧跟先进水平

循证医学要求临床医生要具有过硬的临床能力、敬业和创新精神，同时要有高尚的道德情操，有以患者为中心和尊重患者本身价值取向的服务热情。通过具体的循证医学实践，提高医学教育水平并培训高素质的临床医生。

（二）弄清疾病的病因和发病的危险因素

弄清了有关疾病的病因或发病的危险因素的证据，有利于指导健康者预防发病的一级预防；对于已经发病而无并发症的患者，也有利于做好预防并发症的二级预防；对于有并发症的患者，也有利于指导三级预防达到降低病死率或病残率的目的。

（三）提高疾病早期的正确诊断率

循证医学的特点，是要针对严重危害人类健康的或预后较差的疾病，掌握与综合应用诊断性试验有关的证据，要力争做出早期正确的诊断，为有效的治疗决策提供可靠的诊断依据。

（四）帮助临床医生选择诊疗方案

循证医学实践帮助临床医生为患者选择最真实可靠、具有临床价值并且实用的诊疗方案；此外，还能指导临床合理用药，避免药物的不良反应。

（五）改善患者预后

分析和应用改善患者预后的有利因素，有效地控制和消除不利于预后的因素，以改善患者预后和提高其生存质量。

二、循证医学实践对临床医学等学科发展的作用和价值

循证医学实践对临床医学以及预防医学的影响可大致概括为以下几个方面：

（1）促进医疗决策科学化，避免乱防乱治，浪费资源，因而可提高临床医疗及预防医学水平，促进临床医学与预防医学的发展。

（2）促进临床与预防医学教学培训水平的提高，培训素质良好的人才，紧跟科学发展水平。

（3）发掘临床与预防医学难题，促进并开展临床与预防医学及临床流行病学科学研究。

（4）提供可靠的科学信息，有利于卫生政策决策科学化。

（5）有利于患者本身的信息检索，监督医疗，保障自身权益。

最后，引用国际临床流行病学及循证医学创始人 David Sackett 对循证医学实践者的四项要求作为本章的结束语：①必须有踏实的临床基本训练，正确收集病史、查体和检验结果，掌握患者的真实情况，方能发掘临床问题；②必须将循证医学作为终身继续教育的途径，不断丰富和更新知识；③保持谦虚谨慎，戒骄戒躁；④要有高度的热情和进取精神，否则就要成为临床医学队伍中的落伍者。

（李晓枫）

第二章 如何在临床实践中发现和提出问题

案例 2-1:

患者,男,57岁,以突发右侧肢体活动不灵4小时为主诉,就诊于神经外科急诊,入院时血压190/100mmHg,体温37.2℃,呼吸频率12次/分,脉搏78次/分。查头部CT提示左侧基底节区脑出血,出血量约30ml,急诊以急性脑出血为诊断收治入院。患者既往患高血压,有家族史,糖尿病10年,未规律服用降压药、降糖药,吸烟30余年。查体:患者神志清楚,配合查体,言语欠流利,双瞳孔等大正圆,直径约为3mm,光反射灵敏,右侧肢体肌力0级,左侧肢体肌力5级。患者家属很诧异"为什么突然右侧肢体不能动?是否是高血压引发的脑出血?"医生结合患者目前临床症状及头部CT粗算脑内血肿量,给出患者建议:可选择药物保守治疗、立体定向脑内血肿引流术、神经内镜下脑内血肿清除术以及开颅脑内血肿清除术四种方式。家属想要了解"哪种治疗方式效果更好?","经过治疗后患者的肢体活动能否恢复正常?日常生活能否自理?是否会复发?","治疗后要注意哪些因素以防止复发?"。

问题:

1. 案例中的临床问题有哪些?

2. 分别属于哪种类型的临床问题?

3. 如何将这些临床问题构建成一个可以回答的循证问题?

　　医生每天都会接触各种各样的患者,每个患者需要解决的问题都不一样,解决患者问题的过程就是临床思维过程,医生首先要根据患者情况,发现并提出临床需要解决的问题,这是循证医学实践的第一步,也是查找证据的第一步,这一步至关重要,它关系到医生能否找到最佳证据来解决所面临的临床问题,能否为患者提供一个满意的医疗服务。

第一节 概 述

一、发现和提出临床问题的重要性

　　临床医生在日常临床工作中,每天都会面临许多与疾病诊断和治疗相关的问题,尤其有一些是凭借现有专业知识和临床经验无法解决的问题。临床医生应善于观察,从中发现并提出问题,在相关循证资源数据库中寻找和筛选出能够解决该问题的最新最佳证据,经过严格评价后,结合自身的临床经验、患者的意愿,以及所在的医疗环境和技术条件,形成解决该问题的最终决策。可见,发现并提出问题是循证医学临床实践的第一步,如果问题没有找准,势必会影响循证医学后续步骤的进行。构建出一个好的循证问题,不仅可以帮助临床医生更好地制定检索证据的策略,还可以在收集不到高质量的证据时,帮助临床医生选题立题,进一步提出研究方案,以研究者的身份进行研究,提供证据。另一方面,随着医学的不断发展,一些新技术和新方法不断涌现,以往在医学院学到的书本知识逐渐被更新甚至推翻,医学知识的这种老化现象要求临床医生必须终身学习,只有不断提出问题,寻找答案,才能使医学发展进步以及自身临床水平提升。

二、发现和提出临床问题应具备的基础条件

(一)对患者要有高度的责任心

　　循证医学实践以解决患者所存在的重要临床问题为中心。因此,只有对患者具有高度责任心、关心和同情心的医生,才会以患者为中心考虑问题,在与患者的交谈和观察中发现并提出有价值的临床关键难题,才能为患者的诊治提供最佳方案。

(二)要有丰富的专业基础知识和扎实的临床技能

　　临床中患者的病情往往很复杂,且问题涉及面广,因此提出适当临床问题的前提是医生掌握了丰富的医学专业基础知识和扎实的临床技能。只有详细了解疾病的病因、发病机制和临床表现,熟悉各种临床诊断试验和辅助检查特性,了解不同药物的作用机制、适应证及可能出现的不良反应,

才能提出科学合理、亟待解决的临床问题。

（三）要具有临床综合分析的思维和判断力

运用已掌握的医学理论知识和临床经验，结合患者临床资料进行综合分析、逻辑推理，从错综复杂的线索中去伪存真、去粗取精，找出主要矛盾，并加以解决的临床思维过程，是找准临床问题、做出决策的必备条件。

（四）要有一定的人文科学素养和社会、心理学知识

随着医学模式的转变，越来越多的临床医生认识到许多疾病的发生不仅与疾病的特征有关，而且与心理、精神因素也密切相关。只有具备一定的人文科学素养、社会和心理学知识，临床医生才能与各种患者顺利沟通，全面、及时发现患者在心理上存在的问题，并帮助解决，这样提出的问题才更具体和完善。

三、临床问题的来源

临床问题包括临床实践问题和临床研究问题，其来源主要包括以下方面：

（一）与疾病相关的问题

1. 与疾病诊断相关的问题　随着医学的发展，一些高精尖的医用诊疗设备逐渐引入临床，如何确定应用条件及诊断价值成为临床诊断工作者首先要考虑的问题。如诊断胶质瘤时应考虑：哪些患者用 CT 或 MRI 检查就能满足诊断要求？什么情况下应使用 PET-CT？当一种疾病同时有几种可用的诊断方法时，研究每种方法具体的诊断价值很必要，否则会造成不必要的浪费或本可避免的漏诊或误诊。

2. 与疾病治疗相关的问题　治疗同一种疾病的方法和手段可能有多种，在临床实践中应结合患者的实际情况和具体的医疗环境，选择最佳的治疗方法。另外，新药、新疗法和新器械不断产生，需要采用可靠的研究方法评价其治疗疾病的有效性和安全性。例如，治疗一脑恶性肿瘤患者时采取手术、化疗，还是介入治疗或者放疗，不仅要分析患者的病情，解决关键问题，将各种治疗方式的利弊进行比较，还要考虑患者的经济能力及家属的意愿，将最佳的治疗方式推荐给患者。

3. 与疾病预后相关的问题　疾病的预后受多种因素的影响，每种疾病影响预后的因素不同，即使是诊断相同的疾病往往也会有不同的预后。因此，明确影响疾病预后的各种因素，对改善患者的预后有很大影响。根据患者的临床特征和影响预后的主要因素，可以选择恰当的数理方法建立疾病预后的预测模型，作为临床医生判断患者预后的工具。

4. 与病因相关的问题　疾病病因不仅与疾病诊断有关，而且还直接关系到疾病的治疗和预防。临床医生提出的问题大多存在于疾病自然进展的中后期，但影响疾病发生的因素可能在疾病的早期就已经产生。因此临床医生若能在疾病的早期阶段提出问题，就更有利于疾病的诊治。

5. 与疾病预防相关的问题　需要预防的疾病包括传染病和非传染病，慢性非传染性疾病如心脑血管疾病、恶性肿瘤已经成为影响人群健康的最主要疾病，给家庭和社会带来巨大负担。在慢性病控制的关键时期，如何提出预防控制慢性病的问题，如何将治疗和预防相结合也是今后临床医生必须面临的一项重要任务。

（二）患者所关心的问题

临床工作中常常会遇到一些患者及家属关心的问题，应结合患者的价值观、意愿和具体情况提出问题。有些来自患者的问题与疾病的治疗效果和预后有明显关系。因此，只有从医患双方考虑问题，才可能提高患者的依从性，使治疗措施的效果最大化。

第二节　提出与构建临床实践中的循证问题

一、临床问题的类型

临床问题可以分为"背景问题"（background questions）和"前景问题"（foreground questions）两种。背景问题是关于疾病的一般知识问题，可涉及人类健康和疾病的生物、心理及社会因素等。前景问题是临床上关于患者诊治的亟待解决且必须回答的专业知识问题。

作为临床医生，既需要背景知识又需要前景知识，两者的多少取决于医生对某种疾病的经验。当医生经验缺乏时，如实习医学生，多数问题属于背景问题；当医生的经验逐渐增加时，前景问题所占比例增大；当医生的临床经验非常丰富的时候，其多数问题将是前景问题。在临床实践中，永

远都是既有背景问题又有前景问题，只是不同时期两者所占的比例不同而已。

二、临床问题的提出

要想提出一个既有意义又能回答的临床问题，首先必须充分了解患者的既往史、临床症状和体征，并且经过了全面细致的体格检查、充分的影像学和实验室辅助检查，同时结合自己的专业基础知识、临床经验和技能，以保证提出的各种临床问题明确、清晰、完整。

（一）背景问题

背景问题通常由两部分构成："问题的词根＋动词"加上"一种疾病或疾病的某一方面"。

1. 问题的词根＋动词 问题的词根包括谁、什么、何处、何时、怎么样、为什么。问题的词根＋动词常在患者入院时通过询问病史和体格检查得到。例如，呕血作为一个动词，就必须提出"谁呕血？"（患者的年龄、性别等特征），"呕血的性质是什么？"（颜色、血量、次数），"何时何地发生的呕血？"以及"发生呕血的主因和诱因是什么？"等。

2. 一种疾病或疾病的某一方面 在上述词根和动词组合的基础上，加上具体的疾病或疾病的某一方面。例如，"胰腺炎通常在何时发生并发症？"。

（二）前景问题

在临床实践中，医生常常会在病因、诊断、治疗、预后等各个方面提出许多有待解决的临床问题，每种问题的具体形式各有侧重。

1. 病因方面的问题 提出的问题主要包括怎样识别疾病的原因及危险因素、发病机制是什么。如对于冠心病患者提出的病因问题可能包括"冠心病的发生是否与家族遗传有关？"、"冠心病与哪些环境因素和生活习惯有关？"、"与冠心病有关的危险因素和保护因素有哪些？"，弄清楚这些问题对疾病的防治是很重要的。

2. 诊断方面的问题 提出的问题主要针对某项检查的准确性、可靠性、安全性、可接受性及费用等，一些有丰富临床工作经验的医生常常提出的问题是某项检查对于鉴别诊断方面的意义。如对一位呕血患者，为了确定出血部位和原因，是否应做急诊胃镜检查，就此提出的临床问题，如"急诊胃镜检查对上消化道出血的敏感度和特异度如何？"、"急诊胃镜检查对患者带来的风险有多大？"、"患者的病情和身体状况能否耐受急诊胃镜检查？"、"急诊胃镜检查的诊断结果是否会影响医生对治疗方案的选择？"、"急诊胃镜检查过程中能否行镜下治疗？"、"急诊胃镜检查对肝硬化患者和非肝硬化患者有何利弊？"、"有无其他可供选择的诊断措施？"等。

3. 治疗方面的问题 提出的问题主要围绕干预措施的有效性、安全性、临床经济学评价等方面。常包括"根据患者目前的病情可以采用什么治疗方法？"、"该治疗方法的有效性如何？"、"有什么不良反应？"、"还有哪些其他治疗手段？"、"哪一种方法更有效且花费最少？"、"该治疗对患者的生存质量有何影响？"等问题。

4. 预后方面的问题 提出的问题主要包括对疾病进程和结局的预测及影响预后的因素。针对不同的结局测定指标可以提出不同的预后问题。如对于一名乳腺癌术后患者提出的预后问题可能包括"乳腺癌术后能活多久？"、"还能再活 5 年吗？"、"放化疗能否延长寿命？"、"生存质量会下降吗？"等问题。

> **案例 2-1 分析讨论：**
>
> 在案例 2-1 中，既有与临床实践相关的问题，也有患者关心的问题。
>
> 有病因方面的问题："为什么会出现右侧肢体不能动？"，"是否是高血压引发的脑出血？"。有治疗方面的问题："立体定向脑内血肿引流术，神经内镜下脑内血肿清除术以及开颅脑内血肿清除术与药物保守治疗相比，哪种治疗方式对颅内基底节区出血，且出血量为 30ml 的患者疗效和安全性更好？"。有预后方面的问题："手术或保守治疗颅内基底节区出血后患者的生存质量如何？是否会复发？影响患者复发的危险因素有哪些？"

三、构建临床循证问题的模式

在构建一个复杂的临床专业问题时，国际上常采用 PICO 格式，见表 2-1。该格式可以将病因、诊断、治疗、预后和预防各方面的临床问题构建成一个来自具体患者的明确问题。

笔记栏

表 2-1　临床问题的 PICO 格式

PICO	含义	内容
P（population/participant/patient）	特定的患病人群	包括患者的诊断及分类
I/E（intervention/exposure）	干预措施/暴露因素	包括治疗方法、暴露因素、诊断试验和预后因素等
C（comparision/control）	对照组或另一种对比措施	包括安慰剂、金标准或其他治疗方法
O（outcome）	结局	不同的研究选不同的指标，包括临床事件发生率、生存率、生存质量等

案例 2-1 分析讨论：

将案例 2-1 中的问题构建成一个可以回答的循证问题：

（1）"是否是高血压引发的脑出血？"

P：中年男性；

E：高血压、糖尿病；

C：无高血压、无糖尿病；

O：脑出血的发生率。

（2）"立体定向脑内血肿引流术，神经内镜下脑内血肿清除术以及开颅脑内血肿清除术与药物保守治疗相比，哪种治疗方式对颅内基底节区出血，且出血量为 30ml 的患者疗效和安全性更好？"

P：颅内基底节区出血，出血量为 30ml 的男性患者；

I：引流/内镜/开颅；

C：药物保守治疗；

O：疗效、安全性。

（3）"手术或保守治疗颅内基底节区出血后患者的生存质量如何？是否会复发？"

P：颅内基底节区出血，出血量为 30ml 的男性患者；

I：引流/内镜/开颅；

C：药物保守治疗；

O：生存质量、复发率。

对各类临床问题的举例见表 2-2。

表 2-2　各类临床问题举例

类型	临床问题举例	P	I	C	O
病因问题	患者王某，男，65 岁，高血压病史 6 年，糖尿病病史 7 年，均未规律使用药物控制，既往吸烟史 40 年，饮酒史 30 年。该患者询问医生："我可能得脑梗死吗？"	老年患者	高血压，糖尿病，吸烟饮酒史		脑梗死
诊断问题	患者张某，女，67 岁，以缺血性脑血管病为诊断收治入院，血生化检验示血红蛋白 97g/L，平均红细胞容积 75fl，外周血涂片结果显示血红蛋白减少，其余均正常。既往患者 3 个月前化验结果显示血红蛋白 117g/L，铁蛋白检测值为 35mmol/L，患者想了解凭借铁蛋白检验结果能否确诊为贫血，诊断价值有多大	高龄女性小细胞低色素性贫血患者	低铁蛋白		缺铁性贫血
治疗问题	患者李某，男，40 岁，以突发左侧肢体活动不灵 6 小时为主诉入院，入院当天头部 CT 示右侧基底节区脑出血，量约 30ml，中线基本居中。患者现病情平稳，医生建议患者可行立体定向脑内血肿钻孔引流术，患者家属希望继续药物保守治疗，想了解立体定向脑内血肿钻孔引流术有何益处	脑出血患者	定向脑内血肿钻孔引流术	药物保守治疗	生存质量、生存率

续表

类型	临床问题举例	P	I	C	O
预后问题	患者赵某，男，57岁，以颅内占位性病变为诊断收治入院，经检查考虑恶性胶质瘤可能性大，完善术前准备后行颅内占位病变切除术，术后病理证实为胶质母细胞瘤（WHO 4级）。患者询问："术后2年内复发的概率有多大？还能存活多久？"	中年男性胶质瘤患者	行颅内占位病变切除术	未行颅内占位病变切除术	复发时间/生存时间

四、提出临床问题的注意事项

（一）明确优先回答的问题

医生在临床实践中会面对很多问题，常常涉及诊断、治疗、病因等多方面。首先要养成发现问题及时记录的好习惯，再根据专业理论知识和自己的临床经验进行初步整理分析，选择那些疑难、重要、急需解决并需要优先回答的问题。对于那些不急于回答但有临床价值的问题可以在适当的时机研究解决。这样才能在临床实践中不断提出问题、解决问题，不断提高诊治水平。

（二）关注患者与家属所关心的问题

患者是临床诊疗的服务对象，在临床决策过程中必须有效融合患者及其家属的价值观与意愿，关注他们所关心的问题，建立良好的医患关系，才能获得好的治疗效果和预后。

（三）确定提出问题的范围

提出的临床问题一定要具体、有针对性和可操作性，否则会影响问题的顺利解决。确定问题的范围时应重点考虑所具有的资源和条件、临床意义和研究质量等问题。提出问题的范围过于宽泛或过于局限都可能对患者的处理没有帮助。

（四）注重为临床研究提出问题

在临床实践中遇到的问题，有些经过证据查找或者结合临床经验就可以回答，但是还有一些问题找不到最佳的证据，那么这些问题就可以作为临床研究的选题进一步解答。因此，临床实践的过程其实也是临床科研选题的过程。一个好的临床研究问题一定来源于临床实践，临床医生只有具备扎实的临床专业基础知识和技能，同时勤于思考，善于分析和交流，学会从患者角度考虑问题，才能逐步提高构建临床问题的能力。

第三节　基于 PICO 的 askMEDLINE 搜索引擎介绍

案例 2-2：

患者，男，50岁，患有红细胞增多症合并血栓，已知阿司匹林有溶栓作用，临床医生想知道阿司匹林对这种病是否有效？

问题： 如何利用 askMEDLINE 引擎进行证据检索？

2005年，美国国立医学图书馆设计了 askMEDLINE 搜索引擎，其是基于 PICO 要素的搜索引擎，能有效地帮助那些想实践循证医学却因工作太忙，或缺乏检索技巧的临床工作者实现文献检索。该搜索引擎允许用户使用自由词检索，并通过自然语言查询。用户打开网页浏览问题，可以获取相关 MEDLINE/PubMed 的文献。通过引擎搜索结果还可以看到文献摘要、全文链接及相关文献。

案例 2-2 分析讨论：

先将其转化成一个具体的临床问题"低剂量阿司匹林能否安全有效地预防红细胞增多症患者的血栓并发症？"，并转化成英文"Is low dose aspirin safe and effective for the prevention of thrombotic complications in patients with polycythemia vera?"

进入 askMEDLINE 网站：http://askmedline.nlm.nih.gov/ask/ask.php，进入 askMEDLINE 主界面，见图 2-1，在对话框中录入整个问题，点击"Submit"，进入问题检索结果界面，共有49个检索结果，见图 2-2；点击页面中的"PICO"进入 PICO 检索界面，见图 2-3，将各要素分别输入对话框："Patient/Problem"中输入"polycythemia vera"，"Intervention"中输入"low dose aspirin"，"Outcome"中输入"prevention of thrombotic complications"，然后点击"Submit"，进入 PICO 检索结果界面，见图 2-4，共检索到25篇文献，可以通过链接阅读每篇文献的摘要或全文。

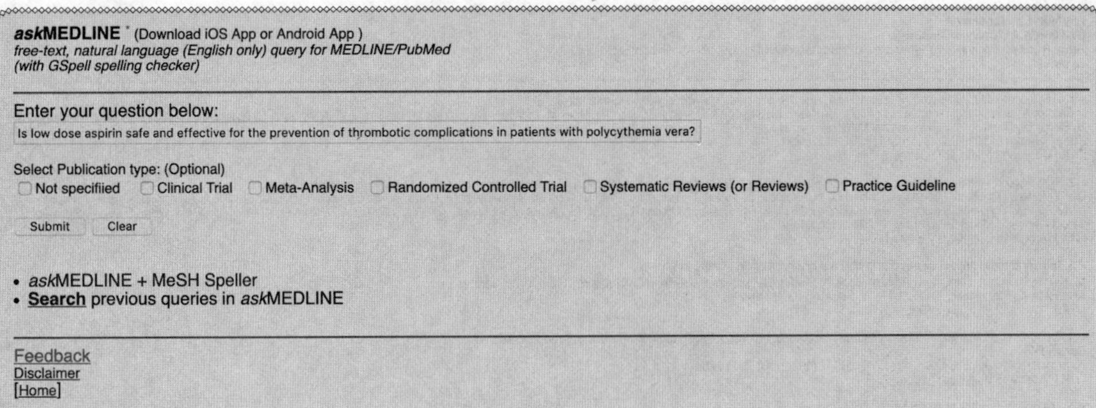

***ask*MEDLINE** * (Download iOS App or Android App)
free-text, natural language (English only) query for MEDLINE/PubMed
(with GSpell spelling checker)

Enter your question below:
Is low dose aspirin safe and effective for the prevention of thrombotic complications in patients with polycythemia vera?

Select Publication type: (Optional)
☐ Not specifiied ☐ Clinicial Trial ☐ Meta-Analysis ☐ Randomized Controlled Trial ☐ Systematic Reviews (or Reviews) ☐ Practice Guideline

Submit Clear

- *ask*MEDLINE + MeSH Speller
- **Search** previous queries in *ask*MEDLINE

Feedback
Disclaimer
[Home]

图 2-1 askMEDLINE 主界面

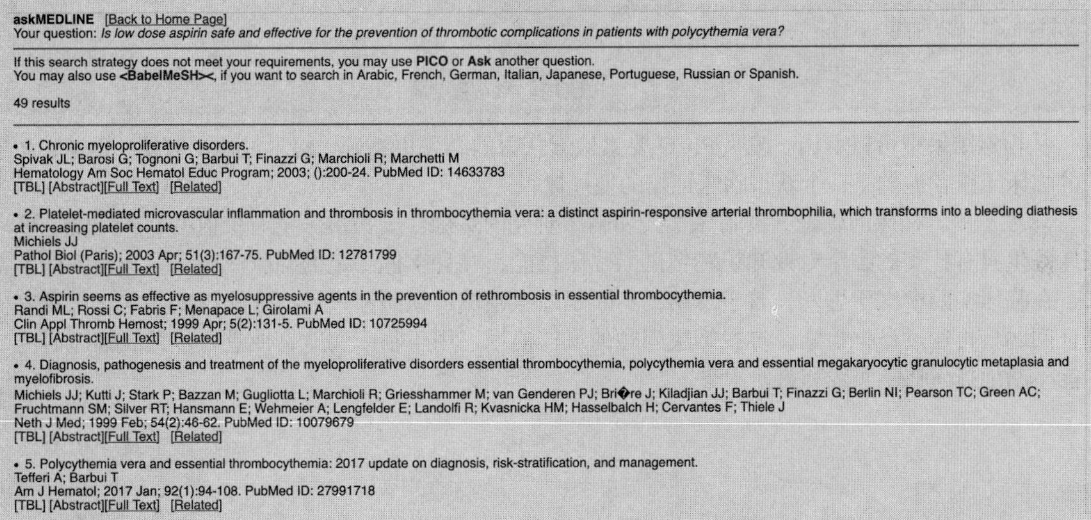

askMEDLINE [Back to Home Page]
Your question: *Is low dose aspirin safe and effective for the prevention of thrombotic complications in patients with polycythemia vera?*

If this search strategy does not meet your requirements, you may use **PICO** or **Ask** another question.
You may also use **<BabelMeSH>**<, if you want to search in Arabic, French, German, Italian, Japanese, Portuguese, Russian or Spanish.

49 results

- 1. Chronic myeloproliferative disorders.
Spivak JL; Barosi G; Tognoni G; Barbui T; Finazzi G; Marchioli R; Marchetti M
Hematology Am Soc Hematol Educ Program; 2003; ():200-24. PubMed ID: 14633783
[TBL] [Abstract][Full Text] [Related]

- 2. Platelet-mediated microvascular inflammation and thrombosis in thrombocythemia vera: a distinct aspirin-responsive arterial thrombophilia, which transforms into a bleeding diathesis at increasing platelet counts.
Michiels JJ
Pathol Biol (Paris); 2003 Apr; 51(3):167-75. PubMed ID: 12781799
[TBL] [Abstract][Full Text] [Related]

- 3. Aspirin seems as effective as myelosuppressive agents in the prevention of rethrombosis in essential thrombocythemia.
Randi ML; Rossi C; Fabris F; Menapace L; Girolami A
Clin Appl Thromb Hemost; 1999 Apr; 5(2):131-5. PubMed ID: 10725994
[TBL] [Abstract][Full Text] [Related]

- 4. Diagnosis, pathogenesis and treatment of the myeloproliferative disorders essential thrombocythemia, polycythemia vera and essential megakaryocytic granulocytic metaplasia and myelofibrosis.
Michiels JJ; Kutti J; Stark P; Bazzan M; Gugliotta L; Marchioli R; Griesshammer M; van Genderen PJ; Bri�re J; Kiladjian JJ; Barbui T; Finazzi G; Berlin NI; Pearson TC; Green AC; Fruchtmann SM; Silver RT; Hansmann E; Wehmeier A; Lengfelder E; Landolfi R; Kvasnicka HM; Hasselbalch H; Cervantes F; Thiele J
Neth J Med; 1999 Feb; 54(2):46-62. PubMed ID: 10079679
[TBL] [Abstract][Full Text] [Related]

- 5. Polycythemia vera and essential thrombocythemia: 2017 update on diagnosis, risk-stratification, and management.
Tefferi A; Barbui T
Am J Hematol; 2017 Jan; 92(1):94-108. PubMed ID: 27991718
[TBL] [Abstract][Full Text] [Related]

图 2-2 问题检索结果界面

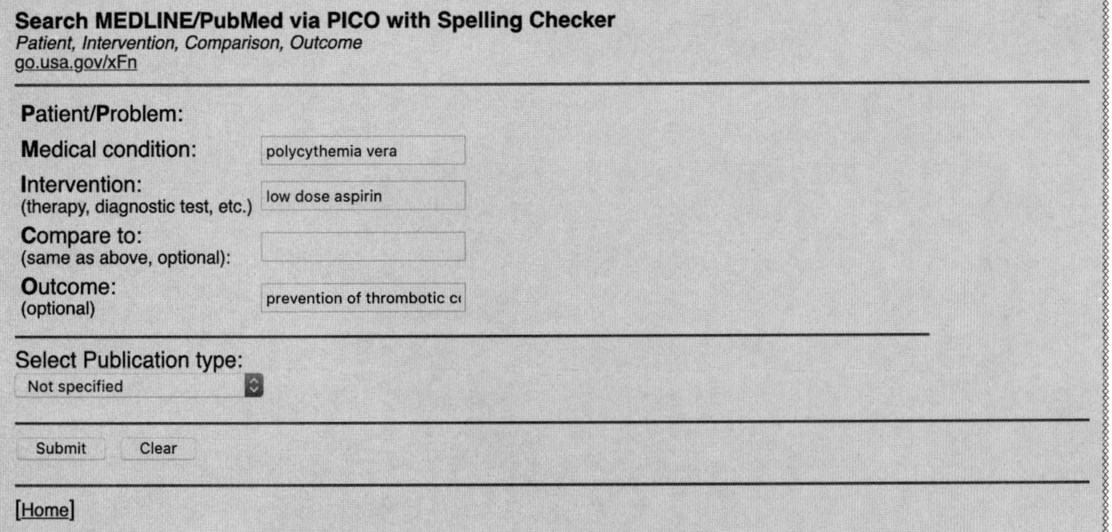

Search MEDLINE/PubMed via PICO with Spelling Checker
Patient, Intervention, Comparison, Outcome
go.usa.gov/xFn

Patient/Problem:
Medical condition: polycythemia vera
Intervention: (therapy, diagnostic test, etc.) low dose aspirin
Compare to: (same as above, optional):
Outcome: (optional) prevention of thrombotic cc

Select Publication type:
Not specified

Submit Clear

[Home]

图 2-3 PICO 检索界面

笔记栏

图 2-4　PICO 检索结果界面

从检索结果中可以看出，按照 PICO 要素检索获得的结果更精确，检索过程更方便、迅速，为繁忙的临床工作者提供了一个获得临床证据的便捷途径。

总之，提出临床问题是开展临床实践和临床研究的基础。要提出一个有价值的临床问题，要求临床医生具有扎实的临床专业知识和精湛的临床技能，并且掌握一定的临床流行病学与循证医学方法，在临床实践中勤于思考，善于总结，不断跟踪本领域最新研究进展，才能提出并构建出良好的循证问题。再通过证据检索，寻找解决问题的最佳证据，用于临床实践，或进一步开展临床研究，才能不断地提高临床实践和科研水平。

（魏　伟）

第三章 循证医学证据资源与检索

案例 3-1:

患者,男,40 岁,农民。主诉:多尿、口干、多饮 5 个月。现病史:患者入院前 5 个月无明显诱因出现口干、多尿、多饮、多食、易饿,伴体重下降 5kg,无胸闷气短、恶心呕吐,无发热,未予诊疗。近日体检血糖高,为系统治疗而住院。既往史:否认高血压、冠心病病史。无肝炎及结核病史。无外伤及手术病史。无药物及其他过敏史。个人史:否认个人特殊不良嗜好。无家族遗传病史。查体:T 36.5℃,P 68 次/分,R 16 次/分,BP 119/72mmHg。神志清,精神欠佳,全身的皮肤黏膜无黄染,淋巴结无肿大,双肺呼吸音清晰,未闻及干湿啰音,心律整齐,各个瓣膜听诊区未闻及杂音,腹软,无压痛及肌紧张,肝脾未触及,肝区无叩击痛,移动性浊音阴性,双下肢无水肿,四肢肌力、肌张力正常,巴宾斯基征阴性。辅助检查:空腹血糖 9.5mmol/L,糖化血红蛋白 8.8%,尿糖 +。初步诊断:2 型糖尿病。

2 型糖尿病多发生在 35 岁之后,占糖尿病患者的 90% 以上。2 型糖尿病患者体内产生胰岛素的能力并非完全丧失,有的患者体内胰岛素甚至产生过多,但胰岛素的作用效果较差,因此患者体内的胰岛素相对缺乏。可以通过改变生活方式(合理运动和膳食)和(或)使用某些口服降糖药物刺激体内胰岛素的分泌,从而降低血糖水平。但到后期仍有一些患者需要使用胰岛素治疗。

问题:

1. 二甲双胍治疗对 2 型糖尿病患者的降糖效果如何?
2. 是否需要联合其他降糖药物,以提高控制血糖的效果?

第一节 概　述

针对上述临床问题,临床医生需要遵循当前的最佳证据,结合所在医院的医疗条件和水平以及患者意愿,制定合理的治疗方案。因此,首先需要获取证据。

一、循证医学证据

循证医学是遵循证据的医学,证据及其质量是循证医学的核心之一,而最佳证据则是制定和执行临床决策的重要基础,也是循证医学的基石。

广义而言,一切医学研究的结果、结论以及人类记载的医学知识和经验都可视为证据,包括以人为研究对象开展的临床医学研究和以动物或细胞为研究对象开展的基础医学研究。因此医学文献和经验常常是证据的表现与存在形式。

但是循证医学所说的证据,尤其是循证临床实践中的证据,常常是指来自以人为基本观察单位的、关于健康和疾病一般规律的科学研究结果和结论。科学研究是产生证据的重要手段,科学研究的方法则是影响证据质量的关键。

在循证医学中强调指导临床实践的应该是最佳证据,最佳的临床研究证据则是指对临床研究的众多文献,应用临床流行病学的原则和方法以及有关质量评价的标准,经过认真分析与评价后所获得的当前最真实可靠且有临床重要应用价值的研究成果。应用这样的最佳证据指导临床医疗实践,将有助于取得更好的临床效果。由此可见,最佳证据是相对的,也是发展的。

二、循证医学证据的种类

开展循证医学是为了寻找当前最好的证据以指导制定临床医学决策和实践。随着医学研究的蓬勃发展,海量的医学研究成果和文献数据库层出不穷。如何帮助临床医生及时、快速、准确地获得高质量的有用证据,显得极为重要。首先需要了解循证医学证据的种类体系。

循证医学证据依据其来源可分为两种,即原始研究证据和二次研究证据。

1. 原始研究证据(primary research evidence) 是指直接在研究对象中开展的有关病因、诊断、预防、治疗与预后的研究中所获得的第一手数据,经统计学处理、分析后得出的结果与结论。

原始研究证据依据研究设计和研究对象的不同，包括随机对照试验、队列研究、病例对照研究、病例系列研究及病例报告、专家意见及经验、动物研究、体外试验研究等。

2. 二次研究证据（secondary research evidence） 是对原始研究文献进行处理后获得的证据，包括常见的研究进展类叙述性综述。与循证医学相关的二次研究证据，要求尽可能全面收集针对某一问题的全部原始研究证据，并依据相应的评价标准进行严格的质量评价，对满足质量标准的原始研究证据进行数据信息的提取、整合、分析、总结后得出综合结论，是对多个原始研究证据再加工后得到的证据。系统综述、Meta 分析、各类临床实践指南、临床证据手册等都是典型的二次研究证据。

第二节　循证医学证据资源

循证医学证据资源经历了漫长的发展历程，无论是数量还是质量都有了巨大的进步，来源也更加广泛和多样。全世界有越来越多的医学文献数据库，新的证据资源不断涌现加速了循证医学的发展，使循证医学实践真正成为可能。但并不是每个数据库提供的信息资源都是真实可靠的或能方便快捷地获取。临床医生繁忙的工作与检索浩瀚的医学文献形成矛盾，如何才能快速准确地获取自己需要的最佳科学证据，是循证医学临床实践中医生们都要面对的重要问题。

随着循证医学资源的发展，加拿大医学信息学专家 Brian Haynes 教授等分别在 2001 年和 2007 年提出循证医学资源的"4S"和"5S"模型，并于 2009 年发展为"6S"模型。其中"4S"模型将证据分为四类，即原始研究（Studies）、证据整合（Syntheses）、证据概要（Synopses）和证据整合系统（Systems）。原始研究是衍生所有其他证据的基础，证据整合系统即计算机辅助决策系统，是提供证据的最高形式，自下而上形成证据资源金字塔（pyramid of evidence）。"5S"模型在"4S"模型的证据概要的基础上增加了证据综合（Summaries）。"6S"模型则在"5S"模型的原始研究基础上增加了研究概要（Synopses of studies），以区别于循证证据概要（Synopses of syntheses），是最理想化的证据分类模型，如图 3-1 所示。

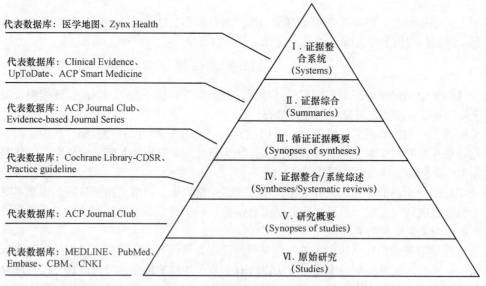

图 3-1　"6S"证据资源金字塔及其代表性数据库

以下根据循证证据系统"6S"模型，从高到低，分别介绍各类证据及其主要资源，并根据案例3-1 的需要，呈现在各类常用资源中的检索情况。

一、证据整合系统

证据整合系统又称计算机决策支持系统（computerized decision support system，CDSS），或计算机辅助决策系统，是指针对某个临床问题，概括总结所有相关和重要的研究证据，并通过电子病例系统与特定患者的情况自动联系起来，为医生提供决策信息，是证据总结、整理、整合和提供过程的终端。一个完美的计算机决策支持系统包含完整且精准的医学信息，是一个超速、便捷的计算机医学信息的人机对话系统，能够针对临床医生在临床实践中遇到的各种难题，通过搜索医学信息，提供临床决策的最佳证据。

现有的多数数据库尚不能达到如此高智能化程度。初步具有计算机辅助决策功能的系统有医学地图和 Zynx Health 临床决策支持系统。

1. 医学地图（Map of Medicine） 自 2018 年 7 月 1 日，医学地图更名为 First Databank（FDB），https：//www.fdbhealthdata.com/。这是一个正在发展和完善的临床决策证据系统，是目前世界上初具雏形的证据系统之一。它是疾病诊治的临床路径和相关证据的结合，以临床医生诊治患者的程序作为引线，以此过程中可能遇到的问题作为提供证据的切入点，连接经过优化的各种形式的研究证据，同时还提供当地诊断和治疗指南的建议，并与患者的病情及其他有关信息连接，其最终目标是在医生会诊时，可以随时连接，并在极短时间内迅速读取信息，指导决策。FDB 是耗资 18 亿英镑的英国国家医疗卫生服务信息工程的重要部分之一，已在英国医疗卫生服务机构推广使用。

2. Zynx Health 是一个临床决策支持系统（https：//www.zynxhealth.com/），该系统的宗旨是为医疗保健专业人员提供重要信息和流程，以指导治疗决策并降低患者诊疗过程的复杂性，从而为所有人带来更健康的生活。

Zynx Health 与 FDB 都是专门供医院或大型医疗机构使用的系统。Zynx Health 需要购买其使用权之后由运营方提供账号密码，再行登录使用；FDB 多整合在医院的系统中，在临床医生制定医疗决策（如开处方）的时候提供相应证据。国内尚未使用这两个系统。

二、证 据 综 合

一个原始研究往往针对某一个问题而进行，一个系统综述和一个证据概要都是对同一个问题的多个原始研究进行的分析与总结，因此也只能回答一个问题。但临床医生面对患者，需要关于所患疾病各个方面的证据，即使只考虑疾病的治疗，也需要所有相关治疗的证据。换一句话说，临床医生需要知道对此疾病有哪些治疗方法、哪一种最好、哪一种最适用等，而不只是简单知道某一种治疗方法是否可用。证据综合使临床医生不再需要查阅大量的相互分离的证据，能在短时间内获得所有相关信息。证据综合的主要形式是循证医学教科书和循证临床实践指南。

1. Clinical Evidence（http：//www.clinicalevidence.com/ceweb/conditions/index.jsp） 即《临床证据》，由英国医学杂志（BMJ，http：//www.bmj.com）出版集团出版，是首推的循证医学教科书，也是住院医生必读的循证医学教科书。Clinical Evidence 中的医学信息以高质量的医学证据作为依据，并定期对每个医学主题进行更新，不仅可查阅到需要查找问题的医学信息，而且可以通过相应链接查找到其他相关问题的医学信息。Clinical Evidence 是世界上具权威性的医学数据库之一，系统囊括了临床问题相关的所有研究证据，与临床实践密切相关，以临床治疗为主，涉及 200 多种疾病的 2500 多种治疗方法，并不断增加新的题目和领域，如疾病诊断。该数据库针对每种疾病，严格评估每种治疗方法的疗效和安全性，明确告知读者各种治疗方法的利弊与优劣，抑或疗效不确定。针对临床问题，直接给出答案或专家的推荐意见和推荐强度。该数据库使用方便、快捷，随时更新，但目前数量少，主题涉及面窄，费用较高。

2. 临床实践指南（clinical practice guideline，CPG） 又称临床指南（clinical guideline）或实践指南（practice guideline），属于此类的资源较多，各个国家都有其相应的临床指南，其目的是帮助临床医生规范临床实践，以提高医疗服务质量。临床指南在推动循证实践方面起着积极的作用。好的指南应基于现有最好的所有相关证据，并根据当地实际情况、患者需要、现有资源和人们的价值取向制定医学实践原则性的指导性建议。

指南属于综合性证据，具有相对普遍的借鉴意义。就检索证据而言，好的指南必然是所有相关研究证据的一个极好的综合性资源，是证据强度很高的信息资源，有助于指导临床决策。美国的 National Guideline Clearinghouse（NGC，https：//www.ahrq.gov/gam/index.html）是一个十分重要的临床指南文献资源，该证据库收集了美国和全世界数千个指南并提供了 2000 多个指南的摘要，涉及所有主题，指南按照循证医学原则和方法进行制定。

3. ACP PIER（Physicians' Information and Education Resource） 是美国内科医师协会的出版物，可直接链接进入 DynaMed（https：//www.acponline.org/clinical-information/clinical-resources-products/dynamed）。该数据库主要包括 5 大模块：疾病诊治、筛查与预防、补充 / 替代医学、伦理

和法律问题、流程，另有内科质量检测和药物信息等内容。其优点是采用多层次结构指导临床医生应用研究证据，所有问题采用同样结构，所有推荐意见均与研究证据紧密相连。PIER 提供的推荐意见基于严格的循证医学方法，包括精心构建问题、全面收集所有干预措施和以患者为中心的结局指标、评估单个研究的质量、采用高质量的分级系统、充分考虑患者的价值观和选择。PIER 主要涉及内科和初级保健方面的治疗问题，每月更新，覆盖面欠佳，需付费订阅。

4. UpToDate（http：//www.uptodate.com/home） 是一种电子信息资源，由于使用方便、覆盖面广和根据疾病分类收集信息，深受北美临床医生喜爱。与 PIER 类似，UpToDate 为临床医生提供证据的方法严谨，采用统一的结构式问题，较全面收集相关的循证医学文献、采用 GRADE 分级评价证据质量并提出推荐意见及推荐强度。UpToDate 明确认同患者价值观和选择权在临床决策中的重要性。UpToDate 覆盖了 14 个医学专业的近 8000 个临床主题，有药物信息、图表及患者教育资料，每 4 个月更新一次。UpToDate 使用方便，但缺乏规范检索，需付费订阅。

5. Best Practice 即 BMJ 临床实践（https：//bestpractice.bmj.com），该证据资源系统所提供的每一个功能都是基于临床需求而开发的，可为真实临床情景提供决策支持。该系统保持定期更新，并不断引入最新的循证医学研究资源。分类规范，检索方便，可应用于手机和平板电脑，是较好的床旁诊疗在线临床决策支持工具，适用于临床医生、护理人员、药剂师、医学生等人群，有助于自主学习。

案例 3-1 分析讨论：
证据检索之一，在 Best Practice 中检索：
（1）在 Best Practice 中可以直接检索需要查找的症状、病情等，或者通过选择不同的专业分类及药物来寻找所需要的临床信息。
（2）在成人 2 型糖尿病的条目中可以看到关于其流行病学理论、诊断、治疗等方面的信息（图3-2）。

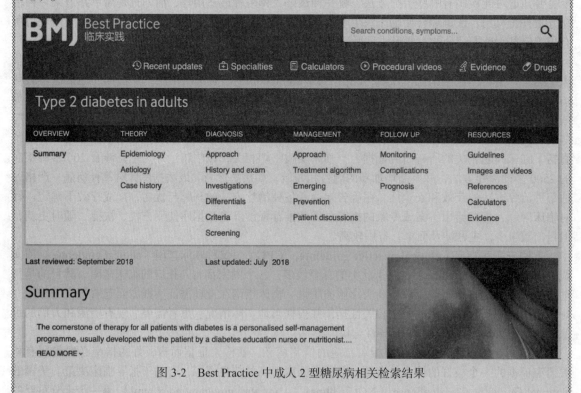

图 3-2　Best Practice 中成人 2 型糖尿病相关检索结果

（3）在治疗流程条目中，有推荐的治疗方法，选择点击后则可以看到相关治疗方法的循证证据及其相关文献（图 3-3～图 3-5）。

Type 2 diabetes in adults

OVERVIEW	THEORY	DIAGNOSIS	MANAGEMENT	FOLLOW UP	RESOURCES
Summary	Epidemiology	Approach	Approach	Monitoring	Guidelines
	Aetiology	History and exam	Treatment algorithm	Complications	Images and videos
	Case history	Investigations	Emerging	Prognosis	References
		Differentials	Prevention		Calculators
		Criteria	Patient discussions		Evidence
		Screening			

Treatment algorithm

Please note that formulations/routes and doses may differ between drug names and brands, drug formularies, or locations. Treatment recommendations are specific to patient groups: see disclaimer

INITIAL

non-pregnant: at initial diagnosis   VIEW ALL ⌄

1st line	⌄	lifestyle changes
Plus	⌄	glycaemic management
Plus	⌄	blood pressure management
Plus	⌄	lipid management
Adjunct	⌄	antiplatelet therapy

ACUTE

marked hyperglycaemia non-pregnant: serum glucose ≥16.6 mmol/L (≥300 mg/dL) or HbA1c ≥86 mmol/mol (≥10%) or symptomatic   VIEW ALL ⌄

1st line	⌄	basal-bolus insulin + cardiovascular risk reduction/lifestyle measures
Adjunct	⌄	metformin

without marked hyperglycaemia non-pregnant asymptomatic: serum glucose <16.6 mmol/L (<300 mg/dL) or HbA1c <86 mmol/mol (<10%)   VIEW ALL ⌄

- HbA1c above goal at diagnosis

1st line	⌄	metformin + cardiovascular risk reduction/lifestyle measures

- HbA1c above goal on metformin

1st line		sodium-glucose co-transporter 2 (SGLT2) inhibitor added to continued metformin + continued cardiovascular risk reduction/lifestyle measures
1st line		glucagon-like peptide 1 (GLP-1) agonist added to continued metformin + continued cardiovascular risk reduction/lifestyle measures
1st line	⌄	dipeptidyl peptidase-4 (DPP-4) inhibitor added to continued metformin + continued cardiovascular risk reduction/lifestyle measures
1st line	⌄	insulin secretagogue added to continued metformin + continued cardiovascular risk reduction/lifestyle measures
1st line	⌄	basal insulin added to continued metformin + continued cardiovascular risk reduction/lifestyle measures
2nd line	⌄	alpha-glucosidase inhibitor added to continued metformin + continued cardiovascular risk reduction/lifestyle measures
2nd line	⌄	thiazolidinedione added to continued metformin + continued cardiovascular risk reduction/lifestyle measures

- HbA1c above goal on metformin + either basal insulin or second non-insulin agent

1st line	⌄	individualised augmented regimen + continued cardiovascular risk reduction/lifestyle measures
1st line	⌄	switch to basal-bolus insulin + continued cardiovascular risk reduction/lifestyle measures
Adjunct	⌄	continued metformin
2nd line	⌄	bariatric surgery

pregnant   VIEW ALL ⌄

1st line	⌄	diet + basal-bolus insulin

图 3-3　Best Practice 中提供的成人 2 型糖尿病治疗流程

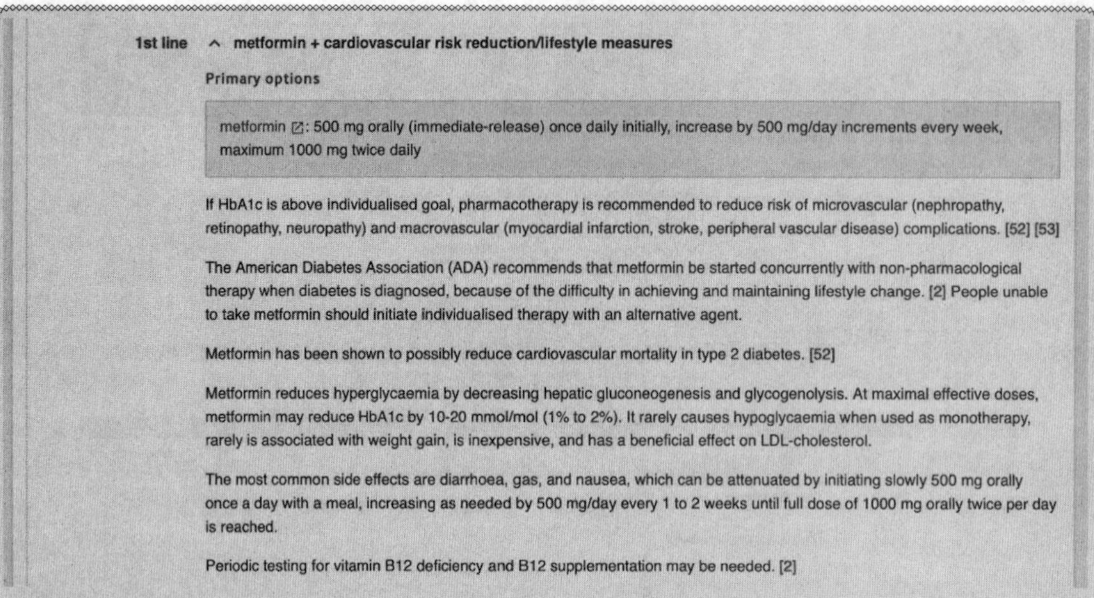

1st line ^ metformin + cardiovascular risk reduction/lifestyle measures

Primary options

metformin: 500 mg orally (immediate-release) once daily initially, increase by 500 mg/day increments every week, maximum 1000 mg twice daily

If HbA1c is above individualised goal, pharmacotherapy is recommended to reduce risk of microvascular (nephropathy, retinopathy, neuropathy) and macrovascular (myocardial infarction, stroke, peripheral vascular disease) complications. [52] [53]

The American Diabetes Association (ADA) recommends that metformin be started concurrently with non-pharmacological therapy when diabetes is diagnosed, because of the difficulty in achieving and maintaining lifestyle change. [2] People unable to take metformin should initiate individualised therapy with an alternative agent.

Metformin has been shown to possibly reduce cardiovascular mortality in type 2 diabetes. [52]

Metformin reduces hyperglycaemia by decreasing hepatic gluconeogenesis and glycogenolysis. At maximal effective doses, metformin may reduce HbA1c by 10-20 mmol/mol (1% to 2%). It rarely causes hypoglycaemia when used as monotherapy, rarely is associated with weight gain, is inexpensive, and has a beneficial effect on LDL-cholesterol.

The most common side effects are diarrhoea, gas, and nausea, which can be attenuated by initiating slowly 500 mg orally once a day with a meal, increasing as needed by 500 mg/day every 1 to 2 weeks until full dose of 1000 mg orally twice per day is reached.

Periodic testing for vitamin B12 deficiency and B12 supplementation may be needed. [2]

图 3-4 Best Practice 中提供的二甲双胍用药指南

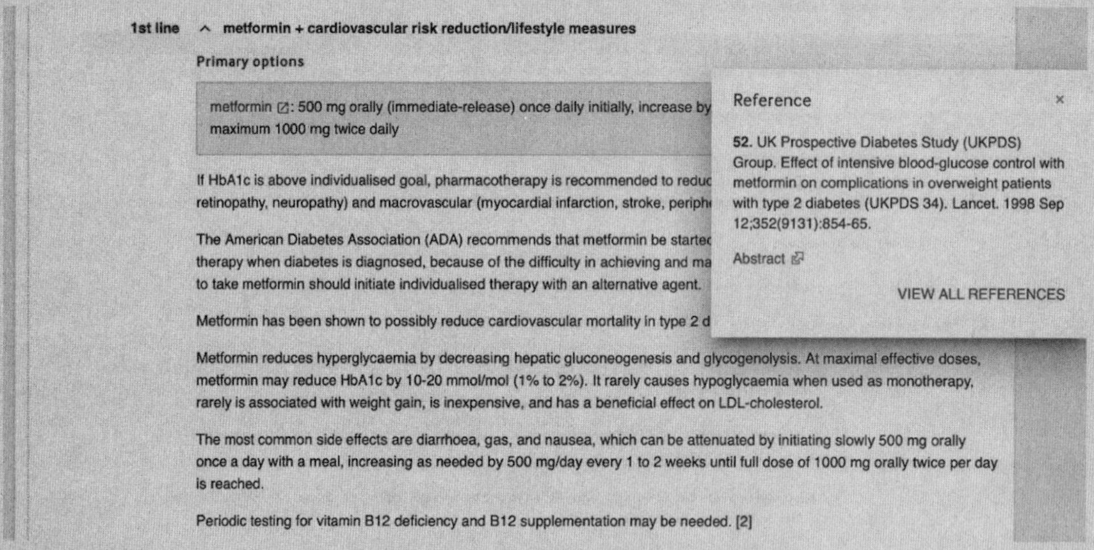

1st line ^ metformin + cardiovascular risk reduction/lifestyle measures

Primary options

metformin: 500 mg orally (immediate-release) once daily initially, increase by
maximum 1000 mg twice daily

If HbA1c is above individualised goal, pharmacotherapy is recommended to reduc
retinopathy, neuropathy) and macrovascular (myocardial infarction, stroke, periph

The American Diabetes Association (ADA) recommends that metformin be startec
therapy when diabetes is diagnosed, because of the difficulty in achieving and ma
to take metformin should initiate individualised therapy with an alternative agent.

Metformin has been shown to possibly reduce cardiovascular mortality in type 2 d

Reference

52. UK Prospective Diabetes Study (UKPDS) Group. Effect of intensive blood-glucose control with metformin on complications in overweight patients with type 2 diabetes (UKPDS 34). Lancet. 1998 Sep 12;352(9131):854-65.

Abstract

VIEW ALL REFERENCES

Metformin reduces hyperglycaemia by decreasing hepatic gluconeogenesis and glycogenolysis. At maximal effective doses, metformin may reduce HbA1c by 10-20 mmol/mol (1% to 2%). It rarely causes hypoglycaemia when used as monotherapy, rarely is associated with weight gain, is inexpensive, and has a beneficial effect on LDL-cholesterol.

The most common side effects are diarrhoea, gas, and nausea, which can be attenuated by initiating slowly 500 mg orally once a day with a meal, increasing as needed by 500 mg/day every 1 to 2 weeks until full dose of 1000 mg orally twice per day is reached.

Periodic testing for vitamin B12 deficiency and B12 supplementation may be needed. [2]

图 3-5 Best Practice 中提供的相应证据的参考文献

6. Truven Health Analytics（http：//truvenhealth.com/Products/diseasedexgeneral） 提供基于数据高级分析和专业领域知识的临床问题解决方案。40 多年来，为美国和世界各地的医院、临床医生以及有关政府机构、生命科学公司和政策制定者提供健康相关决策所需的证据。该系统于 2016 年被 IBM 收购，成为 IBM Watson Health 业务的一部分。此系统中包含以往的 MicroMedex 系列产品，如 DiseaseDex General Medicine。

7. DynaMed（http：//www.dynamed.com/） 由 EBSCO 代理，具有超过 3000 个临床主题，主要针对初级保健；循证方法严谨，密切关注其相关的医学期刊和系统综述数据库的更新情况，每周更新内容。

案例 3-1 分析讨论：

证据检索之二，在 DynaMed 中检索：

通过在 DynaMed 的首页搜索“diabetes”（图 3-6），可以获得糖尿病相关的诸多条目。点击进入后则可检索到有关二甲双胍治疗 2 型糖尿病的条目（图 3-7）。但 DynaMed 网站进一步的检索需要注册与订阅后才能进行。

笔记栏

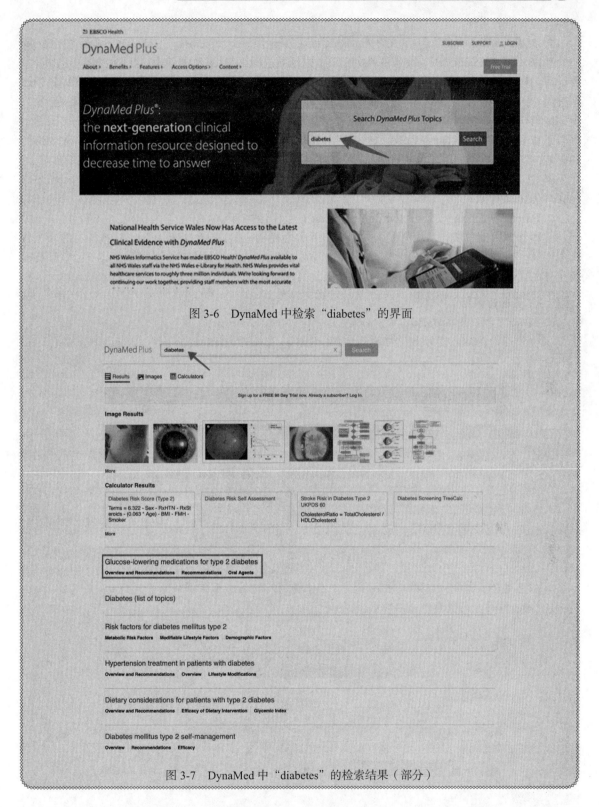

图 3-6　DynaMed 中检索"diabetes"的界面

图 3-7　DynaMed 中"diabetes"的检索结果（部分）

三、循证证据概要

　　虽然系统综述能为临床医生提供指导临床决策的最佳证据，但一份系统综述报告全文常常动辄几十页，且包含许多复杂的概念与方法学，给读者的解读和应用带来了困难，也限制了证据的利用。因此，证据概要（synopses of evidence，synopses of syntheses）应运而生，它是经过熟悉方法学的资深临床专家，针对原始文献和系统综述进行严格评估后，对所收集整理的信息资源做出综合、简洁的描述，以摘要形式发表，并以期刊传播的证据资源。临床医生可以在短时间内获得一个原始研究或一个系统综述中包含的与决策有关的主要信息，以及信息的可靠性和应用注意事项。常用的证据概要资源有以下几种。

1. ACP Journal Club　包括 *ACP Journal Club*（http：//www.acpjc.org/）、*Evidence-Based Medicine* 期刊和以 *ACP Journal Club* 为模版的系列期刊，以纸质或网络版发行，由美国内科医师协会出版，主要针对内科及其亚专业，也包括少量其他专业，如儿科，为付费月刊，有助于临床医生了解内科领域新进展。1991 年 1 月至 2008 年 4 月的 *ACP Journal Club* 为独立的双月期刊，2008 年 5 月以来已作为美国内科医学年报的月刊出版。先由研究人员从 130 种期刊中筛选出方法学严格、涉及临床问题、报告了重要临床结局指标的高质量原始研究和系统综述，再让临床医生从中选择对临床有重要价值和影响的文献，以结构摘要形式进行总结，并由临床专家评估文献的方法和提出临床应用的建议。

类似 *ACP Journal Club* 的期刊还有《循证医学》（*Evidence-Based Medicine*，http：//ebm.bmj.com）等 10 多种期刊。

2. Bandolier（http：//www.bandolier.org.uk）　是 1994 年由牛津大学两位科学家撰写的关于循证的健康管理的独立期刊，为英国国立卫生服务中心提供证据，全国均可使用，选择的主题涉及各临床专业，评估的证据包括评论和推荐意见。现在的 Bandolier 网站在期刊的基础上，不断收集英国及全球的循证医学证据供全球的健康管理专家使用。

案例 3-1 分析讨论：

证据检索之三，在 *Bandolier* 中检索：

（1）利用网站主页右上角的搜索栏进行检索，输入"type 2 diabetes"或"metformin"，如图 3-8 所示。

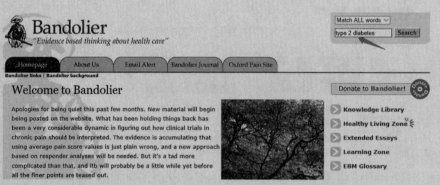

图 3-8　*Bandolier* 中检索"type 2 diabetes"的界面

（2）若检索二甲双胍"metformin"，可以看到所收录的内容中与其相关的文献，点选后可查看文献关键部分的概要，见图 3-9 和图 3-10。

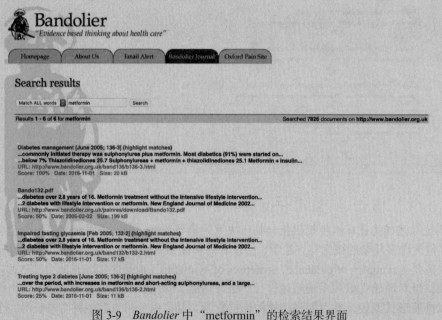

图 3-9　*Bandolier* 中"metformin"的检索结果界面

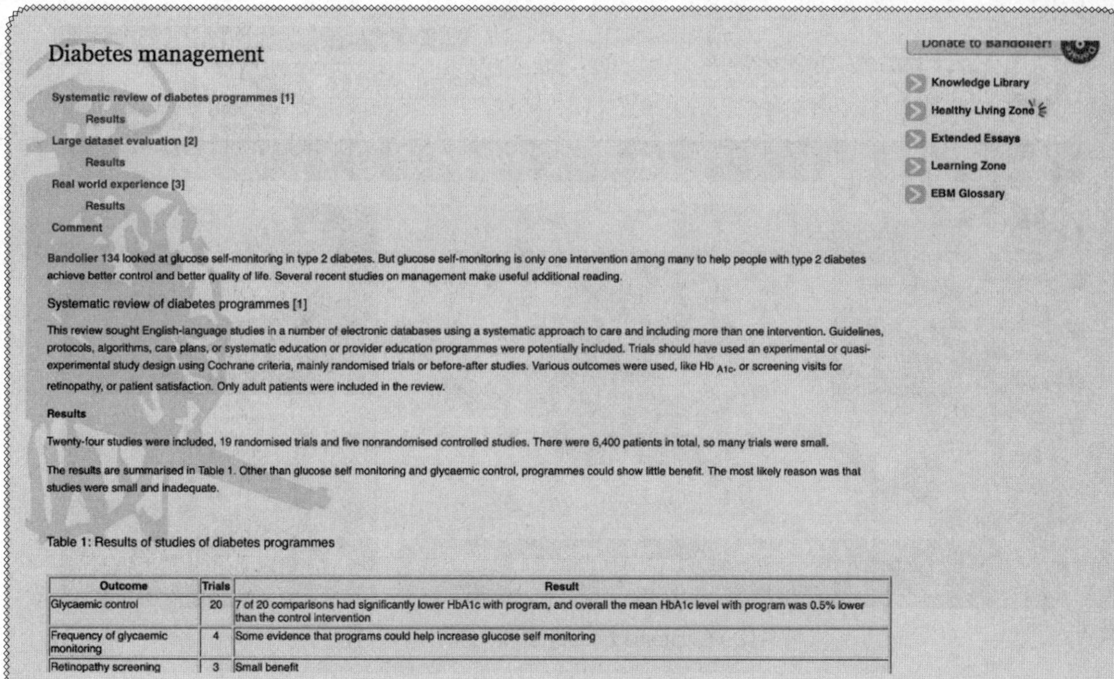

Diabetes management

Systematic review of diabetes programmes [1]

Results

Large dataset evaluation [2]

Results

Real world experience [3]

Results

Comment

Donate to Bandolier!

Knowledge Library

Healthy Living Zone

Extended Essays

Learning Zone

EBM Glossary

Bandolier 134 looked at glucose self-monitoring in type 2 diabetes. But glucose self-monitoring is only one intervention among many to help people with type 2 diabetes achieve better control and better quality of life. Several recent studies on management make useful additional reading.

Systematic review of diabetes programmes [1]

This review sought English-language studies in a number of electronic databases using a systematic approach to care and including more than one intervention. Guidelines, protocols, algorithms, care plans, or systematic education or provider education programmes were potentially included. Trials should have used an experimental or quasi-experimental study design using Cochrane criteria, mainly randomised trials or before-after studies. Various outcomes were used, like Hb_{A1c}, or screening visits for retinopathy, or patient satisfaction. Only adult patients were included in the review.

Results

Twenty-four studies were included, 19 randomised trials and five nonrandomised controlled studies. There were 6,400 patients in total, so many trials were small.

The results are summarised in Table 1. Other than glucose self monitoring and glycaemic control, programmes could show little benefit. The most likely reason was that studies were small and inadequate.

Table 1: Results of studies of diabetes programmes

Outcome	Trials	Result
Glycaemic control	20	7 of 20 comparisons had significantly lower HbA1c with program, and overall the mean HbA1c level with program was 0.5% lower than the control intervention
Frequency of glycaemic monitoring	4	Some evidence that programs could help increase glucose self monitoring
Retinopathy screening	3	Small benefit

图 3-10　*Bandolier* 提供的文献摘要界面

四、证据整合

证据整合即系统综述或系统评价（systematic review），最常用的是 Cochrane 系统综述资源。系统综述是主要针对当前的疾病治疗和预防问题，通过广泛收集全球已发表和未发表的原始研究证据，严格评价证据，定量合成与定性分析后所得到的科学综述。其中能进行定量合成的又称为 Meta 分析（Meta-analysis）。相应的资源主要有：

1. Cochrane Library-CDSR　即 Cochrane 系统综述数据库（Cochrane Database of Systematic Reviews，CDSR）（https：//www.cochranelibrary.com/cdsr/about-cdsr），发表在 Cochrane Library（https：//www.cochranelibrary.com），Cochrane 系统综述是 Cochrane 协作网的评价员按照统一工作手册所完成的系统综述。由于 Cochrane 协作网有严密的组织管理和质量控制系统，严格遵循评价者手册，采用固定格式和内容，统一的系统综述软件录入和分析数据、撰写系统综述计划书和报告，发表后根据新的研究定期更新，有完善的反馈和修改机制，因此 Cochrane 系统综述的质量比收录在 MEDLINE 和其他数据库的系统综述质量更高。目前主要针对疾病防治、康复疗效和安全性的随机对照试验进行评价，也有诊断性试验的系统综述。Cochrane 系统综述也可从 Ovid、PubMed 光盘和 Wiley 网站获取。CDSR 检索方便，摘要免费，全文需要付费。

2. CRD（Centre for Reviews and Dissemination）　是约克大学的一个研究部门，专门从事证据合成，汇编和分析来自多项研究的数据，进行高质量的系统综述和相关的经济学评估，以产生政策相关的研究，促进研究证据在决策中的使用。CRD 数据库是主要评价干预措施疗效的免费系统综述数据库（https：//www.york.ac.uk/crd/），涵盖了广泛的医疗保健主题。CRD 既是独立信息资源，同时也包含在 Cochrane Library 中。CRD 网站上保存有 DARE（Database of Abstracts of Reviews of Effects）和 NHSEED（National Health Service Economic Evaluation Database）发布的文献档案，直到 2021 年。该数据库检索简单方便，对于不能获得系统综述全文的临床医生非常实用，因此也被认为是证据摘要信息资源。

案例 3-1 分析讨论：

证据检索之四，在 Cochrane Library 中检索：

（1）可以在 Cochrane Library 首页右上角直接进行搜索，或者点选高级搜索 Advanced search 进行自定义高级检索，还可以点选 Cochrane Reviews 条目下的 Search Reviews（CDSR）进行搜索，详见图 3-11 中的箭头处。

笔记栏

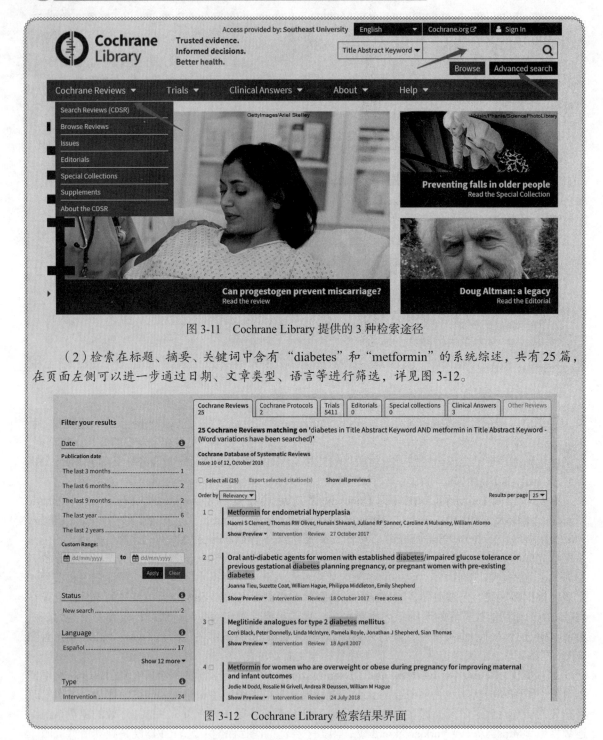

图 3-11　Cochrane Library 提供的 3 种检索途径

（2）检索在标题、摘要、关键词中含有"diabetes"和"metformin"的系统综述，共有 25 篇，在页面左侧可以进一步通过日期、文章类型、语言等进行筛选，详见图 3-12。

图 3-12　Cochrane Library 检索结果界面

五、研 究 概 要

　　研究概要是对原始研究的概括与浓缩，便于在短时间内初步了解相应原始研究证据的基本情况，其主要形式是循证摘要的期刊。如果在上述四类证据资源中都未找到所需要的信息，在直接查找原始研究证据之前，可以先检索研究概要。常用的研究概要资源主要有 ACP Journal Club（http：//www.acpic.org）和 Embase 数据库，可提供独立的原始研究概要，其形式与循证证据概要类似，其信息以高质量研究的结构式摘要进行描述，不仅符合严格的质量评级标准，并且按临床相关问题收集成册。

六、原 始 研 究

　　原始研究是发表在期刊和综合文献数据库中，未经专家评估的单个原始研究文献资料，也是数量最为庞大的证据。但此类证据往往不能直接应用，需要在阅读中严格评价其真实性、临床重要性和适用性，否则可能被误导。常用的主要资源有 MEDLINE、PubMed、Embase、CBM、CNKI 等数据库。

1. MEDLINE 是卫生研究和医疗实践的首要数据库，是原始研究权威的文献库之一。MEDLINE 包含的内容很全面，每周更新，且为免费资源。但绝大多数基础实验室研究的文献与临床实践并无直接的关系。熟悉文献检索的临床医师可根据提出问题的 PICO（即 patient、intervention、comparision/control、outcome）特征，有针对性地检索相关文献。检索 MEDLINE 的途径很多，目前多数通过 PubMed 和 Ovid 进行检索。

2. PubMed 最常用的生物医学索引数据库，收录 5000 多种生物医学期刊，每日更新，为免费资源。PubMed 包含来自 MEDLINE、生命科学期刊和在线书籍的生物医学文献的 2800 多万次引用，引文包含 PubMed Central 和发布商网站的全文内容链接。通过 PubMed（http：//www.ncbi.nlm.gov/pubmed）可以检索整个 MEDLINE 数据库，通过 Clinical Queries（http：//www.ncbi.nlm.gov/pubmed/clinical）检索可直接获得与临床应用相关的文献资料。

3. Embase（http：//www.elsevier.com/solutions/embase-biomedical-research） 是欧洲的大型医学文献数据库，也是功能多样、多用途和最新的生物医学数据库。它涵盖了从 1947 年至今的最重要的国际生物医学文献，并使用 Elsevier 的生命科学词库 Embase Indexing 和 Emtree® 对所有文章进行了深入索引。整个数据库也可以在多个平台上方便地使用。收录来自近百个国家的 8500 多种期刊，包括 MEDLINE 标题，还拥有自己独立的 2900 种索引期刊，可同时检索 MEDLINE 和 Embase，自动去重。但该数据库的使用需要注册和付费。

案例 3-1 分析讨论：

证据检索之五，在 PubMed 中检索：

（1）直接在 PubMed 首页上输入检索式，或点选高级搜索（Advanced）编写检索式进行检索，详见图 3-13 中箭头处。

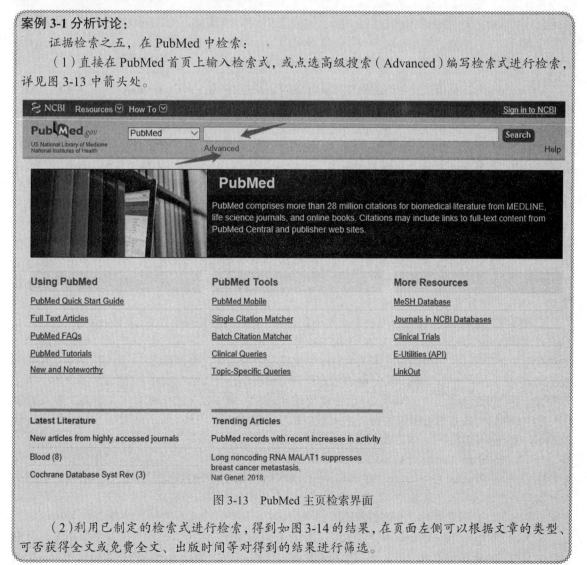

图 3-13 PubMed 主页检索界面

（2）利用已制定的检索式进行检索，得到如图 3-14 的结果，在页面左侧可以根据文章的类型、可否获得全文或免费全文、出版时间等对得到的结果进行筛选。

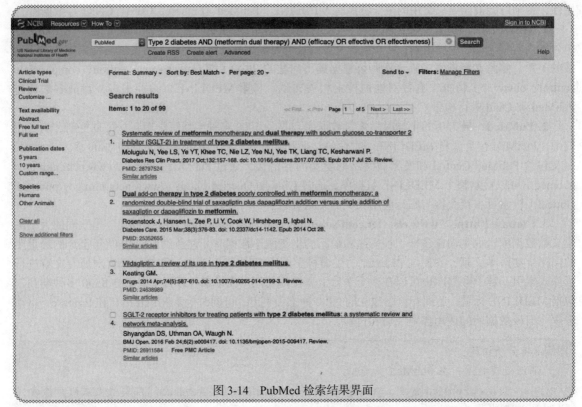

图 3-14　PubMed 检索结果界面

4. Cochrane临床对照试验中心注册库(Cochrane Central Register of Controlled Trials，CENTRAL)（https：//www.cochranelibrary.com/central/about-central）　是临床随机对照试验和半随机对照试验的数据库，由 Cochrane 协作网编制，一方面检索收录来自其他文献数据库中的符合条件的原始临床试验研究，大多数 CENTRAL 记录来自 PubMed 和 Embase，另一方面收录直接在该网站注册的原始研究，也包括其他已发表和未发表的来源，如 ClinicalTrials.gov。可以为进一步的系统综述 /Meta 分析提供系统、全面和准确的原始资料。但 CENTRAL 于 1996 年首次出版，其复合性质意味着它没有其他传统生物医学数据库的起始时间早。

5. CBM（http：//www.sinomed.ac.cn/zh/）　即中国生物医学文献数据库，是中国医学科学院医学信息研究所开发研制的综合性医学文献数据库。收录 1978 年以来的 1800 余种中国生物医学期刊及汇编、会议论文的文献题录 1000 余万篇，全部题录均进行主题标引和分类标引等规范化加工处理，收录范围涉及基础医学、临床医学、预防医学、药学、中医学、中药学等生物医学各领域。年增文献 50 余万篇，每月更新，为付费资源，一般高校都有订阅。

6. CMCC　即中文生物医学期刊文献光盘数据库（Chinese Medical Current Contents，CMCC）（http：//www.meddir.cn/htm/1205377795595.htm），是解放军医学图书馆研制开发的中文生物医学文献书目型数据库，也是目前检索国内生物医学文献最常用的光盘数据库之一。收录 1994 年以来国内正式出版发行的生物医学期刊和一些自办发行的生物医学刊物 1400 余种的文献题录和文摘，累计文献量已达 110 余万篇，并以每年 20 余万篇的速度递增，30% 以上的文献有中文摘要。涉及的领域与 CBM 类似，其数据与中国生物医学文献数据库（CBMdisc）1994 年后的大部分数据相同，但 CBMdisc 更新周期为 2 周，因此检索最新报道的生物医学文献推荐使用 CMCC 数据库。

7. CNKI（http：//epub.cnki.net/kns/default.htm）　即中国期刊全文数据库，是中国知识基础设施工程（China National Knowledge Infrastructure，CNKI）中最重要的数据库。收录 8000 多种期刊，内容覆盖各个领域，其中包含 1000 多种中文医药卫生类期刊索引、引文索引及全文，并有硕博论文集和报刊全文，更新较及时。此数据库使用较多，索引库免费，全文库收费，高校多有订阅。

8. VIP（http：//lib.cqvip.com/）　是由重庆维普资讯有限公司开发的综合性文献数据库，是中国科技查新领域使用最频繁的中文期刊全文数据库，收录了 1989 年以来的各种中文科技期刊，期刊总数达 14 000 余种，文献 5700 余万篇，内容覆盖各个领域，其中约有近 2000 种中文医药卫生类期刊索引、引文索引及全文，其更新速度较 CBM 快，但比 CNKI 慢，索引库免费，全文库收费，该数据库在高校多有镜像站点或远程访问路径。

9. WANFANG（http：//www.wanfangdata.com.cn/index.html） 万方数据知识服务平台由北京万方数据股份有限公司开发，其中的万方医学网（http：//med.wanfangdata.com.cn/）自 2001 年开始推出医药信息镜像系统 1.0 版，随后不断升级。2008 年，万方数据库分别与中华医学会、中国医师协会等多个医学领域内的权威机构建立了医学期刊全文数据独家战略合作伙伴关系，获得这些医学期刊全文的独家数据库与网络发行权。目前包含 1000 种左右医药卫生类期刊索引、引文索引及全文，索引库免费，全文库收费，该数据库在高校多有镜像站点或远程访问路径。

此外，Google 学术搜索（scholar.google.com）也能获取新近发表的原始研究文献。

案例 3-1 分析讨论：

证据检索之六，在 CNKI 中检索：

（1）在首页搜索栏直接检索或者点选高级检索，如图 3-15 中箭头处。

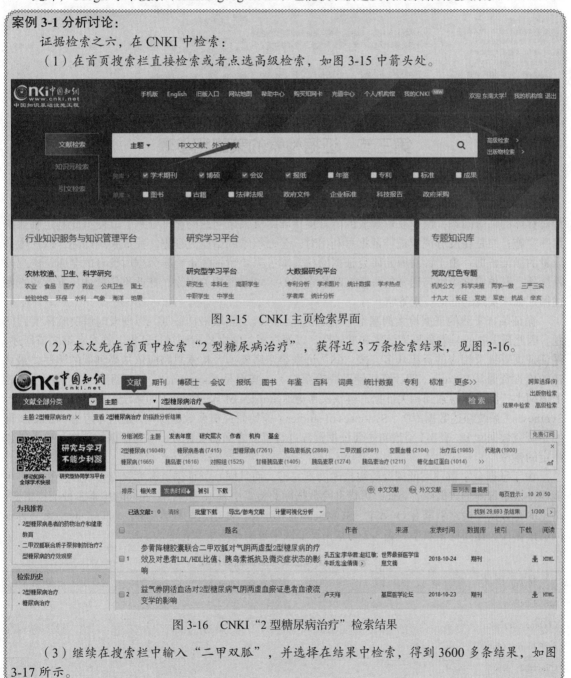

图 3-15　CNKI 主页检索界面

（2）本次先在首页中检索"2 型糖尿病治疗"，获得近 3 万条检索结果，见图 3-16。

图 3-16　CNKI "2 型糖尿病治疗"检索结果

（3）继续在搜索栏中输入"二甲双胍"，并选择在结果中检索，得到 3600 多条结果，如图 3-17 所示。

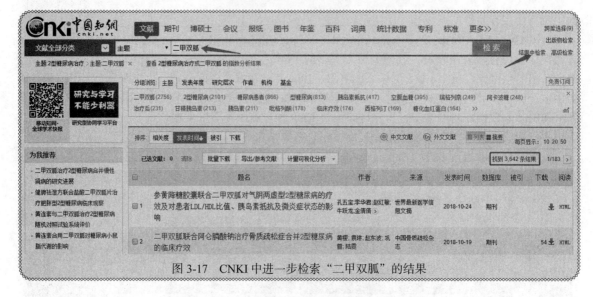

图 3-17　CNKI 中进一步检索"二甲双胍"的结果

第三节　证据检索的策略和步骤

一、证据检索的基本原则与思路

根据临床实践问题的需要和现有证据类型情况，证据检索可分为两种：一是在循证临床实践中，针对具体的临床问题，快速获取现成的能直接指导解决临床问题的循证证据，以便据此制定临床决策并实施；二是在没有现成最佳证据可利用时，全面检索原始研究证据，完成系统综述，以产生高质量的循证证据。由于针对原始研究证据的检索除了需要特别注重检索数据库信息的全面、广泛与系统外，其他检索策略与通常的医学文献检索相似，可参考相关书籍，在此不作赘述。本章重点阐述循证临床实践的证据检索策略。

循证临床实践的证据检索的基本原则是快速、准确地获取最佳证据，以便及时解决临床实践问题。因此最重要的是提高检索效率和准确性，以便在短时间内检索到最佳证据。如本章第二节所述，循证证据等级及相应的资源众多，按"6S"证据金字塔模型，检索思路应依从高到低的顺序，最优选的检索资源是 System（即计算机辅助决策系统），其次是 Summaries（即循证证据整合库），若上述两类资源不能检索到相关证据，再依次考虑 Synopses of syntheses（即系统综述概要数据库）、Syntheses（系统综述数据库）、Synopses of studies（原始研究概要数据库），最后才考虑 Studies（即原始研究数据库）。表 3-1 对现有主要证据资源进行了多方面简要比较，可为证据的选择与检索提供一定的参考。

由于证据金字塔顶端证据资源数据库尚不完善，而且同一类证据资源库又有多种，使用者不可能逐一检索每一个数据库。为此，可借助跨数据库的检索引擎或平台，以便同时检索多种证据资源。常见的跨数据库检索引擎有 OvidSP、SUMSearch 和 Trip。使用这些检索引擎，可以同时检索多种不同的证据库，提高检索效率。表 3-2 为常用循证医学证据检索资源汇总表。

表 3-1　现有主要证据资源的比较

证据资源	涵盖范围	更新速度	临床相关性	易检索性	易理解性	综合程度	证据质量	简明程度
MEDLINE	5	5	1	1	1	1	1	1
Cochrane Library	3	3	4	2	2	2	5	1
ACP Journal Club	1	4	4	3	4	3	4	3
Clinical Evidence	4	5	4	5	5	4	5	5
Practice Guidelines	2	1	5	2	3	5	3	2

注：5- 最好，1- 最差。数字间的对比只显示存在差别，并不表示差别大小，且随着新型证据资源的发展和改善，其涵盖范围和更新速度会不断提高，相应的对比也会发生变化。（引自：唐金陵主编《循证医学基础》第 2 版）

表 3-2　常用循证医学证据检索资源汇总

资源类型	数据库名称	网址
计算机辅助决策系统 System	FDB	http://www.fdbhealthdata.com
	Zynx Health	http://www.zynxhealth.com
综合证据 （循证证据整合库） Summaries	Best Practice	http://bestpractice.bmj.com/specialties
	DynaMed	http://www.dynamed.com
	Clinical Evidence	由 http://clinicalevidence.com/x/index.html 转入 Best Practice 页面
	UpToDate	http://www.uptodate.com/home
	Essential Evidence Plus	http://www.essentialevidenceplus.com/
	National Guideline Clearinghouse，NGC	http://www.ahrq.gov/gam/index.html
	Truven Health Analytics	http://truvenhealth.com/products/micromedex/
系统综述概要数据库 Synopses of syntheses	ACP Journal Club	http://www.acpjournals.org/topic/category/journal-club
	Bandolier	http://www.bandolier.org.uk
	Cochrane Library-DARE	http://www.cochranelibrary.com
	Evidence-Based Medicine	http://ebm.bmj.com
系统综述数据库 Syntheses	Cochrane Library-CDSR	http://www.cochranelibrary.com/cdsr/about-cdsr
	CRD	http://www.crd.york.ac.uk/CRDweb/
原始研究概要数据库 Synopses of studies	ACP Journal Club	http://www.acpjournals.org/loi/ajc
原始研究数据库 Studies	PubMed	http://www.ncbi.nlm.nih.gov/pubmed
	PubMed Clinical Queries	http://www.ncbi.nlm.nih.gov/pubmed/clinical
	Embase	http://www.elsevier.com/solutions/embase-biomedical-research
	Cochrane Central Register of Controlled Trials	http://www.cochranelibrary.com/central/about-central
	CBM	http://www.sinomed.ac.cn/zh/
	CMCC	http://www.meddir.cn/htm/1205377795595.htm
	CNKI	http://epub.cnki.net/kns/default.htm
	VIP	http://lib.cqvip.com/
	WANFANG	http://med.wanfangdata.com.cn/
	Google scholar	http://scholar.google.com
跨数据库检索平台	Clinical Key	http://www.clinicalkey.com/
	Ovid	http://www.OvidSP.com
	SUMSearch	http://sumsearch.org/
	Trip	http://tripdatabase.com/

案例 3-1 分析讨论：

证据检索之七，跨数据库检索：

1. Ovid　需要购买，临床医生可根据所在机构购买的资源库进行相关检索。在笔者工作的大学所提供的图书资源平台上，以"糖尿病"或"二甲双胍"为检索词，在 Ovid 资源库中可检索到 101 篇可能相关的证据，以"糖尿病"和"二甲双胍"为检索词，并限定在标题中出现时，在 Ovid 全文库里检索到 43 篇相关性较强的证据（图 3-18）。

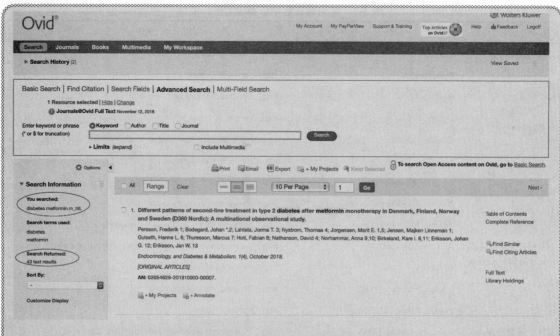

图 3-18　Ovid 检索结果界面

2. SUMSearch　主要链接到 PubMed 和一些其他资源，其检索结果可清楚地分为原始研究、系统综述和指南三类。在本案例中，以"糖尿病"和"二甲双胍"为检索词，可获得 43 篇原始研究（图 3-19）、766 篇可能相关的系统综述、28 个可能相关的指南。

3. Trip　有多种检索方式，包括直接输入检索词或输入 PICO 问题进行检索，此外也有高级检索和近期检索。根据案例要求，输入"糖尿病"和"二甲双胍"，可获得 7000 多个相关结果，并且能提供简明的证据概要（trip's best suggested answer），如图 3-20 所示。其结果中会标注条目属于哪一个层次的证据，成为 PRO 后可以直接根据证据的层次来浏览，见图 3-20 右侧。

KU SCHOOL OF MEDICINE
WICHITA
The University of Kansas

SUMSearch 2

KU MEDICAL CENTER
The University of Kansas

Original studies　　　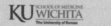 Systematic reviews　　　 Guidelines

43 found after 6 searches:

1. **Risk of hypoglycaemia in users of sulphonylureas compared with metformin in relation to renal function and sulphonylurea metabolite group: population based cohort study.**
BMJ 2016;354:. PMID: 27413017 , PubMed Central, doi: 10.1136/bmj.i3625. Cite

Conclusion: Sulphonylurea treatment in patients with a renal function of less than 30 mL/min/1.73 m(2) should be considered with caution. Moreover, an increased risk of hypoglycaemic events was observed among all users of sulphonylureas. This contrasts with several guidelines that recommend gliclazide as first choice sulphonylurea, and therefore requires further investigation.

Impact/quality: Evid Based Med; **

2. **Effect of Insulin Glargine Up-titration vs Insulin Degludec/Liraglutide on Glycated Hemoglobin Levels in Patients With Uncontrolled Type 2 Diabetes: The DUAL V Randomized Clinical Trial.**
JAMA 2016;315:9. PMID: 26934259 , doi: 10.1001/jama.2016.1252. Cite

Conclusion: Among patients with uncontrolled type 2 diabetes taking glargine and metformin, treatment with degludec/liraglutide compared with up-titration of glargine resulted in noninferior HbA1c levels, with secondary analyses indicating greater HbA1c level reduction after 26 weeks of treatment. Further studies are needed to assess longer-term efficacy and safety.

3. **Metformin versus Placebo in Obese Pregnant Women without Diabetes Mellitus.**
N Engl J Med 2016;374:5. PMID: 26840133 , doi: 10.1056/NEJMoa1509819. Cite

Conclusion: Among women without diabetes who had a BMI of more than 35, the antenatal administration of metformin reduced maternal weight gain but not neonatal birth weight. (Funded by the Fetal Medicine Foundation; ClinicalTrials.gov number, NCT01273584; EudraCT number, 2008-005892-83.).

Show evidence search details
(access to earlier iterations If results displayed are too restrictive)

Monday, 12 Nov 2018 11:05:22 at SUMSearch

图 3-19　SUMSearch 检索结果界面

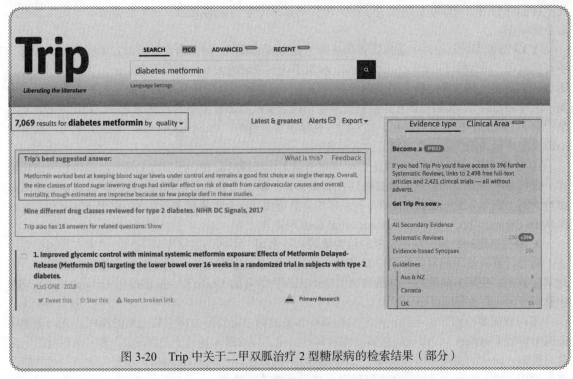

图 3-20　Trip 中关于二甲双胍治疗 2 型糖尿病的检索结果（部分）

二、证据检索的基本策略与步骤

根据上述检索原则和思路，其检索的基本策略与步骤如下：

1. 根据临床实践需要，构建临床问题　按照 PICO 原则，规范构建临床问题，有助于正确选择数据库资源、合理选择检索词和制定检索策略。具体的构建方法详见本书相关章节。

> **案例 3-1 分析讨论：**
>
> 证据检索前采用 PICO 格式规范阐明问题，整理出相应的关键词和同义词，并制定检索式。
>
> [PICO 问题]
>
> Population（人群）：patients with type 2 diabetes（2 型糖尿病患者）
>
> Intervention（干预）：metformin，combination therapy（二甲双胍及其联合治疗）
>
> Comparator（对照）：compared to control group（与其他治疗措施比较）
>
> Outcome（结局）：effectiveness（效果）
>
> [关键词和同义词]
>
> type 2 diabetes，metformin，combination therapy，efficacy OR effective OR effectiveness
>
> [检索式]
>
> Type 2 diabetes AND（metformin and combination therapy）AND（efficacy OR effective OR effectiveness）

2. 正确选择合适的数据库资源　选择数据库，需要了解各数据库的特点、涉及专业范畴和具体临床问题类型。优先选择计算机或网络数据库，尽可能选择专业数据库和最佳证据资源数据库。基于所在单位能提供的数据库资源，临床医生可通过考虑以下几个因素，选择并确定最符合自己需求的数据库。

（1）循证方法的严谨性：包括数据库所提供的证据强度如何、给出推荐意见时是否同时提供支持证据的强度和适用条件、是否提供具体临床证据的链接。循证医学信息资源需要针对临床问题提供具有代表性的高质量证据，在提出推荐意见时要充分应用已有的系统综述，针对患者重要的结局指标，为不同干预措施的疗效和安全性提供最佳估计，并在充分考虑患者的价值观和选择基础上，采用恰当的分级系统对推荐意见进行分级。

（2）数据库内容的覆盖面：包括是否覆盖自己的学科或专业领域、是否包含需要解决的问题种类（如诊断、治疗、预后、预防等）、能否满足特定需求。理想的循证医学信息资源应该为临床实践中可能遇到的所有问题提供相关证据，但针对某一专业领域的信息资源可能会更有效地帮助查找需要的证据。

（3）数据库的易用性：包括能否快速检索到想要的答案、何种语言、是否自带检索帮助功能、更新速度等。如 ACP Journal Club 数据库，收集了内科领域约 150 种期刊上发表的与临床最相关的高质量研究摘要，其优秀的检索引擎确保读者能很容易查找到任何该领域的信息，包括疾病病因、诊断、治疗和预后等。MEDLINE 是检索世界生物医学文献资源最主要的数据库之一，利用 PubMed 则是检索 MEDLINE 较容易的途径，其专门为临床医生设计的 "Clinical Queries" 检索方式可将检索结果最大限度地局限于临床决策相关的文献资料。

（4）数据库的可及性：包括是否适应在不同工作场所的需要、是否为免费资源或付费价格高低等。最可靠和最有效的信息资源价格往往非常昂贵，临床医生主要是利用所在医院或医学院校图书馆检索网上资源，不可能个人付费订阅。某些信息资源是向全世界免费开放的，如 PubMed 和大多数 BioMed Central（http://www.biomedcentral.com）期刊。

3. 根据选定的数据库制定相应的检索策略和检索词 不同的数据库有不同的检索方式和检索语法。随着计算机技术的发展和用户需求越来越高，很多数据库也在不断改变和完善其检索系统。因此掌握数据库使用方法的最好办法是浏览数据库提供的帮助（help）、搜索技巧（search tips）或教学资料（tutorial/demonstration）。

不同数据库检索方式不同，制定检索策略和关键词一定要符合相应数据库的规则。查询新型循证医学资源（System），由于信息高度浓缩和结构化，检索越来越趋于"傻瓜化"和"人性化"，常常只需输入简单的关键词即可获得想要的结果。有的数据库（如 DynaMed）还有关键词提示功能，可根据用户输入的首字母或前几个字母自动提示可能的关键词。

对于多数的数据库，具体的检索策略一般都是利用逻辑运算符 "AND"、"OR"、"NOT" 等将检索词组合起来。若要扩大检索范围，提高查全率，常采用较少的关键词甚至自由词，而不用主题词，逻辑运算符用 "OR"，并可利用通配符 "？" 和截词符 "*" 进行扩展检索；若要缩小检索范围，提高查准率，则常采用主题词或副主题词进行检索，逻辑运算符用 "AND"、"NOT" 等，并可应用限定字段检索，直接检索主题词字段，或检索题目字段等。

针对循证临床实践的证据检索，检索词的制定主要依据以 PICO 格式提出的临床实践问题，通常情况下，检索词主要来源于 P（研究对象）和 I（干预措施），较少采用 C（对照措施）和 O（结局指标）。就一个具体的临床问题而言，P 和 I 多数是明确和唯一的，但 C 和 O 则常常是多样的，当根据 P 和 I 的检索结果太多，需要进一步提高证据针对性时，可考虑通过 C 和 O 进行限定。

4. 判断检索结果 获得检索结果后，应判断所获得的证据是否能解决面临的临床问题。如果不能获得满意的结果，需要从数据库选择、检索词确定及检索策略制定等方面分析原因，找出原因后，则要有针对性地再次选择数据库、调整检索词和检索策略，重新进行检索，并不断反复，直到获得所需要的证据；如果仍然不能得到解决问题的答案，则可能是该临床问题目前确实尚无相关的循证证据供使用。一般高级别的综合性证据数据库无需多次反复，而较低级别的证据库往往需要多次反复。若是直接检索未经评价的原始研究文献，则需要对文献进行严格的质量评价，并确定其真实性、临床重要性和适用性，有条件和能力时，可自己完成对原始研究文献的系统综述和 Meta 分析。

5. 证据应用和管理 不论原始证据还是循证推荐意见，最终将证据运用到临床实践时还必须结合医生的临床经验和患者的价值观。如果没有现成的循证证据可用，或通过对原始文献的系统综述后仍未获得确定性的肯定或否定的证据，虽然所面临的临床问题并未得到有效的解决，但是却为进一步开展相关的原始研究提供了依据，从而促进临床医学科研的发展。这同样是循证医学的重要作用。

（王 蓓）

第四章 证据评价的基本原则与方法

案例 4-1:

　　一位 61 岁男性患者，因血尿住院观察，查肝肾功能：ALT 50U/L、AST 48U/L；尿蛋白 +++、血肌酐 120μmol/L；HCV 基因 1 型，HCV RNA 3.60×10^6 拷贝/ml。主治医师已确诊该患者患有慢性丙型肝炎（chronic hepatitis C，CHC）合并肾功能不全。

　　临床背景知识：直接抗病毒药物（direct-acting antiviral agents，DAAs）治疗 CHC 具有持续病毒学应答率高、疗程短、不良反应发生率低等优点，已广泛用于 CHC 抗病毒治疗；但 CHC 合并肾功能不全患者是否也可以使用 DAAs 治疗，现有的指南也未明确给出建议。

　　相关研究表明 DAAs 会增加肾功能不全患者的潜在副作用以及降低其耐受性；为此，相关临床医生进行了相关检索，拟评估 DAAs 在不同肾功能的 CHC 人群中治疗的有效性和安全性。经过检索，共获得相关的随机对照试验 2 个、非随机对照试验 6 个以及队列研究 7 个，但尚无系统综述；而且现有的研究在研究对象肾功能不全的程度、DAAs 药物种类以及观察的结局指标等方面也存在一定差异。由此可见，通过临床医学实践可以提出各种循证问题，借助于已有的证据资源库，可以检索出大量的临床研究文献，但这些证据从设计到结局，甚至质量可能都存在一定差异。因此，必须要经过严格的评价，从中甄别出合适的最佳证据，才能用来指导医疗实践。随着新的研究结果不断产生，既往使用的证据也需要不断更新。因此，掌握证据评价的原则和方法尤为必要。只有这样，才能将科学、可靠、有临床价值的证据应用于临床、教学、科研和卫生政策制定中，从而提高医疗卫生服务的质量与水平，以最大限度地改善人民的健康水平。

问题：

　　1. 接下来如何治疗呢？

　　2. 是否可以使用 DAAs 治疗呢？

第一节　证据的分类与分级

　　证据是循证医学的基础与核心。本质上来说，证据是最接近事实本身的一种信息，其形式取决于具体情况，高质量、方法恰当的研究结果才是最佳证据，而最佳证据也是循证医学的一种追求。因此，面对大量的医学信息，对其进行证据的分类与分级是循证医学实践的前提与基础。

一、证据分类

　　使用者从不同角度出发，往往有不同的证据分类方法（表 4-1）。其实，证据分类的目的主要是针对不同的临床问题，便于选择其对应的临床证据，这样更利于证据的推广和使用。而证据分类的主要依据就是让各类证据互不交叠，一般从方法学和研究问题角度来进行分类。

表 4-1　研究证据的不同分类

按研究方法	按研究问题	按用户需要	按获得渠道
原始研究证据	病因学问题	系统综述	公开发表的研究
随机对照试验	疾病的诊断	临床实践指南	灰色文献
交叉试验	疾病的治疗	卫生技术评估	学位论文
自身前后对照试验	疾病的预后	健康教育材料	会议资料
同期非随机对照试验	疾病的预防		内部刊物
队列研究	临床经济学评价		未刊稿
病例对照研究			在研究
无对照研究			
横断面调查			

续表

按研究方法	按研究问题	按用户需要	按获得渠道
病例分析			
病例报告			
二次研究证据			
系统综述			
Meta 分析			
临床指南			
卫生技术评估			

（一）按研究方法分类

从方法学角度，证据可分为原始研究证据和二次研究证据。

原始研究证据是指直接以人群，即患者群体和（或）健康人群为研究对象，对相关问题进行研究所获得的第一手数据，再经统计学分析、总结而形成的研究报告。常见的研究方法有随机对照试验、交叉试验、自身前后对照试验、同期非随机对照试验、队列研究、病例对照研究、无对照研究、横断面调查、病例分析和病例报告等。

二次研究证据是指针对某一个或某一类具体问题，尽可能全面收集有关该问题的全部原始研究，进行严格评价、综合、分析、总结后所得出的综合结论，是对多个原始研究再加工后得到的证据。这种综合证据的方法可分为系统综述、Meta 分析、卫生技术评估（health technology assessment，HTA）和临床指南（guideline）等，其中系统综述注重对文献的质量评价，有严格的纳入排除标准，一般只做质量分级；卫生技术评估注重对卫生相关技术的有效性、安全性、经济性和社会适用性进行评价，并基于评价结果给出推荐意见；指南则是基于系统综述和卫生技术评估的结果，以推荐意见为主，并对临床实践具有指导和规范意义。

（二）按研究问题分类

根据所研究的临床问题不同，研究证据可分为病因、诊断、治疗、预后、预防、临床经济学评价等研究证据，具体可以参见本书其他章节等。

二、证据分级与推荐

证据是进行医学决策需要的知识和信息，但不是所有的信息都可以成为证据。遵循科学的标准对各类信息进行严格评价后再使用，是开展循证医学实践的前提。循证医学最鲜明的特点就是对证据质量进行分级，并在此基础上提出推荐意见。

（一）证据分级与推荐的发展历程

由于临床医生没有足够的时间和精力去检索和评价证据质量，研究人员也一直在努力寻找一种合适的方法能很好形成证据分级标准和推荐意见，并能适用于各类证据，避免偏倚，减少误导和滥用。但由于原始研究证据质量良莠不齐，证据分级和推荐强度标准也大相径庭。证据分级与推荐强度的发展主要经历了三个阶段。

第一阶段是以随机对照试验为最高质量证据，单纯考虑试验设计。其代表是 1979 年加拿大定期体检特别工作组（Canadian Task Force on the Periodic Health Examination，CTFPHE）的专家们提出的标准，但该标准分级过于简单，科学性不够。第二阶段是以系统综述和 Meta 分析作为最高级别的证据。其代表是 2001 年美国纽约州立大学医学中心推出的"证据金字塔"（图 4-1）和同年英国牛津循证医学中心推出的证据分级标准，其中牛津标准在证据分级的基础上整合了分类概念，但由于其过于复杂和烦琐，使得初次接触的医生或学生难于理解和掌握，还有就是仍然采用试验设计为分级依据，加之没有考虑研究的不一致性等因素，在实际应用过程中仍存在诸多问题。第三阶段以 2004 年提出的证据质量和推荐强度分级系统（grading recommendations assessment，development and evaluation，GRADE）为代表。由于该系统更加科学合理、过程透明、适用性强，目前包括 WHO 和 Cochrane 协作网在内的 60 多个国际组织、协会已经采纳 GRADE 系统，这也成为了证据发展史上的里程碑事件。

上述三个阶段的各种标准在证据评价的角度、方法、工具上不尽相同，对同一证据的分级与推荐强度也可能不同，但随着证据分级评价系统的不断探索与实践，证据分级评价系统必将日趋完善。

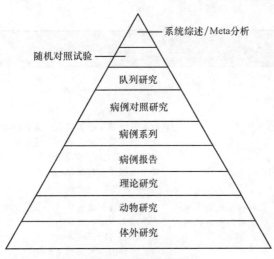

图 4-1 证据金字塔

（二）牛津证据分级及推荐强度标准

Bob Phillips、Chris Ball、David Sackett 等临床流行病学和循证医学专家于 1998 年共同制定了该证据分级标准，并于 2001 年 5 月正式发表在英国牛津循证医学中心网站，故称为牛津证据分级与推荐强度标准。该标准推荐强度分为 5 级，即Ⅰ级、Ⅱ级、Ⅲ级、Ⅳ级和Ⅴ级，在此基础上，首次提出了分类概念，涉及治疗、预防、病因、预后、诊断、经济学分析等方面，使之更具针对性和适用性，曾一度成为循证医学教学和循证临床实践中公认的经典标准，也是循证教科书和循证期刊使用最广泛的标准之一（表 4-2）。

表 4-2　2001 年牛津证据分级与推荐强度标准

推荐强度	证据级别	治疗、预防、病因研究	预后研究	诊断性研究	经济学分析
Ⅰ级	A	同质性随机对照试验的系统综述	同质的多个前瞻性队列研究的系统综述，或经验证的临床实践指南	同质且质量一流的诊断性研究的系统综述，或经验证的临床实践指南	同质且质量一流的经济学研究的系统综述，采用适当的成本计算，对所有经过严格验证的备选医疗方案结局进行了比较分析，包括将临床可观察到的变异结合到重要变量中的敏感性分析
	B	可信区间窄的随机对照试验	随访率 ≥ 80% 的前瞻性队列研究	纳入研究对象适当，且与金标准同步进行、独立盲法比较的诊断性研究	对干预措施分析后有明确结论：①成本低且结果好；②成本高且结果差；③成本相同，结果较好或较差
	C	观察结果为"全或无"#	观察结果为"全或无"的病例系列研究	绝对的特异度高即阳性者可确诊，或绝对的敏感度高即阴性者可排除	同质但质量水平低于Ⅰ级的经济学研究的系统综述
Ⅱ级	A	同质性队列研究的系统综述	同质的多个回顾性队列研究，或对照组未治疗的多个同质随机对照试验的系统综述	同质但质量水平低于Ⅰ级的诊断性研究的系统综述	采用适当的成本计算，对若干备选医疗方案的结局进行了比较分析，包括将临床可观察到的变异结合到重要变量中的敏感性分析
	B	单个队列研究（包括低质量的随机对照试验，如随访率低于80%）	回顾性队列研究，或对照组未治疗的随机对照试验的追踪结果，或未经验证的临床实践指南	同步做了金标准及诊断试验，并进行了独立盲法比较，但研究对象纳入局限且不连续；或未经验证的临床实践指南	—
	C	结局性研究*	结局性研究	—	—

续表

推荐强度	证据级别	治疗、预防、病因研究	预后研究	诊断性研究	经济学分析
Ⅲ级	A	同质性的病例对照研究的系统综述	—	—	—
	B	单个病例对照研究	—	纳入研究对象适当且与金标准进行了独立盲法比较或客观比较，但部分对象未接受金标准试验的诊断性研究	未做准确成本计算的经济学研究，但在主要变量中加入临床因素进行了敏感性分析
Ⅳ级	C	系列病例观察（包括低质量的队列研究和病例对照研究）	系列病例观察（包括低质量的预后列研究）	未用盲法或未客观独立地使用金标准试验的诊断性研究；或划分真阳性和真阴性的参考标准不统一的诊断性研究；或纳入研究对象不适当的诊断性研究	无敏感性分析的经济学研究
Ⅴ级	D	专家意见或基于生理、病理生理和基础研究的证据	专家意见或基于生理、病理生理和基础研究的证据	专家意见或基于生理、病理生理和基础研究的证据	专家意见或基于经济学理论的证据

　#."全或无"是指某干预措施推行前某病病死率为100%，而推行后低于100%，或推行前某病患者存在死亡或治疗失败，而推行后无患者死亡或治疗失败。

　*.结局性研究是指描述、解释、预测某些干预措施或危险因素对最终结局的作用和影响的研究。最终结局主要包括生存与无病生存、健康相关生存质量、卫生服务满意度、经济负担等。

（三）GRADE 证据系统

　　2000年，包括WHO在内的19个国家和国际组织成立"推荐分级的评价、制定与评估（GRADE）"工作组，并在2004年正式推出了GRADE证据质量分级和推荐强度系统。GRADE系统为系统综述和指南提供了一个证据质量评价的体系，同时为指南中的推荐强度评级提供了一种系统方法。该证据体系旨在为评估备选管理策略或干预措施在临床实践指南中的应用而设计，内容可涉及包括诊断、筛检、预防等广泛的临床问题。该系统现已被WHO、美国内科医师协会、UpToDate、Cochrane Collaboration等70多个组织或机构广泛采纳。具体内容见第八章第二节。

第二节　评价临床研究证据的基本要素

　　证据质量决定循证医学决策的正确性和科学性。临床研究证据的评价就是为了能从良莠不齐的海量信息中找到所合适的最佳证据。虽然不同的临床研究，其研究目的、临床问题、设计方法、适用人群等方面存在差异，但从将此研究用于指导医疗实践的角度出发，还有很多共性的内容可以进行评价，如研究本身的真实性如何、研究的结果如何以及这个结果能不能用于实际患者等。综合起来就是证据评价的基本要素，即证据的内部真实性（internal validity）、临床重要性（clinical importance）和适用性（applicability）评价。

一、内部真实性

　　内部真实性是研究结论与研究对象的真实情况符合的程度。就该证据本身而言，即其研究设计是否科学严谨、研究方法是否合理、统计分析是否正确、结论是否可靠等。影响内部真实性的因素包括：研究设计的因素，如设计的科学性、可行性，研究方法是否合理等；研究对象的因素，如纳入及排除标准、样本量大小、有无混杂因素；研究方法的因素，如测量指标选择、指标的敏感性和特异性，有无测量偏倚；研究结果的因素，如基线状况与可比性，统计分析方法是否正确，结果解释是否合理等。内部真实性是外部真实性的基础，研究者可借助于多种方法来保证研究的内部真实性，如采取限制研究对象类型、规范研究设计，消除或控制研究中有关偏倚与混杂因素的干扰，改善研究的环境条件和干预措施等手段，可以改善内部真实性。

二、临床重要性

临床重要性是指其是否具有临床应用价值。循证医学强调采用客观指标来评价证据的临床意义。虽然临床研究问题不同其评价指标亦不同，但可以从效应指标的数值大小、可信区间范围、检验效能等共性角度出发进行评价，其中效应指标如相对危险度、特异危险度、相对危险度降低率、绝对危险度降低率、需要防治病例数等，除了评价点估计值之外，还需要注意其 95% 可信区间（95% *CI*），以评价其估计值的精确度。在样本量低的时候，还需要考虑其检验效能，即把握度的大小。此外，除了关注这些数值之外，还需要关注证据所涉及临床问题是否明确具体、所选择的评价指标是否正确合理等问题。

三、适　用　性

适用性也称为外部真实性（external validity），是指研究结果在目标人群以及日常临床实践中能够重复再现的程度，或者研究过程及其预后与临床实践日常模式间的相似程度。适用性是证据评价最后一个环节，也是决定该证据能否应用于当前医疗环境的关键。由于不同研究，其研究人群的人口学特征、研究对象类型、社会环境、经济条件等方面存在差异，内部真实性和临床重要性好的证据不一定都能适用于当前医疗环境。因此，适用性评价的重点应该是证据所涉及研究对象的代表性及其与拟应用对象在人口社会学特征和临床特征上的相似性、拟应用对象所处环境是否与产生证据的场所相匹配，包括人力、技术和设备条件等方面。例如，由于本地医疗资源的限制，即使是最佳证据，对于贫困地区来说也不一定具有适用性。当然，除去外部因素，通过增加研究对象的代表性也可以提高适用性。

第三节　评价临床研究证据的基本内容和方法

根据具体临床问题的不同，具体证据评价的细节当然也不同，但核心内容还是从真实性、重要性和适用性角度进行评价。在后续章节中，会针对原始研究、二次研究分别评价，其中原始研究中又涉及诊断、治疗、预后、病因、预防、临床经济学等评价。其实，评价也就是针对证据产生的各个环节进行判断，判断其是否严谨，是否存在各种偏倚。因此，不同的研究设计，其侧重点可能存在差异，但是具体内容和基本步骤都是类似的。

一、证据评价的具体内容

证据评价可以从研究目的入手，涉及研究方法、研究结果和结论的全过程评价。

（1）研究目的是否以临床实际问题为基础来确定的；研究目的是否明确具体，并清晰陈述；所研究的问题是否具有临床重要性；研究假说是否具有科学性、先进性和可行性。

（2）不同研究设计方案都有其优缺点与适用范围。是否基于研究问题的具体特点以及研究设计方案的科学性和可行性来合理选择最优的设计方案；所选择的研究设计方案是否优于既往相似或相同问题的研究设计。

（3）研究对象目标人群定义是否明确；研究对象有无公认的诊断标准以及适当的纳入标准与排除标准；样本的代表性如何；样本量是否足够；研究对象分组的方法是否保证了组间均衡可比。

（4）观察或测量研究变量有无明确的定义；结局观察指标是否明确、有无准确定义，是中间替代指标还是结局观察指标，是否采用客观观察指标，结局测量方法是否恰当、准确，测量指标的判断标准和临床意义是否明确；是否采用盲法收集资料。

（5）结果分析是否根据研究设计方案和资料的性质选择合适的统计分析方法；计算是否正确；研究中可能出现的偏倚、混杂和交互作用是否进行了分析；统计推断是否恰当。

（6）质量控制针对研究过程可能会出现的偏倚采用哪些相应的控制措施；所采取的偏倚控制措施的实际效果如何。

（7）结果表达研究中观察效力有多大；研究结果的表达是否观点清晰，数据准确；是否有量效或剂量反应或效应关系的证据；核心结果的表达是否标准化；如为阴性结果，统计学把握度是否足够。

（8）卫生经济学评价对干预措施是否采用成本 - 效果分析、成本 - 效益分析、成本 - 效用分析等方法来评价经济效益和社会效益，是否进行了增量分析和敏感性分析。

笔记栏

（9）研究结论是否回答了研究假说；研究发现与实验室研究所得作用模式是否一致；研究所获结果能否从生物学上进行合理解释；研究发现与同类研究结果是否一致；研究结论是否可以外推；研究发现是否肯定引起现行临床实践模式的某种改变。

最后，评价者应全面总结以上各方面的评价结果，提出改进研究或如何使用该证据的建设性意见。

二、证据评价的基本方法

证据评价涉及方法学质量和报告质量评价。方法学质量是指证据生产过程中遵循科学标准、有效控制偏倚和混杂、使结果达到真实可靠的程度。报告质量是指文献报告内容的全面性和完整性以及与相应报告规范的符合程度。其中，方法学质量是证据评价的核心内容。

（一）确定评价目的

无论是原始研究，还是二次研究，评价的目的不同，则评价重点也有所不同，如有时侧重于评价证据的报告质量，有时侧重于评价方法学质量，有时可能两者兼顾。因此，评价证据时应明确评价目的，结合循证问题有针对性地进行。

（二）初筛研究证据

1. 初步判定研究证据的真实性　对研究证据的真实性做出初步的判断：该研究证据是否来自经同行评审期刊、产生证据的机构是否与自己所在的机构相似、该证据是否由某个组织所倡议且其研究设计或结果是否因此受影响等。

2. 初步判定研究证据的相关性　以下列指标作为参照，对研究证据的相关性做出初步的判断：①若该研究证据提供的信息是真实的，是否为患者所关心的问题及对其健康有无直接影响；②该研究证据是否为临床实践中常见问题，其涉及的干预措施或试验方法在自己所在机构是否可行；③若该研究证据是真实可靠的，是否有可能改变现有的医疗实践方式。

（三）明确研究证据的类型

以原始研究证据为例，不同的临床问题，其最适合的研究设计方案不同（表4-3）；不同的研究设计方案其技术要领和研究功效亦不同，因此，正式评价研究证据前应根据其所研究的问题和所采用的研究设计方案准确判定其类型。

表4-3　不同研究目的对应的研究设计方案

类型	研究目的	研究设计方案
病因研究	评估某因素与疾病发生是否有关	队列研究、病例对照研究、描述性研究
诊断研究	评估新的诊断方法的真实性、可靠性	横断面调查
治疗研究	检验各种干预措施如药物治疗、介入或外科手术的效果	随机对照试验
预后研究	了解确诊患者以后可能发生的情况	队列研究
筛检研究	评估适于大规模人群检验和在疾病呈现症状早期检出该病的各种检查方法	横断面研究
个案研究	特殊病例描述和介绍	个案报告、病例分析

（四）选择合适的评价工具

由于不同临床研究问题、不同的研究设计方案，其评价的标准、内容和侧重点不同，所以研究证据的评价应遵循临床流行病学/循证医学的原则与方法，并根据其分类属性采用相应的评价标准、有针对性地进行科学评价。目前，国际上一些学术组织或研究机构已经研发了许多证据评价工具，主要用于评估包括系统综述、随机对照试验、队列研究、病例对照研究、横断面调查、诊断试验、临床经济学评价等在内的不同研究类型证据。具体针对不同研究类型，如病因、诊断、治疗、预后、经济学等评价，可以参考本书的后续章节。

1. 原始研究的评价工具　随机对照试验（RCT）是临床上判断干预措施疗效的金标准，1996年国际医学期刊编辑委员会首先推出了RCT的报告规范——CONSORT（consolidated standards of reporting trials），此后陆续有各种研究类型的报告规范问世，如观察性研究的报告规范有STROBE（strengthening the reporting of observational studies in epidemiology），诊断试验准确性研究的报告规范有STARD（standards for reporting of diagnostic accuracy），卫生经济学研究的报告规范有CHEERS（consolidated health economic evaluation reporting standards）等。如今，报告规范逐渐成熟，现已发

布 280 多个报告规范。

同样，针对不同研究方法，也有其对应的方法学质量评价工具，如针对 RCT 的偏倚风险评估工具（risk of bias，ROB）、Jadad 评分，针对诊断试验准确性评价的 QUADAS（quality assessment of diagnostic accuracy studies），针对队列研究和病例对照研究的方法学质量评价工具 NOS（the Newcastle-Ottawa scale for assessing the quality of nonrandomized studies），针对预后研究的偏倚评价工具 QUIPS（Quality in Prognosis Studies）等。其中由 Cochrane 协作网于 2008 年公布和 2011 年更新的 RCT 偏倚风险评价的影响最为深远（表 4-4）。该偏倚风险评估工具主要从选择（包括随机序列的产生和分配隐藏）、实施（研究对象和干预实施者的盲法）、测量（结局评估者的盲法）、随访（结局数据的完整性）、报告（选择性结果报告）及其他（其他偏倚来源）方面总计 7 个条目对偏倚风险进行评价。对每个条目依据偏倚风险评估准则做出"低风险偏倚"、"高风险偏倚"和"不清楚"的判定结果。该工具现已成为 Cochrane 系统综述乃至非 Cochrane 系统综述中常用的主流评估工具。

表 4-4 Cochrane 协作网偏倚风险评估表

评价条目	评价内容	对应偏倚
随机序列的产生	分配序列是否是随机产生的？	选择偏倚
分配隐藏	分配方案是否做到充分的隐藏？	选择偏倚
研究对象和干预实施者的盲法	对研究对象和干预实施者是否实施盲法？	实施偏倚
结局评估者的盲法	对于结局评估者是否实施盲法？	测量偏倚
结局数据的完整性	对于结局观察数据缺失或不完整是否作了充分说明	失访偏倚
选择性结果报告	结果报告是否充分全面？	报告偏倚
其他偏倚来源	研究中其他可能存在的偏倚是否控制？	

案例 4-1 分析讨论：

对于 CHC 合并肾功能不全患者是否也可以采用 DAAs 治疗，目前尚存在争议，拟评估 DAAs 在不同肾功能的 CHC 人群中治疗的有效性和安全性，现检索获得相关最新的研究证据。下面以 Roth 等（2015 年）的 C-SURFER 研究为例，简要说明 RCT 研究偏倚风险评价。C-SURFER 研究是一项多中心随机对照双盲的 3 期临床试验，根据 Cochrane 协作网偏倚风险评估表进行评估，结果显示该试验证据质量高，偏倚风险较低，具体评估结果见表 4-5。

表 4-5 C-SURFER 研究偏倚风险评价

评价条目	文章内容	评价结果
随机序列的产生	随机数法	低风险
分配隐藏	做到了分配隐藏	低风险
研究对象和干预实施者的盲法	对照组采用与试验药物同一外观的安慰剂	低风险
结局评估者的盲法	无盲法，但系统综述者根据临床客观指标判断结果，不太可能因缺乏盲法而受影响	低风险
结果数据的完整性	存在数据缺失，但对不完整数据作了充分说明	低风险
选择性结果报告	根据研究方案，该研究报告了方案中预先指定的结果指标	低风险
其他偏倚来源	样本量不足；样本代表性有限，本研究肝硬化患者少，且排除了失代偿性肝病和接受腹膜透析的患者	高风险

2. 二次研究证据的常用评价工具 二次研究同样有报告规范，如主要用于 RCT 的系统综述和 Meta 分析优先报告条目 PRISMA（preferred reporting items for systematic reviews and meta-analyses），观察性研究系统综述和 Meta 分析的报告规范 MOOSE（Meta-analysis of observational studies in epidemiology），定性研究系统综述的报告规范 ENTREQ（enhancing transparency in reporting the synthesis of qualitative research），以及由指南标准化会议（the conference on guideline standardization，COGS）推出的针对临床实践指南制定的 COGS 声明等。对二次研究方法学质量评价，常用的有系统

综述方法学质量评价工具 AMSTAR（a measurement tool to assess systematic reviews），临床指南研究与评价系统 AGREE（appraisal of guidelines for research and evaluation）等。

三、证据评价的注意事项

为了确保对证据做出全面客观的科学评价，证据评价时还应注意以下事项。

1. 方法学质量是评价的基础　无论是原始研究，还是二次研究，其方法学质量永远是评价的基础，只有高质量的研究才能获得真实可靠的研究结果。

2. 内部真实性是评价的重点　证据的内部真实性是外部真实性的基础，也是研究结果推广于人群的根本，只有内部真实性好的研究才可以作为证据。

3. 恰当的标准是评价的工具　至今尚无一个标准可以适用于各种研究设计，不同研究设计有其特定的评价重点，只有恰当的标准或指标才能准确地评价基于不同设计的证据。

4. 全面系统是评价的基本要求　临床研究中的每一个环节，包括选题、设计、测量、分析、结果解释等，都有可能出现问题，而且会影响研究质量，只有全面系统的评价，才能确定每个原始研究、二次研究的质量。

5. 正确认识阴性结果的证据　研究者都希望获得肯定有效的阳性结果，而且阳性结果的文章比阴性结果的文章更容易发表，而且发表在高影响因子期刊上的机会更大，引用率也会相应增加。其实，否定一项无效甚至有害的干预措施，其贡献不亚于肯定一项确实有效的干预措施，只要设计科学、测量严谨、分析客观、结论正确，阴性结果同样有意义。因此，在针对某一临床问题的研究证据进行评价时，应注意不要遗漏阴性结果的证据。此外，还需要注意区别真阴性和假阴性，如是否是混杂因素导致的假阴性。

（唐少文　黄　鹏）

第五章 统计方法在循证医学中的应用

案例 5-1：

　　某医院 2017 年 8 月～ 2018 年 8 月收治感染性休克患者 300 例，利用 SAS 软件将患者随机分为两组，每组 150 例，2 组患者年龄、性别和三酰甘油等基线资料差异无统计学意义，具有可比性。该项研究经医院医学伦理委员会审核批准，入选者均对本研究内容知情，并签署知情同意书。对照组患者给予抗感染、器械通气等常规治疗方法，试验组患者在对照组常规治疗基础上联合乌司他丁治疗，两组均进行连续 7 天的治疗。为比较两组年龄、性别和三酰甘油等基线资料应做何种相关统计分析？为评价两种治疗方法对感染性休克患者的治疗效果，需要计算何种指标？为预防 1 例休克病例的发生，需要治疗多少名患者，在临床研究上应选用何种指标进行评价？

　　资料的统计分析包括统计描述和统计推断。年龄的频数分布服从正态分布，统计描述指标应选择算数均数和标准差；三酰甘油的频数分布服从偏态分布，统计描述指标应选择中位数和四分位数；性别属于定性资料，应选用相对数来进行统计描述。统计推断包括参数估计和假设检验。为了解两组总体参数的取值，可进行参数估计。为比较治疗效果，两组基线资料应一致。两组年龄的假设检验可选用 t 检验，三酰甘油的假设检验可选用两独立样本比较的秩和检验，两组性别构成比是否有差异可选用 χ^2 检验。乌司他丁治疗感染性休克的效果见表 5-1。

表 5-1　乌司他丁治疗感染性休克的效果观察

组别	病死数	未病死数	合计
试验组	43	107	150
对照组	59	91	150

问题： 为评价两种治疗方法对感染性休克患者的治疗效果，请计算试验组事件发生率（EER）和对照组事件发生率（CER）。

第一节　概　　述

　　循证医学的核心是在医疗决策过程中将患者的实际情况、临床医生个人经验与临床证据三者相结合，寻求最佳临床医学证据。最佳临床医学证据的收集和整理需要运用医学统计学的知识来协助完成。因此，正确理解和应用循证医学相关的统计学知识，对于循证医学的研究者和运用者来说都十分重要。

　　在应用统计方法过程中，研究者需要对每个观察对象的某项特征或属性进行测量，这种特征或属性称为变量。目前，绝大多数医学统计分析工作需要依靠计算机统计分析软件来完成，统计分析之前需要建立数据集，通常数据集是一张二维表，每一列可表示为一个变量，每一行则为观察对象或记录。依据临床证据的数据资料的基本特征，可将变量分为主要三类：定量资料、定性资料和有序资料。定量资料也称为计量资料，是指变量的测量是定量的，表现为数值大小，一般有度量单位，如身高（cm）、收缩压（mmHg）等均为定量资料。定性资料，也称计数资料，是指变量的测量是定性的，表现为互不兼容的属性或类别，如疗效分为有效和无效，ABO 血型把血液分为 A 型、B 型、AB 型和 O 型。有序资料，也称为等级资料，变量的取值是定性的，但各类别之间有程度或顺序上的差别，如临床疗效分为无效、有效、显效和治愈，尿糖分为 -、±、+、++、+++ 和 ++++。有序资料对观测值的表达，比定量资料要"粗"，但比定性资料要"细"。定性资料和有序资料可统称为分类资料。定性资料称为无序分类资料，有序资料称为有序分类资料。

　　医学统计分析的主要内容包括统计描述和统计推断两大部分。统计描述（statistical description）利用统计图和统计表、统计指标对数据资料进行统计分析，从数据资料的整体面貌特征进行描述，统计描述可以为进一步选择统计分析方法提供方向。统计推断（statistical inference）指根据样本所提供的信息对未知总体进行估计或推断，包括参数估计（parameter estimation）和假设检验（hypothesis test）。

一、统 计 描 述

（一）定量资料的描述

定量资料的统计描述包括集中趋势和离散趋势。集中趋势的描述主要采用平均数（average），它是描述观察值集中位置或平均水平的指标，常用来反映大多数观测值所在的位置。描述集中趋势的指标主要包括算数均数（arithmetic mean）、几何均数（geometric mean）和中位数（median）。离散趋势是指所有变量值偏离中心位置的程度，反映变量值之间的变异程度，描述离散趋势的指标包括极差（range）、方差（variance）和标准差（standard deviation）、四分位数间距（quartile range）和变异系数（coefficient of variation，CV）。定量资料的描述除集中趋势和离散趋势以外，还有均数差（mean difference，MD）和标准化均数差（standard mean difference，SMD）。

1. 算数均数　简称均数，用于描述一组数据的平均水平，主要用于呈正态分布或偏度不太大的定量资料。

2. 几何均数　观测值呈现几何增加的数据，即观测值为倍数关系或等比资料，可计算几何均数来描述平均水平。医学研究常见适于计算几何均数的资料有抗体滴度、血清凝集效价、细菌计数和某些传染病的潜伏期等。

3. 中位数　将一组观测值按从小到大顺序排列，居于中心位置的观测值即为中位数。当数据频数分布呈现明显偏态、一端或两端无确定数值时，采用中位数描述集中趋势较为合理。中位数表示位置指标，去除了两端极端值的影响。

4. 极差　一组观测值中最大值和最小值之差，用符号 R 表示。极差反映一组数据变异程度大小，极差计算简单，但没有利用到观察值的全部信息。

5. 方差和标准差　标准差是方差的算术平方根，反映一组数据的离散程度。方差和标准差的应用条件与算数均数一致，要求观测值服从正态分布。

6. 四分位数间距　即把所有观测值从小到大分成四等份，处于三个分割点位置的数值就是四分位数，P_{25}、M 和 P_{75} 把数据等分成为四份，去掉两端各自 25%，取中间 50% 观测值的数据范围即为四分位数间距。四分位数间距用来反映一组数据的变异程度，适用于偏态分布资料、数据分布一端或两端无确定数值的资料。通常，中位数和四分位数间距一起使用来描述数据。

7. 变异系数　比较两组数据的离散程度时，如果两组数据的测量尺度相差太大，或者两组数据的单位不同，如果直接采用标准差来进行比较是不合适的，此时可计算变异系数。

（二）分类资料的统计描述

在循证医学实践中，有效和无效、生存和死亡、血型分类（A、B、AB、O）属于定性资料；−、+、++ 和 +++ 的疼痛症状，无效、好转、显效和治愈的临床疗效属于有序资料，对于这类分类资料往往需要先将研究对象按其属性或等级分类，再分别计数各个类别的例数。分类资料的统计描述常用相对数，相对数包括率（rate）、构成比（proportion）和相对比（ratio）。

1. 率　一定时间范围内某现象发生例数和有可能发生的总例数比值，用来说明某现象发生的频率或强度。例如，循证医学实践中常用的率包括发病率、患病率、死亡率、病死率和治愈率等。计算公式如下：

$$率 = \frac{某现象发生的观察单位数}{某现象所有可能发生的观察单位数} \times 比例基数 \qquad (5\text{-}1)$$

为使计算结果保留 1 ~ 2 位非零整数，方便读者阅读，率需要乘以一个比例基数，一般为百分率（%）、千分率（‰）、万分率（1/ 万）或十万分率（1/10 万）等。

2. 构成比　表示事物内部各组成部分发生数与该事物各部分总和之比。构成比有两个特点：①各个组成部分，构成比总和应为 100%；②各组成部分之间可以相互影响，其中某一部分构成比发生变化，则会导致其他各组成部分构成比相应地增加或减少。计算公式如下：

$$构成比 = \frac{某事物某一组成部分的观察单位数}{该事物各组成部分的观察总数} \times 100\% \qquad (5\text{-}2)$$

3. 相对比　或简称为比，是指两个有关联指标之比，通常用百分数或倍数表示，计算公式如下：

$$相对比 = \frac{A\ 指标}{B\ 指标} \times 100\% \tag{5-3}$$

相对比公式中分子和分母可以为绝对数、相对数或平均数，如比值比（odds ratio，*OR*），也称优势比，相对危险度（relative risk，*RR*）。*OR* 值常用于病例对照研究设计，而 *RR* 值常用于队列研究设计。

我国以 2010 年 11 月 1 日零时为标准时点进行了第六次人口普查。31 个省、自治区、直辖市和现役军人的人口中，男性人口为 686 852 572 人，占 51.27%；女性人口为 652 872 280 人，占 48.73%。总人口性别比（以女性为 100，男性对女性的比例）为 105.20。总人口中男、女所占比例分别为 51.27% 和 48.73%，这是性别构成比，性别比为 105.20 表示的是相对比，表示每出生 100 名女婴儿，就有 105.20 名男婴儿出生，它反映了男婴儿与女婴儿出生的对比水平。

二、统计推断

参数估计包括点估计和区间估计。点估计是指用单次抽样的样本统计量作为总体参数的估计值，如用样本均数 $\bar{x}$ 估计总体参数 μ。区间估计是指按预先给定的概率或称可信度（$1-\alpha$）计算出一个区间范围，使它能够包含未知的总体参数，该区间称置信区间或可信区间。最常使用的可信度 $1-\alpha=95\%$；假设检验是统计推断的另一重要内容，通过样本提供的信息来比较两组或多组总体参数之间是否存在差别。单因素的假设检验方法常用的包括 t 检验、单因素方差分析、χ^2 检验等，多因素的假设检验方法考虑到疾病发生、发展受到遗传因素和环境因素等诸多因素的综合影响，常用的统计方法包括多元线性回归、logistic 回归和生存分析中的 Cox 回归等方法，见表 5-2 和表 5-3。

表 5-2　统计分析常用假设检验方法

变量类型	假设检验方法	类型	满足条件
定量资料	t 检验	单样本 t 检验 两独立样本 t 检验 配对样本 t 检验	独立性：各观察值间是相互独立的；正态性：各组样本数据来自正态分布，配对设计时，要求差值服从正态分布；方差齐性：两样本对应的正态总体的方差相同
	方差分析	完全随机设计方差分析 随机区组设计方差分析 其他设计类型方差分析：析因设计、重复测量设计等	方差分析对数据的要求与 t 检验相同，即要求资料满足独立性、正态性和方差齐性
	秩和检验	单样本和配对设计的符号秩和检验 两组独立样本比较的秩和检验 多组独立样本比较的秩和检验	总体分布未知或不满足正态分布；有序资料；数据一端或两端有不确定数值
定性资料	χ^2 检验	四格表 χ^2 检验	当 $n \geq 40$ 且所有 $T \geq 5$ 时，用 χ^2 检验基本公式或专用公式； 当 $n \geq 40$ 且 $1 \leq T < 5$ 时，用校正公式； 当 $n < 40$ 或 $T < 1$ 时，用 Fisher 确切概率法
		配对四格表 χ^2 检验	$b+c \geq 40$ 用配对公式； $b+c < 40$ 用配对校正公式
		行 × 列表 χ^2 检验	各格子 T 不应小于 1，并且 $1 \leq T < 5$ 的格子数不宜超过总格子数的 20%
有序资料	秩和检验	单样本和配对设计的符号秩和检验 两组独立样本比较的秩和检验 多组独立样本比较的秩和检验	总体分布未知或不满足正态分布；有序资料；数据一端或两端有不确定数值

表 5-3　多元线性回归模型、logistic 回归模型和 Cox 比例风险模型比较

应变量（y）	多元回归模型类型	参数估计	参数检验
定量资料	多元线性回归模型	最小二乘法	t 检验、F 检验
二分类变量	多元 logistic 回归模型	极大似然法	似然比检验、Wald 检验
无序多分类变量	无序多分类 logistic 回归模型	极大似然法	似然比检验、Wald 检验
有序多分类变量	有序 logistic 回归模型	极大似然法	似然比检验、Wald 检验
二分类变量＋时间变量	Cox 比例风险模型	极大似然法	似然比检验、Wald 检验

第二节　分类资料的指标

一、基本指标

（一）比值比

病例对照研究中，用来说明疾病和暴露二者之间的关联强度的指标，称为 OR 值或比值比。比值（odds）是指事物发生的可能性与不发生的可能性之比，是另外一种描述概率的方式。表 5-4 为 OR 值的计算整理表。

表 5-4　OR 值计算整理表

暴露	病例组	对照组	合计
有	a	b	$a+b$
无	c	d	$c+d$
合计	$a+c$	$b+d$	

病例组中暴露比值为

$$odds_1 = \frac{a/(a+c)}{c/(a+c)} = a/c \tag{5-4}$$

对照组中暴露比值为

$$odds_2 = \frac{b/(b+d)}{d/(b+d)} = b/d \tag{5-5}$$

以上两种比值之比即为比值比，又称优势比。

$$OR = \frac{odds_1}{odds_2} = \frac{a/c}{b/d} = \frac{ad}{bc} \tag{5-6}$$

病例对照研究设计中，不能计算出疾病的发病率，也就不能计算相对危险度（RR），只能通过计算 OR 值来表示疾病和暴露因素之间的关联程度。当 $OR > 1$ 时，疾病的危险度由于暴露而增加，$OR < 1$ 时，疾病的危险度由于暴露而减少，$OR=1$，疾病的危险度不随暴露的变化而改变。当疾病的发病率比较低时，如 $P < 5\%$，$OR \approx RR$。

案例 5-2：

某项研究为了解糖尿病患病的危险因素，调查了包括性别、年龄（岁）、文化程度、吸烟、饮酒、体育锻炼、BMI 和腹型肥胖等因素，采用多阶段抽样方法，在某省抽取 3 个城市作为调查地区，每个地区各随机抽取 20 个社区，以在该地区居住累计 ≥ 6 个月、年满 18 周岁的常住居民作为调查对象，进行问卷调查和相关体格检查。病例组为糖尿病患者，对照组为非糖尿病患者，见表 5-5。

表 5-5　腹型肥胖与糖尿病关系的病例对照研究

腹型肥胖	病例组	对照组	合计
是	476	2941	3417
否	251	4752	5003
合计	727	7693	8420

本例计算得

$$OR=\frac{odds_1}{odds_2}=\frac{ad}{bc}=\frac{476×4752}{2941×251}=3.06$$

即腹型肥胖者患糖尿病的危险性为非腹型肥胖者的 3.06 倍。

（二）相对危险度

相对危险度（*RR*），是指暴露组某事件的发生率与非暴露组某事件的发生率之比，用来说明暴露组发生率是非暴露组的多少倍或表示为所占的百分比，也称危险度比，指暴露组的危险度（测量的率为累积发病率）与非暴露组的危险度之比。有时 *RR* 也指率比，指暴露组的危险度（测量的率为发病密度）与非暴露组之比。危险度比和率比都反映暴露和发病（或死亡）之间的关联程度，但同一队列研究计算的危险度比和率比数值是不等的。队列研究中，由于观察的时间相对较长，人群数量大，而且每个观察对象进入队列的时间有差异，为考虑时间的影响，用人时为单位计算出来的率具有瞬时频率的性质，称为发病密度（incidence density），时间单位可以是月或年。开展队列研究时，如果研究人群的数量较大并且在研究期间相对稳定，这时可用观察开始的人口数作为分母，以整个观察期内发病人数作为分子，计算出的发病率称为累积发病率（cumulative incidence）。表 5-6 为 *RR* 值的计算整理表。

表 5-6　*RR* 值计算整理表

组别	病例	非病例	合计
暴露组	a	b	$n_1=a+b$
非暴露组	c	d	$n_2=c+d$

RR 值的计算公式如下：

$$RR=\frac{暴露组的发病率}{非暴露组的发病率}=\frac{a/n_1}{c/n_2} \tag{5-7}$$

案例 5-3：

为探讨某地居民慢性肾病（CKD）发病情况及相关危险因素，采取多阶段分层整群抽样方法，选取某城市新区符合纳入标准的 25 岁以上常住居民 4726 人，于 2013 年 3 月至 2018 年 12 月进行队列研究，探索 CKD 与糖尿病、血脂异常的关系，见表 5-7。

表 5-7　某城市新区 2013 年 3 月至 2018 年 12 月 CKD 发病密度

年龄组	病例数	观察人年数	发病密度 / 千人年
25 ～＜ 35 岁	21	2261.52	9.286
35 ～＜ 45 岁	42	3017.20	13.920
45 ～＜ 55 岁	103	6547.32	15.732
55 ～＜ 65 岁	123	5387.50	22.831
65 ～＜ 75 岁	79	2653.69	29.770
≥ 75 岁	27	729.26	37.024

CKD 的队列研究中，以 25 ～＜ 35 岁组为对照，则 35 ～＜ 45 岁组的相对发病风险 *RR* 值可计算为

$$RR=\frac{a/n_1}{c/n_2}=\frac{42/3017.20}{21/2261.52}=1.499$$

即暴露组的发病危险是对照组发病风险的 1.499 倍。

（三）试验组事件发生率和对照组事件发生率

试验组事件发生率（experimental event rate，*EER*）是指试验组中某一特定事件（如对药物、不良事件或死亡的反应）发生率。对照组事件发生率（control event rate，*CER*）是指对照组中某一特定

事件（如对药物、不良事件或死亡的反应）发生率。表5-8为试验组和对照组事件发生情况。

表5-8 试验组和对照组事件发生情况

组别	事件发生	事件未发生	合计
试验组	a	b	$n_1=a+b$
对照组	c	d	$n_2=c+d$

$$EER=\frac{a}{n_1}=\frac{a}{a+b} \tag{5-8}$$

$$CER=\frac{c}{n_2}=\frac{c}{b+d} \tag{5-9}$$

案例5-1分析讨论：

乌司他丁治疗感染性休克临床试验的试验组病死率（EER）为

$$EER=a/n_1=a/(a+b)=43/150=0.287$$

乌司他丁治疗感染性休克临床试验的对照组病死率（CER）为

$$CER=c/n_2=c/(c+d)=59/150=0.393$$

为预防1例休克病例的发生，需要治疗的患者例数可计算NNT。

（四）率差

率差（rate difference，RD），也称危险差（risk difference，RD），超额危险度（excess risk），是指暴露组的发病率和非暴露组的发病率的差值，其数值大小可反映试验效应的大小。在流行病学中也称归因危险度，由于暴露因素引起疾病发生数量的增加，则消除该暴露因素，可减少疾病发生数量。

$$RD=EER-CER=\frac{a}{n_1}-\frac{c}{n_2} \tag{5-10}$$

案例5-1分析讨论：

乌司他丁治疗感染性休克临床试验中，试验组的病死率$EER=28.7\%$，对照组的病死率$CER=39.3\%$，两组率差$RD=EER-CER=28.7\%-39.3\%=-10.6\%$。

二、防治效果指标

防治效果指标是指疗效指标为不利于结局的指标，如复发率、病死率等负性指标，用来反映防治效果。试验组采用某治疗措施，对照组采用安慰剂治疗。当试验组采用某治疗措施后，比较这些不利于结局事件的发生率是否低于对照组。

（一）绝对危险度降低率

绝对危险度降低率（absolute risk reduction，ARR）是指某研究试验组和对照组间危险性的绝对差异。当对照组的危险性超过了试验组的危险性，可计算此指标。计算公式为

$$ARR=CER-EER \tag{5-11}$$

此时，$EER-CER<0$。

案例5-1分析讨论：

乌司他丁治疗感染性休克临床试验中，试验组的病死率$EER=28.7\%$，对照组的病死率$CER=39.3\%$，两组$ARR=CER-EER=39.3\%-28.7\%=10.6\%$。乌司他丁治疗感染性休克的$ARR$为10.6%，即试验组的病死率比对照组减少10.6%。

（二）需要治疗人数

需要治疗人数（number needed to treat，NNT）是指为预防1例不良事件的发生，特定时间内需要治疗的患者数量。最初作为临床试验效果的评价指标。NNT的取值越小，说明该项研究的防治效果越好，相应的临床意义也越大，计算公式为

$$NNT=\frac{1}{ARR}=\frac{1}{CER-EER} \qquad (5-12)$$

此时，$EER-CER < 0$。

> **案例 5-1 分析讨论：**
>
> 　　乌司他丁治疗感染性休克临床试验中，试验组的病死率 $EER=28.7\%$，对照组的病死率 $CER=39.3\%$，两组 $ARR=10.6\%$，$NNT=1/10.6\% \approx 9$。即为预防 1 例休克病例的发生，需要治疗 9 人。一般来说，NNT 在一定程度上反映了治疗措施的作用和效果。NNT 越小，说明某方法的治疗效果越好，临床价值越大。

（三）相对危险度降低率

　　相对危险度降低率（relative risk reduction，RRR）是指对照组发生率和试验组发生率的差占对照组发生率的比例。RRR 可反映对照组某病发病率和试验组某病发病率之差与对照组某病的发病率之比，体现的是一种相对减少量，是一种评价治疗效果的指标。

$$RRR=\frac{CER-EER}{CER} \qquad (5-13)$$

此时，$EER-CER < 0$。

> **案例 5-1 分析讨论：**
>
> 　　乌司他丁治疗感染性休克临床试验中，试验组的病死率 $EER=28.7\%$，对照组的病死率 $CER=39.3\%$，两组 $RRR=（CER-EER）/CER=（39.3\%-28.7\%）/39.3\%=27\%$。

（四）绝对获益增加率

　　绝对获益增加率（absolute benefit increase，ABI）是指试验组中某个有益结果的发生率（EER）与对照组中某个有益结果的发生率（CER）的差值的绝对值。

$$ABI=|EER-CER| \qquad (5-14)$$

> **案例 5-1 分析讨论：**
>
> 　　乌司他丁治疗感染性休克临床试验中，试验组的病死率 $EER=28.7\%$，对照组的病死率 $CER=39.3\%$，两组 $ABI=|28.7\%-39.3\%|=10.6\%$，反映采用乌司他丁治疗感染性休克后，患者绝对获益增加率为 10.6%。

（五）相对获益增加率

　　相对获益增加率（relative benefit increase，RBI）是指绝对获益增加率占对照组某个有益结果的发生率的比例。用公式可表示为

$$RBI=\frac{|EER-CER|}{CER} \qquad (5-15)$$

> **案例 5-1 分析讨论：**
>
> 　　乌司他丁治疗感染性休克临床试验中，试验组的病死率 $EER=28.7\%$，对照组的病死率 $CER=39.3\%$，两组 $RBI=|28.7\%-39.3\%|/39.3\%=27\%$，反映采用乌司他丁治疗感染性休克后，患者绝对获益增加率相对于对照组病死率的百分比为 27%。

三、不利结果指标

　　不利结果指标或不良事件指标，指的是如糖尿病人群血脂异常患病率、肾功能异常率等不利于疾病结果的指标。例如，某项研究中试验组采用某治疗措施，对照组采用安慰剂治疗，研究结束后统计试验组不利结果或不良事件指标发生率是否高于对照组。

（一）绝对危险度增加率

　　绝对危险度增加率（absolute risk increase，ARI）是指试验组危险性与对照组危险性的绝对差。特别是当试验组的某一不良事件危险性超过了对照组的某一不良事件危险性时，用此指标。但是，该项指标不能够反映试验组和对照组之间危险性增加的相对比例，此时，应选用相对危险度增加率（RRI）。ARI 的计算公式为

$$ARI=EER-CER \tag{5-16}$$

此时，$EER-CER > 0$。

一项使用糖脉通胶囊治疗糖尿病周围神经病变的临床研究，试验组 30 例患者中共 4 例发生临床不良事件，不良事件发生率为 4/30=13.3%，对照组 30 例，共 2 例发生临床不良事件，不良事件发生率为 2/30=6.7%。说明使用糖脉通胶囊治疗糖尿病周围神经病变后，不良事件发生率的绝对危险度增加率 ARI=13.3%-6.7%=6.6%，反映试验组相对于对照组不良反应事件的绝对增加量。

（二）相对危险度增加率

相对危险度增加率（relative risk increase，RRI）是指试验组某不良事件的发生率与对照组某不良事件的发生率的差值，再除以对照组某不良事件的发生率。

$$RRI=\frac{EER-CER}{CER} \tag{5-17}$$

此时，$EER-CER > 0$。

上述使用糖脉通胶囊治疗糖尿病周围神经病变的临床研究，试验组不良事件发生率为 13.3%，对照组不良事件发生率为 6.7%，可计算 RRI=（13.3%-6.7%）/6.7%=98.5%，反映了试验组治疗后不良事件的发生率比对照组不良事件发生率增加的相对量。

（三）致成危害需要治疗的人数

致成危害需要治疗的人数（number needed to harm，NNH）是指接受干预治疗的患者中出现 1 例不良结果需要治疗的人数。该指标是评价由于治疗所造成危害的一种指标，为 ARI 的倒数，其计算公式为

$$NNH=\frac{1}{EER-CER} \tag{5-18}$$

此时，$EER-CER > 0$。

上述使用糖脉通胶囊治疗糖尿病周围神经病变的临床研究，试验组不良事件发生率为 13.3%，对照组不良事件发生率为 6.7%，可计算 NNH=1/（13.3%-6.7%）=15，可以解释为该治疗措施每处理 15 个病例，就会出现 1 例不良反应事件。

四、各指标的可信区间

（一）OR 值的可信区间

1. Woof 自然对数转换法

$\ln OR$ 的标准误的计算公式为

$$SE_{\ln OR}=\sqrt{1/a+1/b+1/c+1/d} \tag{5-19}$$

$\ln OR$ 的 95% CI 为

$$\ln OR \pm 1.96 \times SE_{\ln OR}$$

OR 值的 95% CI 为上述公式的反自然对数，即：

$$\exp（\ln OR \pm 1.96 \times SE_{\ln OR}） \tag{5-20}$$

如果可信度 $1-\alpha$ 不是 0.95，更一般的表达为

$$\exp（\ln OR \pm Z_{\alpha/2} \times SE_{\ln OR}） \tag{5-21}$$

案例 5-2 分析讨论：

腹型肥胖者患糖尿病的危险性为非腹型肥胖者的 3.06 倍（OR=3.06），那么

$$SE_{\ln OR}=\sqrt{\frac{1}{476}+\frac{1}{2941}+\frac{1}{251}+\frac{1}{4752}}=\sqrt{0.0066}=0.0812$$

$\ln OR$ 的 95% CI 为：$\ln OR \pm 1.96 \times SE_{\ln OR}$=（ln3.06-1.96×0.0812，ln3.06+1.96×0.0812）=（0.9593，1.2776）。

OR 值的 95% CI 为：$\exp（\ln OR \pm 1.96 \times SE_{\ln OR}）$=［exp（ln3.06-1.96×0.0812），exp（ln3.06+1.96×0.0812）］=（2.6098，3.5880），该区间范围的值大于 1，可以认为腹型肥胖是患糖尿病的一个风险因素。

---

2. Miettnen 氏卡方值法

OR 值的 95% CI 为

$$OR^{(1 \pm 1.96/\sqrt{\chi^2})} \tag{5-22}$$

如果可信度 $1-\alpha$ 不是 0.95，更一般的表达为

$$OR^{(1\pm Z_{\alpha/2}/\sqrt{\chi^2})} \tag{5-23}$$

Miettnen 氏卡方值法 OR 值的 95% CI 为：$OR^{(1\pm1.96/\sqrt{\chi^2})} = 3.06^{(1\pm1.96/\sqrt{204.475})} = (2.6250, 3.5671)$，该区间范围的值大于 1，可以认为腹型肥胖是患糖尿病的一个风险因素。

（二）RR 值的可信区间

案例 5-4：

为研究血脂异常与慢性肾病（CKD）发病的关系，开展了一项队列研究。临床中，诊断为肾小球肾炎、隐匿性肾炎、肾盂肾炎等肾病，当这些肾病迁延难愈，时间超过 3 个月，患者相关的血液指标和尿液均出现异常，肾脏病理学、影像学发现异常，或者肾脏的肾小球有效滤过率＜60%，以上可统称为慢性肾病（CKD），资料整理如表 5-9 所示。

表 5-9 血脂异常与 CKD 发病关系的队列研究资料

血脂是否异常	病例	非病例	合计	累积发病率 /%
是	206	1368	1574	13.09
否	195	1775	1970	9.90
合计	401	3143	3544	11.31

问题： 试计算该项队列研究的 RR 值的 95% CI。

常用的方法有 Woolf 法和 Miettinen 法，这里推荐用 Woolf 法，其是一种简便易行的方法。

$$SE_{\ln RR} = \sqrt{1/a + 1/b + 1/c + 1/d} \tag{5-24}$$

$\ln RR$ 的 95% CI 可表示为

$$\ln RR \pm 1.96 \times SE_{\ln RR} \tag{5-25}$$

$\ln RR = \ln\left(\dfrac{13.09}{9.90}\right) = 0.28$。

$SE_{\ln RR} = \sqrt{1/a + 1/b + 1/c + 1/d} = \sqrt{1/206 + 1/1368 + 1/195 + 1/1775} = 0.1063$。

$\ln RR$ 的 95% CI 为

$\ln RR \pm 1.96 \times SE_{\ln RR} = (0.28 - 1.96 \times 0.1063, 0.28 + 1.96 \times 0.1063) = (0.0717, 0.4883)$

其反自然对数则为 RR 的 95% CI，即（1.074, 1.630）。该区间范围的值大于 1，可以认为血脂异常是慢性肾病的一个风险因素。

（三）率的可信区间

当样本为小样本时，利用二项分布原理可估计总体率 π 的可信区间。当样本含量较大，P 和 $1-P$ 均不太小时，如 nP 和 $n(1-P)$ 均大于 5 时，从总体中多次抽样的样本率 P 近似服从正态分布，基于正态分布原理估计总体率 π 的 $1-\alpha$ 的可信区间，计算公式为

$$P \pm Z_{\alpha/2}s_P \tag{5-26}$$

其中，s_P 为样本率 P 的标准误，计算公式为

$$s_P = \sqrt{P(1-P)/n} \tag{5-27}$$

案例 5-4 分析讨论：

血脂异常组的 CKD 的累积发病率为 13.09%，其 95% CI 计算如下：

$$s_P = \sqrt{P(1-P)/n} = \sqrt{\frac{0.1309 \times (1-0.1309)}{1574}} = 0.009$$

$P \pm Z_{\alpha/2}s_P = (0.1309 - 1.96 \times 0.009, 0.1309 + 1.96 \times 0.009) = (0.1133, 0.1485)$

即血脂异常组 CKD 发病率的 95% CI 为（11.33%，14.85%）。

（四）率差的可信区间

率差（RD）的可信区间可用于推断两个总体率之间有无差别。可信区间如果包含 0，表示两组间的总体率无差别；可信区间如果不包含 0，表示两组间的总体率有差别。假设两组样本率分别为 P_1 和 P_2，当 n_1 和 n_2 均较大，且 P_1、$1-P_1$、P_2 和 $1-P_2$ 均不太小，如 n_1P_1、$n_1(1-P_1)$、n_2P_2 和 $n_2(1-P_2)$ 均大于 5 时，基于正态分布原理估计总体率差（$\pi_1-\pi_2$）的可信区间，计算公式为

$$(P_1-P_2) \pm Z_{\alpha/2}s_{P_1-P_2} \tag{5-28}$$

其中，$s_{P_1-P_2}$ 为率差的标准误，计算公式为

$$s_{P_1-P_2}=\sqrt{\frac{P_1(1-P_1)}{n_1}+\frac{P_2(1-P_2)}{n_2}} \tag{5-29}$$

案例 5-4 分析讨论：

血脂异常组 CKD 的累积发病率为 13.09%，血脂正常组 CKD 的累积发病率为 9.90%，$s_{P_1-P_2}$ 可以计算为

$$s_{P_1-P_2}=\sqrt{\frac{0.1309\times(1-0.1309)}{1574}+\frac{0.099\times(1-0.099)}{1970}}=0.0108$$

两组累计发病率差值的 95% CI 为

$$(P_1-P_2) \pm Z_{\alpha/2}s_{P-P_2}$$
$$=(0.1309-0.0990)\pm1.96\times0.0108=(0.0107,\ 0.0531)$$

即血脂异常组和血脂正常组两组 CKD 累积发病率差值的 95% CI 为（1.07%，5.31%）。

（五）其他指标的可信区间

1. EER 和 CER 的可信区间　当样本含量较大，P 和（$1-P$）均不太小，如 nP 和 $1-nP$ 均大于 5 时，可采用正态分布原理计算 EER 和 CER 的 95%CI，计算公式如下：

$$EER \pm 1.96s_{EER},\quad CER \pm 1.96s_{CER} \tag{5-30}$$

其中，s_{EER} 和 s_{CER} 分别表示 EER 和 CER 的标准误。

$1-\alpha$ 的可信区间分别为

$$EER \pm Z_{\alpha/2}s_{EER},\quad CER \pm Z_{\alpha/2}s_{CER} \tag{5-31}$$

案例 5-1 分析讨论：

乌司他丁治疗感染性休克的效果观察中，EER 和 CER 的 95% CI 分别为
$$EER \pm 1.96s_{EER}=0.287\pm1.96\times0.0369=(0.2147,\ 0.3593)$$
$$CER \pm 1.96s_{CER}=0.393\pm1.96\times0.0399=(0.3148,\ 0.4712)$$
即乌司他丁治疗感染性休克临床试验试验组和对照组的病死率 95% CI 分别为
（21.47%，35.93%），（31.48%，47.12%）。

2. ARR、ARI、NNT 和 NNH 的可信区间　当样本 ARR 和 ARI 的分布符合正态分布原理时，95% CI 分别为

$$ARR \pm 1.96s_{ARR},\quad ARI \pm 1.96s_{ARI} \tag{5-32}$$

s_{ARR} 和 s_{ARI} 的计算公式与 $s_{P_1-P_2}$ 相同。

NNT 为 ARR 的倒数，NNH 为 ARI 的倒数，95% CI 分别为

$$\left(\frac{1}{ARR+1.96s_{ARR}},\ \frac{1}{ARR-1.96s_{ARR}}\right),\ \left(\frac{1}{ARI+1.96s_{ARI}},\ \frac{1}{ARI-1.96s_{ARI}}\right) \tag{5-33}$$

3. RRR、RBI 和 RRI 的可信区间　RRR 的可信区间可由 $1-RR$ 计算得到。

RRR 的 95% CI 下限为：$1-(\ln RR+1.96\times SE_{\ln RR})$

RRR 的 95% CI 上限为：$1-(\ln RR-1.96\times SE_{\ln RR})$

RBI 和 RRI 可信区间的计算，也可通过 $1-RR$ 计算。原理同上式。

第三节　数值资料的指标

一、基本指标

当资料服从正态分布或近似正态分布时，统计描述可选用算数均数 ± 标准差（$\bar{x} \pm s$）；当资料不服从正态分布，明显偏态分布时，统计描述可选用中位数和四分位数。当各组比较数据之间均数相差较大或单位不同时宜计算变异系数来反映数据的离散程度。均数差值（MD），即为两组算数均数的差值。该指标保留了原有的度量单位。标准化均数差（SMD）的计算可理解为两均数的差值除以合并标准差所得的商，结果能够很好地解释度量单位不同和研究绝对值大小的影响。SMD 为一个

没有单位的统计指标，因此，对 *SMD* 分析的结果解释应该慎重些。

二、各指标的可信区间

1. 算数均数的可信区间　可信区间的计算分为 σ 已知和 σ 未知两种情况。当 σ 已知时，取 $1-\alpha=0.95$，表示为总体均数 μ 的 95% *CI*。依据标准正态分布规律，95% 的统计量 Z 的分布在 -1.96 到 1.96 之间，95% *CI* 可表示为

$$(\bar{x}-1.96\sigma/\sqrt{n},\ \bar{x}+1.96\sigma/\sqrt{n}) \tag{5-34}$$

如果可信度 $1-\alpha$ 不是 0.95，更一般的表述为

$$(\bar{x}-Z_{\alpha/2}\sigma/\sqrt{n},\ \bar{x}+Z_{\alpha/2}\sigma/\sqrt{n}) \tag{5-35}$$

当 σ 未知时，可分为小样本（$n \leqslant 50$）和大样本（$n > 50$）两种情况。若小样本时，可依据 t 分布规律，95% *CI* 表示为

$$(\bar{x}-t_{\alpha/2,\,v}\,s/\sqrt{n},\ \bar{x}+t_{\alpha/2,\,v}\,s/\sqrt{n}) \tag{5-36}$$

若大样本时，可依据标准正态分布规律，95% *CI* 表示为

$$(\bar{x}-Z_{\alpha/2}\,s/\sqrt{n},\ \bar{x}+Z_{\alpha/2}\,s/\sqrt{n}) \tag{5-37}$$

2. 两均数差的可信区间　在临床科研工作中，我们常常需要估计两个总体均数的差值，即 $\mu_1-\mu_2$。统计分析数据时，我们可用两个样本的均数之差（$\bar{x}_1-\bar{x}_2$）作为两个总体均数之差的点估计值。但该过程没有考虑到抽样误差，也就是说如果再测量一次研究结果，上面的样本均数差又会发生改变。这时需要计算两个总体均数之差的可信区间。

可根据 t 分布原理，计算公式如下：

$$t = \frac{(\bar{x}_1-\bar{x}_2)-(\mu_1-\mu_2)}{s_{\bar{x}_1-\bar{x}_2}},\ v=n_1+n_2-2 \tag{5-38}$$

$$s_{\bar{x}_1-\bar{x}_2} = \sqrt{s_c^2 \times \left(\frac{1}{n_1}+\frac{1}{n_2}\right)} \tag{5-39}$$

$$s_c^2 = \frac{(n_1-1)\,s_1^2+(n_2-1)\,s_2^2}{n_1+n_2-2} \tag{5-40}$$

$(\mu_1-\mu_2)$ 的 $1-\alpha$ 可信区间计算公式为

可信区间的下限：$(\bar{x}_1-\bar{x}_2)-t_{\alpha/2,\,v}\times s_{\bar{x}_1-\bar{x}_2}$

可信区间的上限：$(\bar{x}_1-\bar{x}_2)+t_{\alpha/2,\,v}\times s_{\bar{x}_1-\bar{x}_2}$ $\qquad$ (5-41)

案例 5-5：

　　为研究 2 型糖尿病的发病，从某地区随机选取 2 型糖尿病患者 47 例和健康对照者 45 例，对两组人群采用葡萄糖氧化酶法测定血糖、三酰甘油（TG）、总胆固醇（TC）、低密度脂蛋白胆固醇（LDL-C）、高密度脂蛋白胆固醇（HDL-C）等相关指标。其中 TC（mmol/L）在 2 型糖尿病组和健康对照组的测定结果分别为 4.93±0.08 和 5.20±0.07。

问题：试计算两组差值的 95% *CI*。

案例 5-5 分析讨论：

　　由公式得

$$s_c^2 = \frac{(47-1)\times0.08^2+(45-1)\times0.07^2}{47+45-2} = 0.0057$$

$$s_{\bar{x}_1-\bar{x}_2} = \sqrt{0.0057\times\left(\frac{1}{47}+\frac{1}{45}\right)} = 0.0157$$

查 t 界值表得 $t_{0.05,2.90}=1.987$，由上述两组总体均数之差的 95% *CI* 为

95% *CI* 的下限：$(\bar{x}_1-\bar{x}_2)-t_{\alpha/2,\,v}\times s_{\bar{x}_1-\bar{x}_2}=(4.93-5.20)-1.987\times0.0157=-0.3012$；

95% *CI* 的上限：$(\bar{x}_1-\bar{x}_2)+t_{\alpha/2,\,v}\times s_{\bar{x}_1-\bar{x}_2}=(4.93-5.20)+1.987\times0.0157=-0.2388$。

即两组总胆固醇平均差值的 95% *CI* 为（−0.3012，−0.2388）。差值的 95% *CI* 不包含 0，并且小于 0，表示 2 型糖尿病组的总胆固醇低于健康对照组。

（金英良）

第六章 系统综述

案例 6-1：

　　骨质疏松性骨折是中老年最常见的骨骼疾病，具有发病率高、致死率高、致残率高等特点，会带来沉重的社会和经济负担，研究报道 40% 的老年女性会发生骨质疏松性骨折。目前很多老年人习惯使用钙和维生素 D 补充剂预防骨质疏松，市面上该类产品种类繁多，长期使用需花费大量金钱，但该预防措施是否可以有效预防骨质疏松的发生呢？目前的研究结果存在一定争议，有些研究表明服用钙和维生素 D 补充剂会降低老年人骨折发生的风险，而有些研究结果则为阴性。不同研究对象由于身体状况、疾病严重程度等的差异，钙和维生素 D 补充剂的预防效果也存在显著差异。近期还有研究报道大剂量的维生素 D 补充剂会增加骨折风险，这与既往的常识和临床指南中的推荐意见存在矛盾。

问题：

　　1. 我们该如何寻找最佳研究证据指导临床实践？

　　2. 如果出现了与既往研究结果不相一致的新的随机对照试验的情况，是否有必要重新制定最佳研究证据？

　　3. 有什么方法能够解决钙和维生素 D 补充剂对骨折影响的争议？

　　4. 如何运用系统综述的方法为明确钙和维生素 D 补充剂的剂量对骨折的影响提供新的研究证据？

　　5. 这些问题是否需要我们科学地运用循证医学方法来解决？

第一节 概　　述

　　系统综述和 Meta 分析是循证医学中生产高质量研究证据的重要方法之一，被公认为评价临床疗效和制定临床指南的重要依据。特别是国际 Cochrane 协作网中的系统综述，是在 Cochrane 协作网统一工作手册指导下和专家指导小组的帮助下，按照科学的设计方案、筛选和评价证据而完成的系统综述，因此所得到的结果更加真实可靠，目前被公认为是最高质量的证据之一，为指导临床决策和制定公共卫生政策等工作提供了重要的循证医学证据。随着循证医学在国内外医学领域里的发展，特别是 Cochrane 协作网在全球的快速发展，高质量的系统综述逐渐成为临床医生、研究者、卫生政策决策者以及消费者决策的最佳证据。美国在申报国家科学基金会（NSF）和国立卫生研究院（NIH）等科研项目时，需要提供本研究领域系统综述的结果，我国临床医生和科研工作者也越来越关注系统综述。

一、基本概念

　　系统综述，也被称为系统评价，最初起源于研究合成，并伴随着循证医学的发展不断完善。1983年 Furberg 发表了卫生保健领域的第一篇系统综述，题为"心肌梗塞后抗心律失常药物对病死率的效果"。20 世纪 80 年代，Cochrane 在其有关孕期和围产期卫生保健研究综合汇编文献的前言里首次正式提出"系统综述"的概念。1999 年 Douglas G. Altman 和 Iain Chalmers 主编的 *Systematic Reviews* 将系统综述定义为在资料与方法学部分运用系统的方法以减少偏倚和随机误差。Cochrane 协作网的定义为"全面收集符合纳入与排除标准的研究证据，进行整理和评价，来回答某一个具体的研究问题，采用清楚、明确的方法降低偏倚，提供更为可靠的研究结果，以便得出结论、做出决定、促进决策"。

　　系统综述应用到临床实践中是针对某一具体临床问题，系统、全面地收集全世界已发表或未发表的相关临床研究文章，采用临床流行病学严格文献评价的原则和方法，筛选出符合标准的文献，并进行定性或定量分析，得出可靠的综合结论的过程。系统综述将经过严格评价的高质量研究论著，加以综合分析和评价，使得多个研究成果综合为一体，所得的结论更为科学可靠，从而为某一领域和专业提供大量的新信息和新知识。

笔记栏

系统综述包括定性和定量两种类型。如果系统综述中纳入的原始研究缺乏有效数据或者异质性过大，那么就无法进行定量评价，只能进行定性结果描述，即为定性的系统综述；如果纳入的原始研究符合定量分析的条件，即可采用定量的统计分析方法进行评价，即 Meta 分析。Meta 分析的相关内容请参见本书的第七章。

二、系统综述的分类

系统综述方法发展很快，其主题已由最初的干预措施疗效领域扩展到病因、诊断、预后、不良反应和动物实验等多个方面。系统综述从方法学上可分为随机对照试验系统综述、非随机对照试验系统综述、病例对照研究系统综述、诊断试验系统综述及系统综述再评价等。目前，基于随机对照试验评估治疗措施疗效的系统综述较多，在理论和方法学上较完善且论证强度较高；从内容上可分为基础研究的系统综述，临床干预措施、预后的系统综述，公共卫生领域里的系统综述，政策研究的系统综述，经济学研究的系统综述，伦理研究的系统综述，教育研究的系统综述等。根据进行系统综述时纳入原始研究的方式，又可分为前瞻性、回顾性和累积性系统综述；根据资料分析时是否进行定量的统计分析可分为定性系统综述（qualitative systematic review）和定量系统综述（quantitative systematic review）。

按是否在 Cochrane 协作网注册分为 Cochrane 系统综述和非 Cochrane 系统综述。Cochrane 系统综述被认为是循证医学证据来源的金标准，指在 Cochrane 协作网统一工作手册指导下、专业方法学组的编辑指导和支持下完成并发表在 Cochrane Library 的系统综述，由于其实施过程中有严格的质量控制措施，已经被公认为最高级别的证据之一。Cochrane 系统综述根据研究目的又可分为干预措施系统综述、诊断准确性系统综述、方法学系统综述和系统综述再评价等。

三、系统综述与传统综述的区别

传统综述，通常由作者根据特定目的、需要和兴趣，围绕某一题目收集相关医学文献，采用定性分析方法，对论文研究目的、方法、结果、结论和观点等进行分析和评价，结合个人观点和经验进行阐述和评论而总结成文。传统综述由于常常缺乏严谨规范化的方法，反映的只是综述者本人的观点，容易产生偏倚。系统综述往往是针对某个具体的临床问题，采用严谨科学的方法全面收集已发表和未发表的文献，严格筛选评价研究证据的科研质量和研究报告质量，进行定性或定量的分析，得出真实可靠的结论。传统综述与系统综述的区别详见表 6-1。

表 6-1 传统综述与系统综述的区别

特征	传统综述	系统综述
研究问题	某一个研究领域中某个研究方向，但常无假设，只针对研究问题进行一般性讨论	有明确的研究问题和假设
纳入和排除研究的标准	通常未设定纳入或排除研究的标准	在系统综述设计时就有明确的纳入和排除研究的标准，可减少作者主观倾向导致的选择性偏倚
原始文献来源	常不进行说明	明确，常为多渠道
检索方法	没有检索策略，一般不找出所有相关文献，有潜在偏倚	检索策略明确，检索来源广泛，尽可能找出所有相关文献，减少发表偏倚对结果的影响
筛选文献方法	不说明	有明确选择标准
研究质量评价	不考虑单个研究的设计方法或研究质量	严格评价单个原始研究的方法学质量，发现潜在偏倚和研究间异质性来源
综合研究结果	通常不评价研究质量，多采用定性方法，较主观	基于最佳研究方法得出结论，尽可能采用定量方法，较客观
更新	不做定期更新	定期纳入新的研究结果进行更新

系统综述及 Meta 分析已经在临床研究和临床实践中得以普及与推广，特别是已被广泛应用于效应量较小或存在争议的治疗性研究（主要为 RCT）、预后研究、病因学研究等，并被逐步推广到剂量 - 反应关系研究以及诊断试验的综合分析，在临床医学、生物医学、教育学、社会科学、心理学等领域被广泛应用，并在循证医学和循证卫生政策管理中发挥越来越重要的作用。

第二节 系统综述的步骤与方法

系统综述研究的基本步骤包括：①选题；②注册和制定计划书；③检索文献；④筛选文献；⑤评估偏倚风险；⑥资料提取；⑦分析资料；⑧解释结果和撰写全文；⑨系统综述的更新。

一、选 题

系统综述的主要目的是总结并帮助人们理解证据，做出临床决策，因此系统综述的选题应围绕临床，寻找临床实践中尚不确定的问题。系统综述的研究问题可以来自于临床诊治过程中疾病的整个自然史，可以是关于疾病的病因、诊断、治疗和预后的所有问题。系统综述的作者应针对这些亟待解决的临床实际问题，运用科学合理的方法给出读者易于理解的研究结果。

系统综述提出的问题应当简单明确，可采用 PICOS 的形式使问题结构化。系统综述解决的问题较为专一，在确立系统综述题目时，应围绕研究问题明确 5 个因素：①研究对象特征，如所患疾病类型及其诊断标准、研究人群的来源和特征等；②干预措施；③对照措施，如安慰剂对照等；④研究结局指标，结局指标应是对卫生决策有意义的指标；⑤设计方案。这些要素的确定对于研究的纳入和排除标准的制定有很大帮助。

> **案例 6-1 分析讨论：**
>
> 问题构建：为了解决案例中提出的问题，我们需要收集最佳研究证据，结合目前研究结果不一致的现状，可以制作一个系统综述，生产最佳研究证据，帮助我们制定最佳决策。首先我们可以按照 PICOS 的格式构建一个可以回答的科学问题。
>
> P（participants）：社区老年人（年龄 > 50 岁）；
>
> I（intervention）：服用钙剂和维生素 D 或服用钙和维生素 D 联合制剂；
>
> C（comparison）：安慰剂或阴性对照；
>
> O（outcome）：骨折发生情况；
>
> S（study design）：随机对照试验。
>
> 构建的问题：社区老年人服用钙和维生素 D 可以有效降低骨折的发生吗？

二、注册和制定计划书

系统综述是对已有的研究结果进行综合评价，可视为对证据的观察性研究，同其他研究一样，需要制定详细的计划书。主要内容包括题目、作者、背景、目的、方法以及声明利益冲突等。其中方法部分是重点，主要包括研究的纳入标准（研究类型、受试者类型、干预措施类型和结局指标类型）、检索策略的制定、数据收集和分析的方法（临床研究的选择、纳入研究的偏倚风险评估、数据的提取与汇总分析等）。计划书是系统综述的操作指南，设计完善周密的计划书可以使系统综述的制作变得更容易，其中透明的工作流程也有助于实现偏倚的最小化。

通常情况下，计划书一旦完成就不应再进行变化，如果在系统综述制作过程中，确实需要对计划书进行某些改变，必须在全文与计划书的区别处报告所有改变的细节。同时，要进行敏感性分析，探讨此种改变是否影响了系统综述结果的稳定性，以帮助读者在决策时，根据研究结果是否稳定从而做出恰当合理的判断。

系统综述的注册平台主要有两个，Cochrane 系统综述注册平台和 PROSPERO 注册平台。Cochrane 系统综述的注册需要与相应的 Cochrane 评价小组（Cochrane review group，CRG）联系，获得他们对某个系统综述题目的批准。目前 Cochrane 协作网有 52 个系统综述小组，包括呼吸、骨科、肿瘤、精神、公共卫生、妇产儿、麻醉、消化、感染性疾病和方法学等，几乎涵盖了绝大部分人类重大疾病的医学专业。每个 CRG 都公布了相应主题范围，有的系统综述小组还发布了重要系统综述的优先领域。作者与相应的 Cochrane 系统综述小组取得联系后，CRG 会要求作者填写题目注册表，为选择题目提供建议和咨询，经过编辑讨论后才可能被注册，如果注册成功需要提交计划书，并接受同行评审。被接收的计划书才可在 Cochrane 系统综述（CDSR）上发表和传播。如果系统综述作者不承诺按时发表和及时更新，计划书将不会被发表。

Cochrane 协作网规定，如果计划书发表后 2 年内仍然没有完成全文，其计划书将会从 CDSR 上注销。全文发表后可以取代计划书，计划书如果因为其他原因被撤销，应该在 CDSR 上发表撤销声明。同时，计划书被撤销的信息将被记录在相关系统综述小组的模块上。为确保研究质量，Cochrane 系统综述必须由一人以上完成，如同一题目有多个工作组申请注册，CRG 则鼓励多个工作组合作完成。工作组应包括相关领域专家、系统综述方法学家（包括统计学专家）和临床医生。此外，Cochrane 协作网还鼓励卫生保健用户参与系统综述的制作过程，从而可以制定出用户关心的、符合不同地区价值观和卫生环境的有重要影响的临床决策。如果在制作系统综述的过程中咨询了用户，则需要在致谢部分予以说明。

　　RevMan 是制定 Cochrane 系统综述计划书和全文的必备软件，可支持 Cochrane 系统综述的标准和指南，提供分析、在线帮助和错误检测等功能。RevMan 软件用于制作和编辑系统综述，Archie 则用于储存系统综述的草稿和发表的版本。作者可以利用 Archie 获取之前和更新后的版本，对不同版本的计划书进行比较和修改。Archie 与当地 CRG 的编辑部取得联系后方可使用。

> **案例 6-1 分析讨论：**
> 　　注册和制定计划书：作者撰写了研究计划书并在 PROSPERO 平台上进行了注册，注册号为 CRD42016053867。

三、检索文献

　　系统综述要求尽可能全面系统地收集全世界所有与研究问题相关的研究结果，所以要多途径、多渠道、最大限度地收集相关文献。检索应力求高敏感性，为了全面查找所有的相关研究，凡是可能收录的与研究问题相关的原始研究数据库均应考虑，不限定语种和发表时间。常用的文献来源包括多种电子资源数据库、专题数据库、引文数据库、临床试验注册登记系统、制药企业试验注册库、学位论文数据库、手工检索和专业会议摘要、可能包含阴性研究结果的"灰色文献"和未发表或正在进行的研究。此外，请教相关领域专家或与研究通讯作者联系也是获得文献信息的有效途径。其他系统综述、指南和参考文献目录也可作为研究来源。在检索时，自由词和主题词都应该使用。如果是开展随机对照试验相关的系统综述，MEDLINE、Embase 和 Cochrane 中心对照试验注册库（CENTRAL）是必须要检索的三大数据库。个人可通过付费、订购或在线付费的平台使用数据库，也能通过免费提供的国家、受许可的机构（大学、医院）网站来使用。由于受时间和经费的限制，要求评价者能够在检索的全面性与有效使用时间和资金之间达到平衡，尽量减少发表偏倚。

　　检索策略的制定原则为全面和可重复性，需进行预检索，及时调整、优化检索策略。当设计一个检索策略时要为每一个概念挑选宽泛的自由词，包括同义词、相关词以及不同拼写，截词和通配符要灵活使用。各种检索词应在同一概念之内用布尔逻辑运算符"OR"进行组配。检索式通常包括健康状况、干预措施和研究设计，这三部分可以用运算符"AND"连接。"NOT"运算符的使用应当慎重，避免无意中排除相关记录。当检索式过长时，建议将检索式保存为 Word 文档，根据需要再将必要数量的检索组合复制粘贴再进行检索。Cochrane 手册中提供了随机对照试验的高敏感检索策略，在限定研究类型为随机对照试验时可参考使用。检索顺序一般是先检索主要数据库，再扩展检索其他相关数据库，最后进行人工检索和找寻其他来源。同时，先进行疾病和干预措施检索，根据检出结果，再组合检索研究设计方案。在检索完成后，对于检索文献量较大的系统综述，为了提高文献管理效率，一般需要借助文献管理软件，对检索结果题录或文摘进行浏览、去重、筛选和排序等管理，以便进一步进行全文筛选和质量评价。常用的文献管理软件包括 EndNote、NoteExpress、ProCite、Reference Manager 和 RefWorks 等，可根据需求进行选择。

　　此外，为确保系统综述的质量和检索的可重复性，整个检索过程都应该有详细的记录，包括检索式、检索文献号和检索记录数。作者应列出所有检索过的数据库并注明每一个数据库最后检索日期。

> **案例 6-1 分析讨论：**
> 　　检索文献：按照制定的 PICOS 选择相应数据库，制定检索策略，开展系统全面的文献检索。
> 制定检索式如下：
> 　　#1　"calcium" [MeSH Terms] OR "calcium" [All Fields]
> 　　#2　"vitamin d" [MeSH Terms] OR "vitamin d" [All Fields] OR "ergocalciferols" [MeSH Terms] OR "ergocalciferols" [All Fields]

#3 "fractures，bone" [MeSH Terms] OR （ "fractures" [All Fields] AND "bone" [All Fields]） OR "bone fractures" [All Fields] OR "fracture" [All Fields]

#4 systematic[sb] OR Meta-Analysis[ptyp]

#5 #1 or #2

#6 #3 and #5

#7 #4 and #6

四、筛选文献

文献检索获得大量文献，其中可能包含不符合要求的一些文献，为了获取与研究计划相关的研究结果，需要按照研究计划书中预先制定的文献筛选方法，严格筛选符合纳入、排除标准的文献。系统综述通过详细而严格的选择流程和纳入和排除标准的制定，克服了普通综述纳入文献质量良莠不齐、文章论证强度低的缺点，使结果的可靠性和论证强度有效提高。原则上至少需要 2 名作者独立筛选文献，并对筛选结果进行一致性讨论。

文献的选择和纳入流程如下：①在文献检索之后，通过文献管理软件来管理检索结果，建立数据库，去除明显的同一研究的重复发表；②初筛，仔细阅读文献的题目和摘要，排除明显不相关的研究文献；③查找可能符合纳入标准的相关文献全文；④将同一研究的不同结果报道整合在一起；⑤全文筛选，仔细阅读全文，讨论该文献是否满足系统综述的原始文献纳入标准；⑥文献研究的相关信息不全或不清楚时，需要进一步获取相关信息。如不能根据文章推导出需要的信息，则可能需要联系作者以获得进一步的信息；⑦最后就文献是否纳入做出最终结论。

在撰写系统综述的全文时，需要附上文献选择和纳入的流程图，以帮助读者更好地了解该系统综述最终纳入和排除文献的过程和相关情况。系统综述作者应采用 PRISMA 推荐的研究流程图，详细给出检索的记录数、初筛排除的记录数、获取全文的记录数、排除全文的记录数和原因，以及最终纳入的研究数量。

> **案例 6-1 分析讨论：**
>
> 筛选文献：按照如下标准筛选文献，最终共纳入 33 篇随机对照试验研究。
>
> 纳入标准：①研究设计方案为随机安慰剂对照试验；②治疗组为钙、维生素 D 或钙和维生素 D 联合，对照组为安慰剂或空白对照；③研究对象为居住在社区的 50 岁以上人群；④报道骨折数据。
>
> 排除标准：①无安慰剂或对照的随机试验；②研究对象包括由皮质醇激素导致的继发性骨折患者；③除钙、维生素 D 外还联合其他的药物治疗；④使用维生素 D 模拟物或羟化维生素 D；⑤考虑膳食摄入的钙和维生素 D。

五、评估偏倚风险

评价纳入研究的质量对客观判断系统综述结果和结论的真实性、可靠性至关重要。文献评价一般来说包括以下三个方面：①内部真实性，指单个研究结果接近真值的程度，即受各种偏倚因素如选择偏倚、实施偏倚、失访偏倚和测量偏倚的影响情况；②外部真实性，指研究结果是否可以应用于研究对象以外的其他人群，即研究结果的适用价值与推广应用的条件，主要与研究对象的特征、研究措施的实施和研究结果的选择标准密切相关；③影响研究结果解释的因素，如治疗性试验中药物的剂量、剂型、用药途径和疗程及依从性等因素。

评价文献质量和偏倚风险的方法较多，有单个条目、清单或一览表和量表评分，但缺乏共识。因此，Cochrane 手册 5.0 不推荐使用任何一种清单或量表，要求采用由 Cochrane 协作网的方法学家、编辑和系统综述研究员共同制定的新的偏倚风险评估工具。对于随机对照试验设计类型的原始研究，专家建议使用 Cochrane 协作网制定的偏倚风险评估工具（the Cochrane collaborations tool for assessing risk of bias，ROB）（表 6-2），其包括 6 个方面：①随机分配方法；②分配方案隐藏；③针对研究对象、治疗方案实施者、研究结果测量者采用盲法；④结果数据的完整性；⑤选择性报告研究结果；⑥其他偏倚来源。针对每一项研究结果，对上述 6 条做出"是"（低度偏倚）、"否"（高度偏倚）和"不清楚"（缺乏相关信息或偏倚情况不确定）的判断。①②⑤用于评估每一篇纳入研究的偏倚风险，其余3条则需针对每一纳入研究中的不同研究结果进行评估，强调同一研究中不同研究结果受偏倚影响程度不同。偏倚风险评价结果不仅采用文字和表格描述，还要求采用图示，更形象、直观地反映偏倚情况。此评估工具对每一条的判断均有明确标准，减少了评估者主观因素影响，保证评估结果有更好的可靠性。

表6-2 Cochrane协作网的偏倚风险评估工具

偏倚风险	评价条目	评价内容描述	作者判断
选择偏倚	①随机分配方法	详细描述产生随机分配序列的方法，以助于评估组间是否可比	随机分配顺序的产生是否正确
	②分配方案隐藏	详细描述隐藏随机分配序列的方法，以助于判断干预措施分配情况是否可预知	分配方案隐藏是否完善
实施偏倚	③盲法 参与者设盲	描述对受试者或试验人员实施盲法的方法，以防止他们知道受试者接受的干预措施。提供判断盲法是否成功的相关信息	盲法是否完善
测量偏倚	分析者设盲	描述对受试者接受干预后的结果进行分析实施的盲法。提供判断盲法是否成功的相关信息	盲法是否完善
随访偏倚	④结果数据的完整性	报告每个主要结局指标的完整性，包括失访和退出的数据。明确是否报告失访/退出、每组人数（与随机入组的总人数相比）、失访/退出的原因，是否采用ITT分析	结果数据是否完整
报告偏倚	⑤选择性报告研究结果	描述选择性报告结果的可能性（由系统综述者判断）及情况	研究报告是否提示无选择性报告结果
其他偏倚	⑥其他偏倚来源	除以上5个方面，是否存在其他引起偏倚的因素？若事先在计划书中提到某个问题或因素，应在全文中作答	研究是否存在引起高度偏倚风险的其他因素

Cochrane协作网推荐的偏倚风险评估工具强调针对纳入研究中的每一结局指标按照评价条目分别评估，对系统综述纳入的每一研究和所有纳入研究的每一结局总的偏倚情况应进行总结（表6-3）。

表6-3 总结同一研究和所有纳入研究的每个结局指标偏倚风险的标准

偏倚风险	解释	同一研究某结局指标	所有纳入研究的某结局指标
低偏倚风险	存在的偏倚不会严重影响研究结果	所有条目均为低偏倚风险	大多数信息来自低偏倚风险的研究
不明确偏倚风险	存在的偏倚使研究结果不可信	1个或多个条目为不明确偏倚风险	大多数信息来自低偏倚风险或不明确的研究
高偏倚风险	存在的偏倚严重减弱研究结果的可信度	1个或多个条目为高偏倚风险	高偏倚风险的信息比例足以影响研究结果解释

为了避免评价文献质量者的偏倚，可以考虑一篇文章多人或盲法评价，也可采用专业与非专业人员相结合来共同选择和评价的办法，对选择和评价文献中存在的意见分歧可通过共同讨论或请第三人仲裁的方法进行解决。此外，应进行预实验，以摸索经验，标化和统一选择、评价方法。当Meta分析纳入的文献存在偏倚风险的差异时，可通过选择只纳入低偏倚风险研究进行多元（分层）分析以及纳入所有研究并对偏倚风险进行叙述性讨论的方法来报道研究结果。

案例6-1分析讨论：

偏倚风险评估：利用ROB偏倚风险评估工具对33篇随机对照试验研究进行偏倚风险评估。结果发现，所有研究都实施了随机化；25篇研究为双盲、安慰剂对照试验；19篇描述了随机序列产生的过程；13篇描述了分组隐藏的方法。33篇研究中，1篇为低质量，6篇为高质量，其余为中等质量。

六、资料提取

筛选纳入的原始研究就是我们最后进行系统综述的数据来源，按照事先制定的资料摘录表内容提取每一篇原始研究的信息，这些信息通常包括：①纳入研究的基本信息，如纳入研究的编号、引用题录、通讯作者和联系方式等；②研究特征，如研究合格性、研究对象的特征和研究地点、文献的设计方案和质量、研究措施的具体内容和实施方法，有关偏倚控制措施、主要的试验结果等；③结果测量，如随访时间、失访和退出情况。分类资料应收集每组总人数及事件发生率。连续资料应收集每组研究人数、均数和标准差或标准误等。可以使用 Excel 等软件建立数据库，以备进行定量分析时使用，提取数据和计算机录入时应由双人独立进行，以保证资料摘录和输入质量。

案例 6-1 分析讨论：

提取资料信息包括第一作者、发表年代、国家、患者信息、干预种类、钙和维生素 D 剂量、饮食摄入钙水平、基线血清 25- 羟维生素 D 水平、随访信息和骨折数据。

七、分析资料

对于收集的资料，可以采用定性或定量的方法进行分析，以获得相应的结果。

1. 定性分析 采用描述的方法，将每个临床研究的特征按照研究对象、干预措施、研究结果、研究质量和设计方法等进行总结并列成表格，以便浏览纳入的研究情况、研究方法的严格性和不同研究间的差异，计划后续的定量合成和结果解释，因此，定性分析是定量分析前必不可少的步骤。

2. 定量分析

（1）制定方案：明确资料类型，制定分析方案。

（2）选择适当的效应指标：连续变量一般用均数差表示效应的大小，二分类变量用率差（*RD*）、比值比（*OR*）、相对危险度（*RR*）等来表示效应的大小。

（3）进行异质性检验：在 Meta 分析的过程中，尽管纳入的多个研究都具有相同的研究假设，但是这些研究在研究设计、研究对象、干预措施、测量结果上可能存在变异，Meta 分析中不同研究间的各种变异被称为异质性（heterogeneity）。异质性检验的目的是检验各个独立研究的结果是否具有一致性（可合并性）。

（4）模型选择及统计分析：常用的统计模型包括固定效应模型（fixed effect model）和随机效应模型（random effect model）。模型选择取决于异质性检验结果。如纳入分析的各研究结果是同质的，可以采用固定效应模型计算合并后的综合效应；当各研究结果存在异质性时，应分析其来源及对效应合并值产生的影响。如果影响较小，可按相同变量进行分层合并分析（亚组分析）或采用随机效应模型进行合并分析。还可以通过 Meta 回归进行基于偏倚风险的干预效果间的比较。通常用 *OR* 值表示对于二分类数据偏倚风险的效应差异；对于连续型变量，可以用组间均数差来反映不同研究的偏倚风险大小。Meta 回归也能用于分析亚组分析中引入的分类解释变量的差异。回归系数可估计每个亚组的干预效应与参考亚组（哑变量）存在的差异。需要注意的是，对于每一个特征变量，都应至少获得 10 个观察结果才可以进行 Meta 回归分析；如异质性过大，则应放弃 Meta 分析，只作一般的统计描述。然后，计算效应合并值、进行区间估计，并对效应合并值进行参数估计和假设检验。

（5）剂量 - 效应分析：可以利用 Meta 回归的原理进行干预效应与剂量、治疗强度和治疗疗程间的关系的研究。

（6）敏感性分析：是对 Meta 分析的再分析，可以帮助作者识别未包含足够细节的不合格的研究。当敏感性分析显示总体结论不受系统综述过程中的不同决策影响时，系统综述的结果可被认为有较高程度的肯定。如果敏感性分析找到了会对结果有很大影响的信息时，作者需要通过其他方法如获得额外信息来尝试解决不确定性。若无法获得额外信息（联系作者来获取个体患者数据），则应谨慎解释研究结论。

（7）分析发表偏倚：由于阳性结果更容易发表，而阴性结果或结论相反的结果不易发表，因此仅纳入已发表研究的系统综述会存在发表偏倚。此外，阳性结果研究可能造成多次发表和报告，从而会高估干预措施的疗效，造成偏倚。我们可以通过纳入未发表研究和检索试验注册库中的研究来减少发表偏倚。绘制漏斗图是识别发表偏倚的常用方法。图中小样本研究的疗效估计值分布在底部，而较大样本的研究则分布在上部，且较窄。若存在发表偏倚，则漏斗图外观不对称，底角有空白。这种方法的主观性较大，因此产生了漏斗图不对称性的检验方法，如 Begg 法和 Egger 法等，研究者可根据自己的数据类型选择合适的检验方法。

（8）用图示直观地表示出各效应合并值参数估计的结果：Meta 分析的结果常使用森林图（forest plot）进行描述。

定量系统综述的统计学相关知识请参见第七章 Meta 分析。

案例 6-1 分析讨论：

开展定量的系统综述，针对钙剂补充对总骨折的影响进行 Meta 分析，结果如图 6-1 显示：

Study or Subgroup	Calcium No. With Fracture	Calcium Total No.	Placebo or No Treatment No. With Fracture	Placebo or No Treatment Total No.	Risk Ratio (95% CI)	Favors Calcium ← → Favors Placebo or No Treatment	Weight, %
Total fracture							
Inkovaara et al,[40] 1983	1	42	3	42	0.33 (0.04-3.08)		0.5
Reid et al,[42] 1993	2	68	7	67	0.28 (0.06-1.31)		1.1
Baron et al,[47] 1999	4	464	14	466	0.29 (0.10-0.87)		2.0
Avenell et al,[51] 2004	4	29	4	35	1.21 (0.33-4.41)		1.5
RECORD,[54] 2005	166	1311	179	1332	0.94 (0.77-1.15)		34.5
Prince et al,[56] 2006	110	730	126	730	0.87 (0.69-1.10)		28.3
Reid et al,[57] 2006	134	732	147	739	0.92 (0.75-1.14)		32.1
Total	421	3376	480	3411	0.88 (0.75-1.03)		100.0

Heterogeneity: $\tau^2 = 0.01$; $\chi^2_6 = 7.63$ ($P = .27$); $I^2 = 21\%$
Test for overall effect: $z = 1.56$ ($P = .12$)

（横轴：Risk Ratio (95% CI)，0.01 0.1 1.0 10 100）

图 6-1 补充钙剂对总骨折影响的 Meta 分析结果

（1）图 6-1 左侧所示为 7 个独立研究的试验组和对照组的骨折发生数和总例数。

（2）图 6-1 中间所示为 7 个独立研究的 *RR* 及 95% *CI* 的计算结果。

（3）案例中的数据类型为二分类资料，此时提取每项研究中的 4 个数据，即单用维生素 D、单用钙剂或联合使用维生素 D 和钙剂 3 种情况下试验组的骨折事件发生数和总人数、安慰剂组的骨折事件发生数和总人数。

（4）从结果中得出，*RR* 的 95% *CI* 包括 1（下限小于 1，上限大于 1），即无统计学意义，认为钙剂、维生素 D 及联合治疗对居住在社区的老年人的骨折发生无影响。

八、解释结果和撰写论文

系统综述结果的解释可分成五个部分进行：

1. 主要结果总结 简单归纳所有重要结局指标的结果，包括有利结果和不利结果（不良反应等），并给出重要结局指标的证据质量。

2. 证据的总体完整性和适用性 明确说明证据的适用人群；重点解释证据在特定环境下不适用的原因：生物学差异、文化差异、对于干预措施依从性的差异；探讨应怎样使用干预措施才能获得收益、风险、负担和成本的平衡。

3. 证据质量 该部分应着重从总体上客观评价纳入试验的质量。

4. 该系统综述可能的偏倚或局限性 包括检索策略是否全面；是否进行质量评价；研究的选择和纳入的可重复性；分析是否恰当；是否评价发表偏倚。

5. 与其他研究或评价的相同点和不同点及解释 同其他原始研究或系统综述进行比较，从中寻找相同点支持自己的结果，并应解释产生某结果的可能机制或原因；如果发现不同点，探索可能导致结果不同的因素，即解释引起差异的原因。

系统综述的撰写需要按照撰写报告规范的要求进行撰写，详见本章第三节 PRISMA 系列报告规范。

九、系统综述的更新

在系统综述发表以后，定期收集新的原始研究，按前述步骤重新进行分析、评价，以及时更新和补充新的信息，使系统综述更完善。

发表后的系统综述需要随时接受反馈意见和发现新发表的原始研究，并进行不断更新。在更新过程中，应该按上述步骤重新进行检索、分析和评价。Cochrane 协作网要求每 2 年进行一次系统综述的更新，规定必须进行重新检索，对于新检索出来的文献要评价是否纳入，如果符合纳入标准则要与之前纳入的文献进行整合。

Cochrane 系统综述更新包括两方面：第一，方法学更新，Cochrane 系统综述在不断完善与提高中发展。Cochrane 协作网有专门的方法学小组为 Cochrane 系统综述作方法学支撑，如 2008 年 Cochrane 协作网推出 RevMan 第 5 版和系统综述手册第 5 版，增加诊断性试验的系统综述方法，改进了纳入研究的偏倚风险评估方法及结果表达、图表形式等。2008 年以前发表的 Cochrane 系统综述均须更新其方法学。第二，检索更新，包括更新检索策略、检索时间及新增加的数据库，尽力筛检和纳入新研究。

第三节 系统综述的评价

随着系统综述和 Meta 分析发表数量的快速增加，方法日趋复杂，其研究质量的参差不齐也越来越受到国内外学者的关注和担忧。系统综述是公认的评价临床疗效、制定临床指南的最佳证据来源，但是只有高质量的系统综述才能提供真正有价值的科学依据，否则，会适得其反，误导使用者制定不正确的决策。系统综述和 Meta 分析的制作过程是一个复杂、烦琐的过程，每一个环节是否科学严谨、是否有效控制了偏倚、是否选择了合适的统计分析方法等都会影响系统综述结果的真实性。

证据质量评价主要包括方法学质量评价和研究报告质量评价。方法学质量评价评估单个研究在设计、实施和分析过程中，防止或减少偏倚或系统误差的情况，是证据评价的主要内容。方法学质量越高，研究的可重复性就越好，其论证强度越高，结果越可靠。研究报告质量是指研究者在撰写研究报告过程中是否能够清晰、客观、真实、详细地报告研究的整个过程，使读者能够通过报告了解该项研究的设计、实施和分析方法及其存在的偏倚，是否按照相应报告规范撰写，内容是否全面完整。下面主要介绍系统综述和 Meta 分析的方法学质量评价工具和研究报告质量评价工具。

（一）系统综述和 Meta 分析的方法学质量评价工具

方法学评价是评估系统综述和 Meta 分析的研究设计、实施过程中能否遵循科学标准，如何对混杂和偏倚进行控制，使其结果真实、可靠的一种方法。1997 年 Trisha 等在 *BMJ* 期刊上发表论文，针对系统综述和 Meta 分析的研究如何进行质量评价提出了 5 条标准：系统综述是否解决了重要的临床问题；是否进行了全面系统地文献检索，选择的数据库是否合适，潜在重要数据是否能够检索全面；是否对纳入的研究根据所赋予的权重进行了质量评估；是否按照系统综述的制作流程完成研究结果；对定量分析的结果是否进行了合理的解释。

系统综述的质量评估量表有 20 多种，包括 OQAQ（Oxman-Guyatt Overview Quality Assessment Questionnaire）和 SQAC（Sack's Quality Assessment Checklist）等。Cochrane 公共卫生组织健康促进与公共卫生干预系统综述指南推荐使用严格评价技能项目（Critical Appraisal Skills Programme，CASP）系统综述质量评价清单和 McMaster 大学系统综述研究质量评分表。CASP 系统综述质量评价清单共包括 3 个部分（研究结果真实吗？研究结果是什么？结果有助于当前实践吗？）10 个问题。McMaster 大学系统综述研究质量评分表包括 10 个条目，每个条目给出评分（1 或 0 分），共 10 分，根据评分结果将研究质量分为弱（0～4 分）、中（5～7 分）和强（8～10 分），可以针对定量和定性研究的系统综述进行质量评价。

2007 年由荷兰、加拿大研究机构的临床流行病学、循证医学专家制定并发表了系统综述方法学质量评价工具 AMSTAR，逐渐被国际认可和广泛应用。AMSTAR 的标准条目包括 11 个条目，每个条目均采用 "是（Yes）"、"否（No）"、"不知道（Can't answer）" 和 "不适用（Not applicable）" 进行判定。研究显示 AMSTAR 是具有良好信度和效度的一种评价量表，AMSTAR 的广泛使用对规范系统综述的制作和报告，促进高级别证据的产生和传播起到了积极的促进作用。2017 年 9 月新推出的 AMSTAR 2 质量工具（英文版可从 http://amstar.ca/docs/AMSTAR-2.pdf 上免费获取）在第一版的基础上，进行了严格的修订和更新，AMSTAR 2 细化了各条目的评价标准，完善了评价选项，提供了系统综述质量等级的评价标准。其适用范围包括基于随机对照试验（RCT）或非随机干预研究

（NRSI）或两者都有的系统综述。

（二）系统综述和 Meta 分析的研究报告质量评价工具

1. PRISMA（preferred reporting items for systematic reviews and Meta-analysis）声明 该标准的制定对于改进和提高系统综述和 Meta 分析的报告质量将起到重要作用。PRISMA 的官方网站（http：//www.prisma-statement.org）可以下载 PRISMA 详细的报告条目，PRISMA 声明由一个 27 个条目清单和一个四阶段的信息收集流程图组成。清单包括 7 个方面的内容：①标题；②结构式摘要；③引言（基本原理和目的）；④研究方法（方案与注册、纳入与排除标准、信息来源、检索策略、筛选研究、数据收集过程、数据项、单个研究偏倚的风险、结局指标、结果合成、不同研究之间的偏倚风险、附加分析）；⑤结果（研究选择、研究特征、研究中的偏倚风险、单个研究的结果、结果合成、不同研究之间的偏倚风险、附加分析）；⑥讨论（证据小结、局限性、结论）；⑦项目资助情况。

PRISMA 声明虽主要针对的是随机对照试验系统综述和 Meta 分析，但也适合作为其他类型研究系统综述报告的基础规范，尤其是对干预措施进行评价的研究。

2. PRISMA 系列报告规范 PRISMA 发表了以下一系列相关报告清单。PRISMA-Abstract：Beller 等于 2013 年发表了系统综述 /Meta 分析摘要的优先报告条目 PRISMA-Abstract，旨在规范摘要的报告。PRISMA-protocol：Moher 等于 2015 年发表了 PRISMA-protocol，规范了系统综述 /Meta 分析研究方案的报告。PRISMA-Equity：Welch Vivian 等编制了 PRISMA-Equity，为报告关于健康公平性系统综述的透明报告提供了依据。PRISMA-IPD：于 2015 年在 *JAMA* 期刊上发表，即单病例数据系统综述 /Meta 分析的优先报告条目，在标准的 PRISMA 声明的基础上补充了 IPD 的获取、核查、合成以及如何处理没有提供 IPD 的研究。PRISMA-NMA：为了完善网状 Meta 分析的研究报告，Hutton 等于 2015 年发表了 PRISMA-NMA，用以指导和改善网状 Meta 分析的撰写和报告。

PRISMA 伤害清单（PRISMA-harms checklist）：对于任何健康干预，我们都需要准确知晓其益处和伤害。在系统综述中，往往混有一些未被报道的伤害或伤害报道不全面的研究，从而影响我们对证据评价的真实性。PRISMA 伤害清单一共包括 27 个条目，在报道不良反应事件时，能够确定一套最小化的评价项目，无论伤害作为主要结果还是次要结果，均能提高系统综述中伤害的报道，最终提高益处和伤害评价的均衡性。

3. MOOSE 报告规范 1997 年美国疾病预防控制中心组织专家小组制定了流行病学观察性研究的 Meta 分析（Meta-analysis of observational studies in epidemiology，MOOSE）的报告规范，该规范包含六大部分内容（研究背景、文献检索策略、研究方法、研究结果、讨论和研究结论），共 35 个条目。主要指导撰写纳入的原始研究是观察性研究设计类型，包括队列研究、病例对照研究、横断面研究，进行的系统综述和 Meta 分析的研究报告。

（张 玲）

第七章 Meta 分析

案例 7-1：

　　卒中是全球人群死亡和残疾的主要原因，是目前严重威胁人类健康的重大公共卫生问题。维生素 E 是一种脂溶性抗氧化剂，其通过清除活性氧物质和保存细胞膜来抑制脂质过氧化。20 世纪 80 年代，科学家们发现自由基参与了动脉粥样硬化的早期阶段，并且可能与卒中、心血管疾病等慢性病有关。在人群中，也有越来越多的人补充维生素 E，以期达到预防卒中等慢性病的目的。

　　一项发表于 2013 年的系统综述和 Meta 分析纳入了 17 项关于维生素 E 预防主要心脑血管事件的随机对照试验，然而，分析结果没有发现补充维生素 E 对包括心血管疾病死亡、心绞痛和总卒中发生在内的复合终点起到保护作用。尽管随机对照试验被认为是研究干预措施对疾病影响的最佳研究设计方案，但该系统综述和 Meta 分析未充分认识到心脑血管疾病的生物多样性。一方面，卒中和心血管事件的病理生理学基础有差异；另一方面，卒中可分为缺血性事件和出血性事件，二者的发生机制并不相同。因此，将心脑血管疾病的主要结果复合分析可能会削弱维生素 E 对单个事件的影响。

问题：

　　1. 有什么方法能够进一步明确"补充维生素 E 对卒中的影响"？

　　2. 什么是 Meta 分析？

　　3. 如何运用 Meta 分析的方法明确补充维生素 E 对卒中各亚型的影响？

　　随着医学的飞速发展，临床研究为决策者提供了大量的科学信息。但现有临床研究多数规模较小，纳入研究对象数量有限，针对同一临床问题的文献资料有时较多，且质量参差不齐，结论也不尽一致。系统综述 /Meta 分析的结果作为循证医学最高质量证据之一，能够帮助临床医生快速、高效的获得所需信息，进行科学决策。

第一节　Meta 分析概述

一、Meta 分析简介

　　Meta 分析一词源于希腊文，意为"more comprehensive"。Meta 分析思想的起源最早可追溯到 20 世纪 20 年代，1920 年，统计学家 Fisher 提出了"合并 P 值"的思想。1976 年，英国心理学家 G.V. Glass 首先将医学文献中对多个同类研究统计量的合并方法称为"Meta-analysis"。Glass 最早在教育学领域中使用了 Meta 分析，现已经广泛应用于医学健康领域，针对关于诊断、治疗、预防和病因方面的问题而进行综合评价。从 20 世纪 80 年代中期开始，被引入到临床随机对照试验以及观察性的流行病学研究中。我国于 80 年代末引入该方法，中文译名有荟萃分析、二次分析、汇总分析、集成分析等，但这些译名都有不足之处，因此更多学者建议使用"Meta 分析"。

　　Meta 分析的定义尚有不同意见，The Cochrane Library 将 Meta 分析定义为"meta-analysis is statistical technique for assembling the results of several studies in a review into a single numerical estimate"，即 Meta 分析是将系统综述中的多个研究结果合并为单个量化指标的一种统计学技术。而 David Sackett 等在 *Evidence Based Medicine* 一书中，将 Meta 分析定义为"a systematic review that uses quantitative methods to summarize the results"，即运用定量方法汇总多个研究结果的一种系统综述。

　　Meta 分析广义上包括提出问题、全面检索收集相关文献、制定纳入和排除标准，严格评价文献质量后再用定量合成的方法进行统计学处理得出综合结论的全过程；狭义上则专指定量合成的统计学方法。

　　Meta 分析的实质是对多个相同目的研究的多个研究结果进行合并汇总的分析方法，能从统计学角度达到增大样本含量，提高检验效能的目的。尤其当多个研究结果不一致或都没有统计学意义时，采用 Meta 分析可得到更加接近真实情况的综合分析结果。

二、Meta 分析的步骤

Meta 分析需遵循科学研究的基本原则，其基本过程如下。

（一）提出问题，制订研究计划

Meta 分析研究的问题一般来自临床研究或流行病学研究中不确定或有争议的问题。提出的问题应当简单明确，可采用 "PICOS" 的形式使问题结构化，然后针对确定的问题拟定一个详细的计划书。研究计划书中应包括研究目的、文献检索的途径和方法、文献纳入和剔除标准、数据收集的方法及统计分析步骤等。

（二）检索文献

采用多种途径，系统、全面地收集与研究问题相关的文献，包括利用多种电子资源数据库，如 MEDLINE、Embase、Web of Science、The Cochrane Library、CBM、CNKI、万方，并且追溯参考文献结合手工检索等方法。根据研究问题确定所有相应的检索词，制定检索策略。对检索结果必须分析评价是否查全、查准，否则会影响 Meta 分析结论的可靠性和真实性。

（三）筛选文献

用明确的纳入和剔除标准从检索出的文献中筛选合乎要求的文献。制定文献纳入和剔除标准时，要考虑研究对象、设计类型、处理因素、结局效应、样本大小、观察年限、文献发表时间和语种等方面的问题。

（四）评价文献质量

评价文献的方法很多，主要包括清单和量表两种。由于这些评价方法易受文献报告质量的影响和主观因素的制约，因此，Cochrane 协作网不推荐使用任何一种清单或量表，要求采用由 Cochrane 协作网的方法学家、编辑和系统评价员共同制定的新的偏倚风险评估工具（详见第六章相关内容）。

（五）提取纳入文献的信息

对文献质量进行评价以后，需从符合纳入要求的文献中摘录用于 Meta 分析的相关信息，一般包括基本信息、研究特征、结果测量等内容，确定和选择需要分析和评价的效应变量。提取信息时由双人独立进行，以保证信息摘录和输入的质量。

案例 7-1 分析讨论：

1. 确定该研究问题为"维生素 E 补充对不同亚型卒中影响的 Meta 分析"。

2. 全面、系统地检索 MEDLINE、Embase 和 Cochrane 临床对照试验中心注册库，MeSH 主题词为 "vitamin E"（"vitamin E" or "alpha tocopherol"）and "stroke"（"cerebrovascular disorders" or "cerebrovascular disease" or "stroke" or "intracranial hemorrhage" or "brain hemorrhage"）。

3. 纳入与排除标准：①研究设计方案为随机安慰剂对照试验，随访时间超过 1 年；②研究维生素 E 对卒中发生的影响，包括卒中的不同亚型；③必须根据临床情况选择试验参与者；④如果有多篇文章重复报告，选择最原始文章或关于卒中和卒中亚型的信息量最大的文章；⑤排除多种维生素或固定维生素组合。

4. 评价文献质量（该研究并未提及文献质量评价方法）。

5. 最终共纳入 9 篇随机对照试验研究，提取文章信息内容包括第一作者、发表年代、研究设计、患者信息、干预种类、维生素 E 剂量、随访信息和卒中亚型。

（六）分析资料

对收集的文献资料，可采用定性或定量的方法进行分析，以获得相应的结果。本章重点介绍定量分析部分，包括纳入研究的异质性检验、选择合适的统计分析模型、效应合并值的参数估计与假设检验、效应合并值参数估计的森林图及敏感性分析等内容。

（七）报告研究结果

敏感性分析的目的是了解 Meta 分析结论的稳定性。常用方法：选择不同统计模型时，效应合并值点估计和区间估计的差异；剔除质量较差的文献前后结论的差异；对文献进行分层前后结论的差异；改变纳入和剔除标准前后结论的差异。这些方法用于考察 Meta 分析结论有无较大变化。

（八）结果的分析与讨论

当纳入 Meta 分析的研究间有异质性时，应讨论异质性来源及其对合并效应值的影响；讨论是否需要做亚组分析，如研究类型、性别、年龄及病情等对 Meta 分析结果有影响的因素；讨论各种偏倚的识别和控制；讨论 Meta 分析结果的实际意义，特别是观察性研究 Meta 分析结果的解释必须慎重。

第二节　Meta 分析的统计过程

一、异质性检验和统计学模型

（一）异质性检验

Meta 分析的核心计算是将相同的多个研究的统计量合并，按统计学原理，只有同质的资料才能进行统计量的合并。因此，在合并统计量之前需要对多个研究结果进行异质性检验（tests for heterogeneity），以判断多个研究是否具有同质性。异质性检验，又称同质性检验（tests for homogeneity），就是用于检验多个研究的统计量是否具有异质性的方法。检验异质性的方法有很多，常用的有 Q 检验法，由于其检验效能较低，α 取 0.1，即若异质性检验结果为 $P > 0.1$ 时，可认为多个同类研究具有同质性；当异质性检验结果为 $P \le 0.1$ 时，可认为多个研究结果有异质性。纳入研究的异质性大小还可用 I^2 来衡量，I^2 的计算公式如下：

$$I^2 = \frac{Q-(k-1)}{Q} \times 100\% \tag{7-1}$$

式中的 Q 为异质性检验的卡方值（χ^2），k 为纳入 Meta 分析的研究个数。在 Cochrane 协作网的系统综述专用软件 RevMan 中，I^2 是可用于衡量多个研究结果间异质程度大小的指标，可用于描述由各个研究所致而非抽样误差所引起的变异（异质性）占总变异的百分比，只要 I^2 不大于 50%，其异质性就可以接受。用该软件制作森林图时，在图的左下方会直接给出异质性检验的统计量和 P 值。此外，还可通过作图观察各独立研究结果的效应值和可信区间是否重叠，如果可信区间重叠少，表明不同研究结果之间的异质性较大。

当各研究结果间异质性较大时，应对导致异质性的原因进行分析后再决定是否可对独立研究进行合并分析。异质性的来源主要有三个方面：①临床异质性，如研究对象、干预措施、结局指标差异所致的偏倚；②方法学异质性，由试验设计和研究质量不同而引起的；③统计学异质性，不同试验中观察到的效应变异性超过了机遇本身所致的变异性，往往是临床异质性和方法学异质性联合作用的结果。

（二）统计学模型

Meta 分析常用的两类统计模型为固定效应模型（fixed effect model）和随机效应模型（random effect model）。

1. 固定效应模型　其理论假设是所有的同类研究来源于同一个效应的总体，同时各研究具有方差齐性，其效应综合估计的方差成分只包括各个独立研究内的方差。此时在估计总效应时，用各个独立研究的内部方差来计算各研究的调整权重（w_i）。如果异质性检验结果为 $P > 0.1$，可认为多个同类研究具有同质性，可使用固定效应模型计算合并统计量。

2. 随机效应模型　其理论假设是所有的同类研究可能来源于不同的研究总体，各个独立研究间具有异质性，其效应综合估计的方差成分既包括了各个研究内的方差，也包括了各个研究之间的方差，所以在估计总效应时将两者综合起来估算调整权重。当异质性检验 $P \le 0.1$ 时，首先应分析导致异质性的原因，如设计方案、测量方法、用药剂量、用药方法、年龄、性别、疗程长短、病情轻重、对照选择等因素是否相同。由这些原因引起的异质性可用亚组分析（subgroup analysis）进行合并统计量的计算。若经这些方法分析和处理后，多个同类研究的结果仍然有异质性时，可使用随机效应模型计算合并统计量。随机效应模型所得结果其 95% CI 较大，故结果也较保守。需特别注意的是，随机效应模型是针对异质性资料的统计学处理，不能代替导致异质性的原因分析。

> **案例 7-1 分析讨论：**
>
> 　　案例 7-1 中的异质性检验结果为，Heterogeneity: $\chi^2=5.80$，$v=6$（$P=0.45$），$I^2=0\%$。表示 Q 检验的统计量为 5.80，自由度为 6，$P > 0.1$，异质性检验没有统计学意义，$I^2=0\%$，小于 50%，结果显示纳入的各独立研究间效应量是同质的。因此，选择固定效应模型进行效应量的合并。

二、合并效应量

（一）数据类型

常用于 Meta 分析的数据主要包括 4 类：①分类变量资料，如存活或死亡，复发或不复发等临床结局指标；②数值变量 / 连续性变量资料，如血压值、血糖等，往往有度量单位；③等级资料 / 有序多分类变量资料，如疗效判定用"痊愈、显效、有效、无效"表示；④生存资料，观察的数据中既包括结局事件，又包括发生结局事件的时间。

（二）合并效应量估计

数据类型不同决定了效应量的表达方式有所不同。Meta 分析将多个同类研究的结果合并成某个单一效应量（effect size）或效应尺度（effect magnitude），即用某个合并统计量反映多个同类研究的综合效应。

若需要分析的指标是二分类变量，可选择 OR、RR 或 RD 为合并统计量，用于描述多个研究的合并结果。在 Cochrane 系统评价中还常见到 Peto 法的 OR，该法可能是对事件发生率小的试验结果进行 Meta 分析的最有效且偏倚最小的方法。RR 或 OR 均是相对测量指标，其结果解释与单个研究指标相同，而 RD 是两个率的绝对差值。

如果需要分析的指标是数值变量 / 连续性变量，可选择加权均数差（weighted mean difference，WMD）或标准化均数差（standardized mean difference，SMD）为合并统计量。两均数的差值，消除了多个研究间的绝对值大小的影响，以原有的单位真实地反映了试验效应。SMD 可简单地理解为两均数的差值再除以合并标准差的商，它不仅消除了多个研究间的绝对值大小的影响，还消除了多个研究测量单位不同的影响，尤其适用于单位不同（如采用的量表不同）或均数相差较大的资料的汇总分析，但 SMD 是一个没有单位的值，因而对 SMD 分析的结果解释要慎重。

目前随机效应模型多采用 D-L 法（DerSimonian-Laird 法），即通过增大小样本资料的权重，减少大样本资料的权重来处理资料间的异质性，但这种处理存在着较大的风险。小样本资料由于往往难以避免机遇的作用（偶然性），偏倚较大；而大样本资料往往偶然性较小，代表性好，更接近真实。因此，经随机效应模型处理的结果可能削弱了质量较好的大样本信息，增大了质量可能较差的小样本信息，故对随机效应模型的结论应当慎重解释。

对于等级资料可根据实际情况转化为二分类变量资料或当作连续性变量资料进行处理，选用相应的效应量。对于生存资料的效应量表达可选用风险比（hazard ratio，HR）。

此外，对于不同设计方案、测量方法、用药剂量、用药方法、疗程长短、病情轻重等原因所导致的异质性，可使用 Meta 回归方法进行分析，即利用线性回归的原理，消除混杂因素的影响，排除异质性对分析结果的影响，使之能得到较为真实的合并统计量。

常用 Meta 分析方法如表 7-1 所示。

表 7-1　常用 Meta 分析方法一览表

资料类型	合并统计量	模型选择	计算方法
分类变量	OR	固定效应模型	Peto 法、M-H 法
		随机效应模型	D-L 法
	RR	固定效应模型	M-H 法
		随机效应模型	D-L 法
	RD	固定效应模型	M-H 法
		随机效应模型	D-L 法
数值变量	WMD	固定效应模型	IV 法
		随机效应模型	D-L 法
	SMD	固定效应模型	IV 法
		随机效应模型	D-L 法

注：M-H，Mantel-Haenszel；D-L，DerSimonian-Laird；IV，inverse variance。3

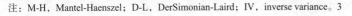

（三）合并效应量的假设检验

无论采用何种计算方法得到的合并统计量，都需要用假设检验（hypothesis test）的方法检验多个同类研究的合并统计量是否具有统计学意义，常用 Z 检验，根据 Z 值得到该统计量的概率（P）值。若 $P \leq 0.05$，多个研究的合并统计量有统计学意义；若 $P > 0.05$，多个研究的合并统计量没有统计学意义。

合并统计量的检验除使用 Z 检验外，还可以使用可信区间法，当试验效应指标为 OR 或 RR 时，其值等于 1 时试验效应无效，此时 95% CI 若包含了 1，等价于 $P > 0.05$，即无统计学意义；若其上下限不等于 1（均大于 1 或均小于 1），等价于 $P \leq 0.05$，即有统计学意义。当试验效应指标为 RD、WMD 或 SMD 时，其值等于 0 试验效应无效，此时其 95% CI 若包含了 0，等价于 $P > 0.05$，即无统计学意义；若其上下限不等于 0（均大于 0 或均小于 0），等价于 $P \leq 0.05$，即有统计学意义。

案例 7-1 分析讨论：

1. 案例 7-1 中的数据类型为二分类资料，此时提取每项研究中的 4 个数据，即维生素 E 试验组的事件发生数和总人数、安慰剂组的事件发生数和总人数，其数据如表 7-2 所示。

表 7-2　维生素 E 对卒中影响的随机对照试验*

纳入研究	维生素 E 试验组		安慰剂组		RR	RR 的 95% CI	
	卒中数	总人数	卒中数	总人数		下限	上限
GISSI1999	83	5 660	95	5 664	0.87	0.65	1.17
HOPE2000	209	4 761	180	4 780	1.17	0.96	1.42
ATBC2000	509	14 238	548	14 281	0.93	0.83	1.05
PPP2001	22	2 231	18	2 264	1.24	0.67	2.31
WHS2005	241	19 937	246	19 939	0.98	0.82	1.17
WACS2007	137	4 083	151	4 088	0.85	0.68	1.07
PHSII2008	237	7 315	227	7 326	1.05	0.87	1.25

注：* 选 自 Markus Schürks，Robert J Glynn，Pamela M Rist，et al. Effects of vitamin E on stroke subtypes: meta-analysis of randomised controlled trials. BMJ，2010，341：c5702.

2. 合并效应量指标为 RR 及其 95% CI，选择 M-H 法。

3. 合并效应量检验结果为 0.98（0.91，1.05）。

4. 从结果中得出，RR 的 95% CI 包括 1（下限小于 1，上限大于 1），即无统计学意义，认为维生素 E 对总卒中无影响。

三、Meta 分析结果森林图

Meta 分析的结果最常使用"森林图"表示。森林图是以统计指标和统计分析方法为基础，用计算结果绘制的图形。在平面直角坐标系中，以一条垂直于 x 轴的竖线代表无效线，即横坐标为 0 或 1。RR 和 OR 的无效竖线的横轴坐标为 1，而 WMD 和 SMD 无效竖线的横轴坐标为 0。每条横线为每个研究的 95% CI 上下限的连线，其线条长短直观地表示了可信区间范围的大小，线条中央的小方块位置代表研究结果的效应量大小。其方块大小代表该研究在合并统计中的权重大小。而图下方的菱形表示多个研究合并分析的综合效应大小及其 95% CI。图上一般还标出异质性检验的统计量和 P 值，以及总合并分析的统计量及其 P 值。若某个研究 95% CI 的线条横跨无效竖线，即该研究无统计学意义，反之，若该横线落在无效竖线的左侧或右侧不与无效竖线相交，该研究有统计学意义。它非常简单和直观地描述了 Meta 分析的统计结果，是 Meta 分析中最常见的结果表达形式。

案例 7-1 分析讨论：

案例 7-1 中补充维生素 E 对总卒中影响的 Meta 分析结果（图 7-1）如下：

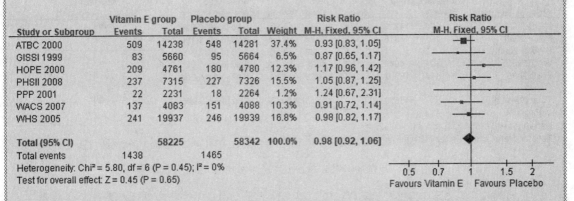

图 7-1　补充维生素 E 对总卒中影响的 Meta 分析结果

1. 图 7-1 左侧所示为 7 个独立研究的试验组和对照组的事件发生数和总例数。

2. 图 7-1 中间所示为 7 个独立研究的 *RR* 及 95% *CI* 的计算结果，如 ATBC（第一个）的研究，*RR* 为 0.93，其 95% *CI* 为（0.83，1.05），其余类推。

3. 图 7-1 右侧所示为 7 个独立研究的森林图，该图的竖线为无效线，即 *RR*=1，每条横线为该研究的 95% *CI* 上下限的连线，其线条长短直观地表示了可信区间范围的大小，若某个研究 95% *CI* 的线条横跨无效线，即该研究无统计学意义，反之，若该横线落在无效竖线的左侧或右侧，该研究有统计学意义。

4. 图 7-1 下方所示为该 7 个研究的 Meta 分析结果：

（1）异质性检验结果：χ^2=5.80，*P*=0.45，I^2=0%；

（2）合并效应量 *RR*合并 及其 95% *CI* 为 0.98（0.92，1.06），可信区间跨越无效线，表示干预无效；

（3）合并效应量的检验结果：*Z*=0.45，*P*=0.65。

根据上述分析结果，可认为 7 个研究资料具有同质性，采用固定效应模型合并效应量，结果为 0.98（0.92，1.06），认为补充维生素 E 对总卒中的发生没有影响。

案例 7-1 中补充维生素 E 对出血性卒中影响的 Meta 分析结果（图 7-2）如下：

Study or Subgroup	Vitamin E group Events	Total	Placebo group Events	Total	Weight	Risk Ratio M-H, Fixed, 95% CI
ATBC 2000	108	14238	89	14281	48.6%	1.22 [0.92, 1.61]
HOPE 2000	17	4761	13	4780	7.1%	1.31 [0.64, 2.70]
PHSII 2008	39	7315	23	7326	12.6%	1.70 [1.02, 2.84]
WACS 2007	15	4083	10	4088	5.5%	1.50 [0.68, 3.34]
WHS 2005	44	19937	48	19939	26.3%	0.92 [0.61, 1.38]
Total (95% CI)		50334		50414	100.0%	1.22 [1.00, 1.48]
Total events	223		183			

Heterogeneity: Chi² = 3.77, df = 4 (P = 0.44); I² = 0%
Test for overall effect: Z = 2.01 (P = 0.04)

图 7-2　补充维生素 E 对出血性卒中影响的 Meta 分析结果

1. 共纳入 5 篇文章，其中有 1 篇（PHSII）研究结果是阳性（可信区间整体在无效竖线的右侧），其余 4 篇结果为阴性（可信区间跨越无效竖线）。

2. 图 7-2 左下角显示异质性检验结果：χ^2=3.77，*P*=0.44，I^2=0%。

3. 合并效应量 *RR*合并 及其 95% *CI* 为 1.22（1.00，1.48），可信区间整体在无效竖线的右侧，表示干预有益于安慰剂组。

4. 合并效应量的检验结果：*Z*=2.01，*P*=0.04。

根据上述分析结果，可认为 5 个研究资料具有同质性，采用固定效应模型合并效应量，结果为 1.22（1.00，1.48），认为补充维生素 E 是出血性卒中的可能危险因素。

案例 7-1 中补充维生素 E 对缺血性卒中影响的 Meta 分析结果（图 7-3）如下：

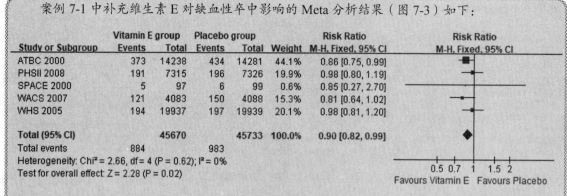

图 7-3　补充维生素 E 对缺血性卒中影响的 Meta 分析结果

1. 共纳入 5 篇文章，其中有 1 篇（ATBC）研究结果是阳性（可信区间整体在无效竖线的左侧），其余 4 篇结果为阴性（可信区间跨越无效竖线）。

2. 图 7-3 左下角显示异质性检验结果：$\chi^2=2.66$，$P=0.62$，$I^2=0\%$。

3. 合并效应量 $RR_{合并}$ 及其 95% CI 为 0.90（0.82，0.99），可信区间整体在无效竖线的左侧，表示干预有益于试验组。

4. 合并效应量的检验结果：$Z=2.28$，$P=0.02$。

根据上述分析结果，可认为 5 个研究资料具有同质性，采用固定效应模型合并效应量，结果为 0.90（0.82，0.99），认为补充维生素 E 是缺血性卒中的可能保护因素。

四、敏感性分析与亚组分析

（一）敏感性分析

敏感性分析（sensitivity analysis）是用于评价某个 Meta 分析或系统综述结果是否稳定和可靠的分析方法。如果敏感性分析对 Meta 分析或系统综述的结果没有本质性的改变，其分析结果的可靠性大大增加。如果经敏感性分析产生了不同结论，这就意味着对 Meta 分析或系统综述的结果解释和结论方面必须谨慎。常用的敏感性分析方法如下：①排除一些可能影响研究结果的研究（如低研究质量、小样本），重新进行 Meta 分析，将结果与未排除前进行比较，如果排除前后的合并效应量差异不大或同向，则说明该 Meta 分析结果稳定，反之，则表明稳定性差；②选用不同模型（固定效应模型或随机效应模型）时，比较不同模型效应的点估计值或区间估计之间是否存在差异，无差异则表示该 Meta 分析结果稳定，反之，则表明稳定性差；③改变纳入和排除标准，考查结论的变化情况。

案例 7-1 分析讨论：

案例 7-1 中的敏感性分析排除了缺血性卒中研究中没有使用意向性分析的试验，得到的新结果 RR 及其 95% CI 为 0.90（0.82，0.99），$P=0.02$。与原 Meta 分析结果相比没有差异，说明该 Meta 分析结果稳定。

（二）亚组分析

亚组分析（subgroup analysis）即根据患者可能影响结局的因素分成不同的亚组来进行统计分析，可以用于判定其结果是否因为这些因素的存在而不同。例如，可根据年龄、性别、疾病严重程度等进行亚组分析。亚组分析对临床指导个体化处理有重要意义，但因为亚组的样本量常很小，容易因偶然性大而得出错误结果。因此，对亚组分析结果要谨慎对待，一般作为假说的产生，只有在后来的高质量研究中得到证明或者事先确定拟分析亚组的样本量足够大时，亚组分析的结果才较可靠。Cochrane 系统综述建议在系统综述的计划书中事先设定好待分析的重要亚组，避免事后亚组分析，亚组数量不要太多。亚组分析容易导致两种危害，即否认有效处理的"假阴性"结论或得出无效甚至有害的"假阳性"结论和容易产生出一些令人误解的建议。

五、报告偏倚及其评价

（一）报告偏倚的概念

一项研究结果的传播包括在同事间分享论文草稿，在学术会议上作大会报告并发表摘要，最后将论文发表到被主要书目数据库索引的期刊等的一个连续过程。但是，不是每项研究成果的传播都会经历这样一个完整的过程。当一项研究成果的传播受到其自身传播性质（上述过程）和研究结果方向（如阴性结果）的影响导致其发表或未发表时，就会产生报告偏倚。

（二）报告偏倚的分类

1. 发表偏倚（publication bias） 是指"有统计学意义"的研究结果较"无统计学意义"的阴性研究结果被报告和发表的可能性大。如果系统综述只是基于公开发表的研究结果，可能会因为有统计学意义的占多数，从而夸大效应量的关联强度而导致偏倚。

2. 引用偏倚（citation bias） 是指在手工检索时，通过文章后面所列的参考文献可以进一步查找其他文章，但在 Meta 分析中这种途径可能带来引用偏倚，因为支持阳性结果的试验比不支持的试验可能更多地被作为参考文献加以引用。

3. 语言偏倚（language bias） 是指非英语国家的研究者可能更多地将具有阳性结果的研究发表在国际性的英文期刊上，相反，阴性结果的研究更趋于发表在当地期刊。如果系统综述只是检索英文文献，即可能产生该偏倚。

（三）报告偏倚的评价

任何一项系统综述都不可避免地要受到报告偏倚的影响，只有正确衡量报告偏倚的大小，才能最大限度地减少报告偏倚对于系统综述结果的影响。目前，衡量报告偏倚的方法大多集中于衡量发表偏倚，并且都只是对偏倚的大体估计。下面简单介绍几种衡量发表偏倚的常用方法。

1. 漏斗图（funnel plots） 是基于对干预措施效果估计的准确性随着样本含量的增加而提高的假定设计，以每个研究干预措施效果的估计值或其对数为横坐标，以每个研究的样本量大小或标准误的倒数为纵坐标形成的散点图。一般来讲，数量多、精度低的小样本研究的效果估计值广泛分布在图的底部，呈左右对称排列；而数量少、精度高的大样本研究的效果估计值分布在偏上的位置，分布范围较窄并且逐渐向以合并效应量为中心的位置集中，形状类似一个对称倒置的漏斗，故称为漏斗图。如图 7-4 所示，漏斗图呈左右对称，即不存在发表偏倚。当存在发表偏倚时，如一些小样本且没有统计学意义的研究未发表，会导致漏斗图不对称，并且图形的底部有缺口，如图 7-5 所示。在这种情况下，Meta 分析计算出的合并效应量倾向于高估干预措施的效果。漏斗图不对称越明显，存在发表偏倚的可能性就越大。

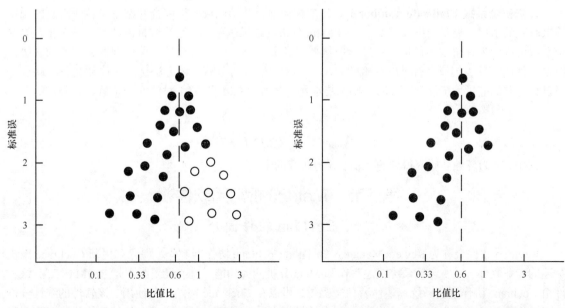

图 7-4　不存在发表偏倚的对称漏斗图　　　　图 7-5　存在发表偏倚的不对称漏斗图

案例 7-1 分析讨论:

　　案例 7-1 中发表偏倚通过漏斗图进行判定,如图 7-6 所示,图形较对称,可认为该研究的发表偏倚较小。

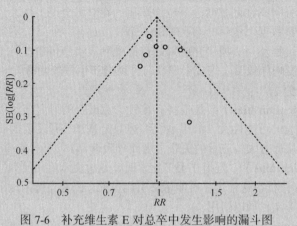

图 7-6　补充维生素 E 对总卒中发生影响的漏斗图

　　虽然我们通常根据漏斗图不对称来判断发表偏倚,但发表偏倚不是漏斗图不对称的唯一原因,导致漏斗图不对称的原因有很多,漏斗图应被看作是展示小样本研究效应(small-study effects)的一般方式。所谓的小样本研究效应是指使用样本量小的研究得出的干预措施效果的趋势不同于使用样本量大的研究得出的效果估计值的趋势。导致小样本研究效应的原因,除发表偏倚外,还有其他因素。

　　方法学质量差异是导致漏斗图不对称的重要因素之一。小样本研究与大样本研究相比,其在实施过程和数据分析时可能质量偏低,具体表现在小样本研究的随机方法可能不正确、试验实施过程中盲法不彻底、失访过多等;此外,小样本研究使用的统计方法可能不恰当。这些问题可能放大小样本研究中干预措施的疗效。因此,实际上是阴性结果的试验,经过不正确的试验实施和数据分析过程,可以得出阳性结论。

　　干预措施效果的异质性也可导致漏斗图不对称。例如,具有罹患某种疾病高风险的患者接受干预措施后,可能比低风险患者获得更好的效果,而高风险的患者参加早期小样本研究的可能性更大。此外,小样本研究一般先于大样本研究,故在大样本临床试验进行时,干预措施已经改善和标准化,这往往导致大样本临床试验中干预措施的效果较小。当然,偶然的机会性因素也可导致漏斗图不对称。

　　2. 失安全系数(fail-safe number)　是推翻当前合并结论或使当前合并结论逆转所需要的相反结果研究的个数。失安全系数越大,说明 Meta 分析的结果越稳定,结论被推翻的可能性越小。失安全系数可以用来评价发表偏倚的强度,但从严格意义上讲,该方法不是一种识别发表偏倚的方法,而是一种确定发表偏倚是否可以忽略的方法,属敏感性分析范畴。该方法优点是简便易行,缺点是当自身合并效应量无统计学意义时,则不能应用。P 值为 0.05 和 0.01 时的安全系数计算公式如下:

$$N_{fs0.05} = \left(\sum Z/1.64 \right)^2 - S \tag{7-2}$$

$$N_{fs0.01} = \left(\sum Z/2.33 \right)^2 - S \tag{7-3}$$

　　式中,Z 为各独立研究得到的 Z 值,S 为研究的个数。

第三节　Meta 分析常用软件

一、RevMan 软件简介

　　RevMan 软件全称为 Review Manager,是国际 Cochrane 协作网制作、保存和更新 Cochrane 系统综述的专业软件,主要包括系统综述写作和 Meta 分析两大功能。目前最新版本是 RevMan 5.3,该软件由 Cochrane 协作网向系统综述作者免费提供,可以在 Cochrane 网站下载使用。该软件的统计分析功能操作简单、结果直观,是目前 Meta 分析专用软件中较成熟的软件之一。软件结构化格式有利于制作统一标准格式化电子转换文档,便于出版和更新,同时有利于系统综述制作人员学习系统综述

笔记栏

架构和分析方法，协助完成系统综述分析计算过程。

RevMan 软件中预设了 Cochrane 四种类型的系统综述制作格式：干预措施系统综述（intervention review）、诊断试验精确性系统综述（diagnostic test accuracy review）、方法学系统综述（methodology review）和系统综述汇总评价（overviews of reviews）。

二、Stata 软件简介

Stata 是一个功能强大而又小巧玲珑的统计分析软件，最初由美国计算机资源中心（Computer Resource Center）研制，现为 Stata 公司的产品。从 1985 年问世以来，已连续推出 15 个主要版本。经过不断的更新和扩充，软件功能已日趋完善，它操作灵活、简单易用、计算速度快，同时具有数据管理软件、统计分析软件、绘图软件、矩阵计算软件和程序语言的特点，与 SAS、SPSS 并称当今新的三大权威统计软件。

Stata 可以用命令行和窗口两种方式进行操作，但命令行操作更能体现其强大功能及灵活性。Meta 分析命令不是 Stata 的官方命令，是由十位数 Stata 用户、统计学家编写的一组极为出色的程序，目前已整合到 Stata13.0 版本中。相对于 RevMan 这一 Cochrane 协作网提供的专用系统综述软件，Stata 的 Meta 分析功能更为全面和强大，它能完成二分类变量、连续性变量、效应量及其标准误的 Meta 分析，并将结果图示化（森林图）；可以进行随机对照试验、诊断性试验、剂量效应资料、生存分析资料的 Meta 分析；能进行 Meta 回归分析、累积 Meta 分析等；可以提供定性和定量的异质性评价方法；提供多种定性和定量检验发表偏倚的方法，可谓是功能强大的 Meta 分析软件。

（陈 欣）

第八章　证据综合与 GRADE 系统

案例 8-1：

新生儿呼吸窘迫综合征（neonatal respiratory distress syndrome，NRDS）是出生后数小时出现的以进行性呼吸困难为主要表现的疾病，出生后 24～48 小时病情最重，病死率最高。肺表面活性物质（pulmonary surfactant，PS）已成为其常规防治手段。既往有创机械通气联合 PS 治疗效果确切，但由此带来的呼吸机相关性肺损伤和支气管肺发育不良发生率高。近年来，一种细导管法给予 PS 治疗 NRDS 在技术上具有可行性，但其安全性和有效性尚不清楚。

通过检索，共获得 9 篇随机对照试验，4 篇队列研究，结局指标涉及住院期间病死率、72 小时有创机械通气率和住院期间有创机械通气率等。可见，在循证医学实践中，针对某一个具体临床问题，获取的证据往往不止一个，存在多个可供选择的情况。单看具体的证据，有原始研究证据，还有二次研究证据；有高级别证据，还有低级别证据；有强推荐的证据，还有弱推荐的证据。此外，各种证据适用的领域或者侧重点也未必相同，如有的针对有效性研究，有的针对安全性研究，还有的证据进行的是卫生经济学评价。

问题： 面对同一个临床问题，如此众多、复杂的证据，该如何选择？

第一节　证据综合

证据综合往往是开展循证实践的第一步，通常将收集到的相关证据先进行初筛后，再进行评价和分析，从而找到适合临床问题的最佳证据。在实际工作中，不是所有的临床问题都有临床实践指南，而且早期的临床指南更多的是专家共识，所以以初步检索的证据可能是各种类型证据都有，需要进行有条理的综合。

一、证据的初筛

首先将临床问题细化成 PICO 格式，并以此制定检索策略，然后对现有的证据资源库进行检索，包括各种电子数据库、书籍、公开发表的期刊、网站、会议文献等，从而获得初步的相关证据。但并不是检索到的信息都能有用，需要根据事先设定的纳入与排除标准（主要依据 PICO）对证据进行初筛，再按照证据类型、发表时间以及 PICO 的信息整理成一览表（表 8-1）。需要注意的是，初筛的证据不一定完全符合 PICO，因为有可能现有的证据回答不了特定的临床问题，所以在设定纳入、排除标准的时候，可以适当放宽。此外，检索到的证据数量也与检索策略密切相关，如果检索的时候，没有限定研究类型，则初筛的证据数量也会比较大；如果只限定是系统综述或者随机对照试验，则观察性研究的证据数量就会缺失。

表 8-1　初筛候选证据基本情况一览表

证据类型	发表时间（T）	疾病（P）	干预措施（I）	对照措施（C）	结局（O）
临床实践指南					
……					
系统综述					
……					
临床随机对照试验					
……					

二、候选证据的严格评价

针对不同的临床研究目的和研究设计类型，选择恰当的评价工具，分别从内部真实性、临床重要性以及适用性三个角度依次进行评价。当然，在实际工作中，还要注意灵活性。例如，初筛纳入的候选证据中，如果存在临床实践指南，而且其PICO的设置又符合检索者的要求，就可以直接使用指南质量的评价工具，如AGREE，进行严格评价。当然，如果评价结果各方面指标都很好，则可以直接使用该指南用于指导临床实践，否则还需要对其他初筛的证据进行评价。

三、证据的综合评价

经过评价后的系统综述可以参照GRADE系统证据评价的步骤进行综合评价。如果只有原始研究，或者已有的系统综述其纳入的文献相对时间比较久，则可以进行系统综述合成新的证据或进行现有系统综述的更新，新的系统综述同样按照GRADE系统进行综合评价。

（一）逐一评价证据单元

以每个研究结局为基础，将纳入系统综述的相关原始研究证据进行逐一评价，其中随机对照试验默认其初始质量为高等级，但如果在偏倚风险、间接性、精确性、不一致性等方面存在问题则其评价质量将会由高到低，依次下降。反之，如果证据单元来源于以观察性研究为对象的系统综述，则其初始质量为低等级，倘若研究合理控制混杂、存在剂量-效应关系，则相应证据等级会适当提高。然后，将产生每个结局指标的证据群评价过程及结果以结果总结表或证据概要表的形式展示。

（二）结果汇总

逐一评价结局指标，按照其临床重要程度进行排序汇总，并将结局指标以其对应的效应指标及95% CI的形式展示。其中结局指标的临床重要程度分为三类9级，即第一类（7~9级）为临床决策必须考虑的关键且重要的结局指标，也是影响决策的关键要素，第二类（4~6级）为重要但非关键的结局指标，是影响决策的重要但非关键因素，第三类（1~3级）为不太重要的结局指标，是对决策者和患者影响不大的因素。根据结局效应指标是分类变量还是连续性变量，分别汇总其相对危险度、绝对危险度等指标，并依次汇总于结果汇总表中。

（三）利弊综合分析

利弊综合分析就是分别将上述"有利"证据单元综合在一起，得到"利"综合结果，"有害"或"不利"证据单元同样综合在一起得到"弊"的综合评判。若大多数证据单元质量高，则"利弊"证据综合的质量也高。利弊综合分析时，不能只对有利证据单元进行综合质量评判，而忽视了"有害"证据，特别是当"有害"证据单元为关键指标时，即使证据质量不高，也不能完全忽略。

（四）推荐意见及推荐强度的形成

在临床循证实践中，证据能否最终用于临床决策，取决于四大因素，即证据综合质量、利弊综合分析结果、患者的意愿和价值取向、卫生服务资源的可及性及其经济性等。

1. 证据综合质量 证据的综合质量越高，越有可能影响临床决策。如果干预措施效果明显，可以显著降低人群的病死率，则越有可能是强推荐。但需要注意的是，证据质量只是推荐强度影响因素之一，还需要综合考虑其他因素。如高质量的干预措施，如果其有很大的不良反应且医疗费用和成本增加，经利弊综合分析后，最终形成的意见可能是弱推荐。

2. 利弊综合分析结果 不外乎有四种情况，即利大于弊、弊大于利、利弊相当、利弊不明确。对于前两种情况，容易做出抉择，但后两种情况，特别是当利弊尚不明确时，难以形成最终推荐意见，但有一点可以肯定，就是形成强推荐意见的可能性不大。例如，阿司匹林治疗心肌梗死，能有效降低病死率，且毒性小、成本低，利大于弊，可以强烈推荐在临床使用。再如，华法林治疗心房颤动，尽管药物能降低脑卒中发病率，但同时增大了出血风险且使用不便，利弊相当甚至弊大于利，一般不推荐使用。

3. 患者的意愿和价值取向 临床决策不仅靠证据，最好的决策要权衡利弊和充分考虑患者的价值取向和意愿。患者应参与临床决策过程，但由于患者的主观意愿和价值取向差异明显，即使对于一项利弊明确的干预措施，患者的取舍也不尽相同，所以需要综合考虑。

4. 卫生服务资源的可及性及其经济性 鉴于卫生服务资源的有限性和稀缺性，评估一项干预措施是否值得临床推荐，还要考虑经济性问题，即成本如何，耗用的卫生资源是否合理。需要从卫生经济学的角度来分析，进行成本－效益分析、成本－效用分析、成本－效果分析等。

　　根据上述证据评价以及利弊综合分析结果，形成最终推荐意见及推荐强度。推荐意见先分为推荐和不推荐两个方向，进而又细分为强和弱两个等级（表8-2）。在循证医学实践中，"做"与"不做"两个方向的推荐意见，以及推荐强弱程度等均应客观对待、一视同仁；不能把推荐意见当作教条，强烈推荐意见也不完全适合所有地区的所有患者，应同时考虑患者的特征与实际条件。

表 8-2　证据推荐意见一览表

证据强度	推荐意见	利弊分析	推荐
强	推荐使用	利远大于弊	完全可以做
	推荐不使用	弊远大于利	不可以做
弱	推荐使用	利大于弊	大体可以做
	推荐不使用	弊大于利	大体不可以做
无	具体建议	利弊均衡或不确定	无建议

第二节　GRADE 系统

一、GRADE 系统介绍

　　2004 年由 GRADE 工作组推出的 GRADE 系统包括证据质量分级和证据推荐强度两部分。现已为系统综述和指南从证据总结、结果呈现到形成推荐意见提供了一种透明规范的方法。相比于其他证据评价系统来说，GRADE 系统的主要优势如下：①由一个具有广泛代表性的国际指南制定小组制定；②明确界定了证据质量和推荐强度；③清楚评价了不同治疗方案的重要结局；④对不同级别证据的升级与降级有明确、综合的标准；⑤从证据到推荐全过程透明；⑥明确考虑患者价值观和意愿；⑦就推荐意见的强弱，分别从临床医生、患者、政策制定者角度作了明确实用的诠释；⑧适用于制作系统综述、卫生技术评估及指南。

（一）GRADE 证据质量分级

1. GRADE 证据质量等级划分　　GRADE 证据质量是指在多大程度上能够确信效应量估计值的正确性，并根据确信程度将证据质量划分为高质量、中等质量、低质量和极低质量 4 个等级（表8-3），并分别用 ⊕⊕⊕⊕、⊕⊕⊕○、⊕⊕○○ 和 ⊕○○○ 来表示。

表 8-3　GRADE 证据质量等级划分及其定义

质量等级	定义
高质量	我们非常确信真实的效应值接近效应估计值，进一步研究几乎不可能改变我们对效应估计值的确信程度
中等质量	对效应估计值我们有中等程度的信心，真实值有可能接近估计值，但仍存在两者大不相同的可能性
低质量	我们对效应估计值的确信程度有限，真实值有可能与估计值大不相同
极低质量	我们对效应估计值几乎没有信心，真实值很可能与估计值大不相同

2. 影响证据质量等级的因素　　与早期证据分级系统一样，GRADE 证据质量分级方法始于研究设计。一般情况下，无严重缺陷的随机对照试验为高质量证据，无明显优势或有严重缺陷的观察性研究属于低质量证据。如果随机对照试验中存在可能降低证据质量的因素，则降级为中等质量；如观察性研究中有增加证据质量的因素，则升级为中等质量，但观察性研究中如有降低证据质量的因素，则降级为极低质量。不同研究设计类型受到各种因素影响后，其证据等级将发生明显变化（表8-4）。

表 8-4　影响 GRADE 证据质量等级的因素

影响因素	表示	说明
降低质量因素		
偏倚风险		依据 Cochrane 评价手册对偏倚风险进行评估，内容包括随机化分组、分配隐藏、盲法、失访等
严重	-1	
极其严重	-2	

笔记栏

影响因素	表示	说明
不一致性		不同研究间结果差异很大，可能源于人群、干预措施或结局指标的差异。当存在异质性又未能给出合理解释时，证据质量则会降低
严重	-1	
极其严重	-2	
间接性		当不存在直接比较时，间接比较可以提供证据，但证据质量比直接比较的要低。此外，间接证据还表现在研究对象、干预措施、对照措施、预期结局及研究类型等方面的差异
严重	-1	
极其严重	-2	
精确性		当研究纳入的患者和观察事件相对较少而致可信区间较宽时，将降低该研究的证据质量
严重	-1	
极其严重	-2	
发表偏倚		若研究者未能发表研究（通常是阴性结果的研究）时，证据质量亦会减弱；或者公开的证据仅局限于少数试验，而这些试验全部由企业赞助，此时发表偏倚存在的可能性很大
可能	-1	
非常有可能	-2	
提高质量因素		
大效应量		当方法学严谨的观察性研究显示疗效显著（2 个或 2 个以上研究证据一致显示 $RR > 2.0$ 或 $RR < 0.5$）或非常显著（$RR > 5.0$ 或 $RR < 0.2$）且结果一致时，将提高其证据质量
大	+1	
非常大	+2	
可能的混杂因素会降低疗效	+1	观察性研究由于不能确保两组具有可比性，因此如果分析时未能考虑潜在的混杂因素，则会降低其质量
剂量 - 效应关系	+1	给药的药量和引起的效应大小之间有明显的关联

需要注意的是，无论是升级还是降级，都不必拘泥于量化指标，如尽管 GRADE 规定有非常严重的偏倚风险可降低 2 级（-2），有非常严重不精确性可降低 2 级（-2），存在以上两方面缺陷的证据，理论上会被降到"极低"以下，但实际来说，最后的级别反倒可能是"低"而非"极低"。因为要对 5 个降级因素整体考虑，综合给出最后的证据级别。对于观察性研究升级也是一样，3 个升级因素，每个都可升高 2 级，如果 3 个因素都存在，最高可升 6 级，GRADE 中规定观察性研究一开始的级别为"低"，最多经过 2 级就可以升到"高"，所以无须拘泥于每个升降级因素的级数，而是应总体考虑后，充分描述升降级的原因。

（二）GRADE 证据推荐强度

1. GRADE 证据推荐强度划分　GRADE 系统推荐强度是指在多大程度上能够确信执行推荐意见，如果明确显示干预措施利大于弊，或弊大于利，则为强推荐；如果利弊不确定或无论质量高低的证据均显示利弊相当，则为弱推荐。当然，对于患者、医生或质量监督者来说，强推荐和弱推荐的含义不完全相同（表 8-5）。

表 8-5　GRADE 证据推荐强度的含义

推荐强度	含义
强	对于患者来说，大部分人在此种情况下会选择使用推荐方案，而只有少数人不会
	对于临床医生来说，大多数应该接受干预措施
	对于质量监督者来说，遵守推荐意见可以作为一项质量标准或行为指标。如果临床医生选择不执行推荐意见，则应出具文件加以解释
弱	对于患者来说，一部分人在此种情况下会选择使用推荐方案，但还有很多人不会
	对于临床医生来说，要亲自仔细查找证据或证据摘要，准备和患者就证据以及他们的价值观和意愿进行讨论
	对于质量监督者来说，出于对干预措施利与弊的考虑，临床医生需要讨论，才能决定是否将相关文件作为质量标准

2. 影响证据推荐强度的因素 GRADE 证据推荐强度不仅受证据质量的影响,也需要考虑利弊权衡、价值观和意愿以及成本(资源分配)等因素,最终形成一个综合判断(表 8-6)。

表 8-6 影响推荐强度的因素

影响因素	解释	强推荐的案例	弱推荐的案例
证据质量	证据质量越高,越有可能被列为强推荐	许多高质量随机试验证明吸入糖皮质化合物药物治疗哮喘的疗效确切	只有个案报告证实了胸膜剥除术在气胸治疗中的实用性
利弊权衡	利弊之间的差距越大,越有可能被列为强推荐;利弊之间的差距越小,越有可能被列为弱推荐	阿司匹林用于降低心肌梗死病死率,且毒性低、使用方便、成本低	华法林治疗心房颤动低危患者同时轻度降低脑卒中发病率,但增加出血风险,带来巨大不便
价值观和意愿	价值观和意愿选择越多样化或其不确定性越大,越有可能被列为弱推荐	淋巴瘤年轻患者更重视化疗延寿的作用而非其毒副作用	淋巴瘤老年患者可能更看重化疗的毒副作用而非其延寿作用
成本(资源分配)	干预措施的成本越高(即消耗的资源越多),越不可能被列为强推荐	预防短暂性脑缺血发作患者脑卒中复发,阿司匹林成本低	预防短暂性脑缺血发作患者脑卒中复发,氯吡格雷或双嘧达莫联合阿司匹林成本高

(三)GRADE 证据概要表和结果总结表

为了清晰呈现系统综述的结果,如评估效应量和证据质量等,GRADE 工作组于 2004 年开发出一套结构化表格,用以呈现证据质量、与质量评级有关判断及备选方案对所关注结局的影响,并称其为 GRADE 证据概要表(evidence profile,EP)和结果总结表(summary of findings table,SoF Table),其中证据概要表中除了有结果总结表的内容外,还包含了对决定证据质量的每个因素的清晰评价。结果总结表包含了对每个结局的估计效应量和证据质量评价,但没有该评价所依托的详细评判信息,体现了简洁性和完整性的平衡,不仅为决策者提供了其所需关键信息的简明总结,而且对指南而言提供了推荐意见所基于的关键信息的总结。目前,采用 GRADE profile 软件可以简便地制作证据概要表和结果总结表。因此,2016 年 GRAED 工作组基于前期调查又修改完善了新版的证据概要表和结果总结表,其中最重要的是添加"结果概述"栏以及在"证据质量"栏中添加升降级原因,以帮助系统综述使用者更好地理解治疗效果和证据质量。

(四)GRADE 系统的局限性

尽管 GRADE 系统创建已近 15 年,其标准被诸多权威组织采纳。除临床医学实践外,GRADE 系统在公共卫生、卫生政策等领域都有应用,但当前仍有众多不同种类的分级系统被其他机构沿用。目前,GRADE 系统也存在一些局限性,主要表现在:①在分级一致性方面,由于 GRADE 系统的升降级结合了判断者的主观因素,不同研究人员对同一系统综述应用 GRADE 系统做出的证据质量分级可能存在差异;② GRADE 系统只考虑 8 个因素对证据质量升降级的作用,未考虑其他因素对证据质量分级的影响。因此,GRADE 系统也在不断完善之中。

二、GRADE 质量评价与推荐步骤

制定推荐意见的 GRADE 步骤包括提出问题、收集证据、评价证据质量、形成推荐意见和总结证据(图 8-1)。

1. 提出问题 一般以 PICO 模式定义问题,包括研究对象、干预措施、对照措施以及观察结局,其中对于指南而言,还需要进一步区分是关键的结局还是重要的结局指标。

2. 收集证据 该步骤流程与常规系统综述流程一致,系统检索相关研究。根据纳入、排除标准,筛选合格的原始研究,并根据事先确定的不同研究结局指标,提取相关数据。数据的合并可以采用传统 Meta 分析的软件,如 RevMan,从而获得每个结局指标的效应估计值及其 95% CI。

3. 评价证据质量 在 GRADE 系统中,随机对照试验起点高,开始被定为支持干预效果估计的高质量证据,观察性研究定为低质量证据,但有 5 种因素可导致证据质量下降,3 种因素可提升证据质量。当然随机对照试验和观察性研究,均可以进行降级,因为其研究设计均可能存在缺陷。但随机对照试验重点考虑降级,且在一般情况下,不考虑升级,因为如果设计无缺陷,本身就是最高级别,无须升级;如果设计有缺陷,则升级无意义;对于观察性研究,在无降级因素存在的情况下,如果有符合条件的升级因素,则可考虑升级。

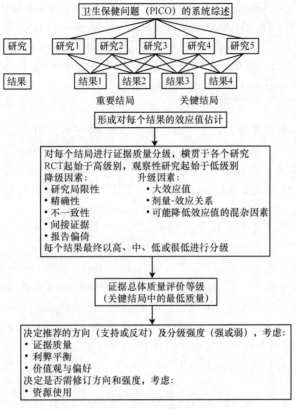

图 8-1　GRADE 制定推荐意见的流程图

具体到每一个结局指标时，需要考虑该结局指标的重要性，事先将结局指标按临床重要性进行分类，至关重要的结局指标（如病死率、住院率等）、重要的结局指标（如疼痛缓解等）和一般的结局指标（如轻度恶心等）。在至关重要结局中，如果病死率的证据质量为中，住院率的证据质量为低，则总的证据质量取决于住院率的证据质量，主要是考虑到至关重要的结局指标的相对重要程度，下结论时应较为保守，也就是说不同重要性的结局指标对最终证据质量的贡献度不一样。此外，GRADE 系统是对证据体的分级，即针对产生每个结局指标的所有研究进行评价，而非单项研究的分级，除非该结局指标只纳入了一个研究，此时 5 个降级因素里面，一致性此时不适用，而其他 4 个降级因素均适用。

4. 形成推荐意见　决定推荐意见的因素有不同治疗方案的利弊平衡、证据质量、价值观和意愿的变化及资源利用。如果单纯利用 GRADE 系统撰写系统综述，则无须形成推荐意见。指南制定者需要综合所有信息做出最终判定，推荐强度反映了指南制定者对一项干预措施是否利大于弊的确定程度，强推荐意味着绝大多数知情的患者都会选择推荐方案，临床医生可以此对患者进行治疗；反之，弱推荐意味着患者的选择会随着他们的价值观和意愿变化，临床医生必须确保对患者的治疗符合他们的价值观和意愿。需要注意的是，推荐意见的基础是系统综述，但一个推荐意见可能需要不止一个系统综述。高质量证据不一定做出强推荐，低质量证据不一定做出弱推荐。推荐意见的形成一般由制定小组来完成，该小组可以通过德尔菲法、名义群体法以及两种方法相结合达成共识。当指南制定小组的组成规模很大时，GRADE 协作组设计实施了 GRADE 网格，确保所有参与者都有机会发表意见并可影响讨论的结果，使得评审过程更加透明，快速高效地消除分歧，及早达成共识。

5. 总结证据　就指南制定者及为决策者提供建议的卫生技术评估报告而言，证据总结是迈向推荐意见的关键一步。采用 GRADE 证据概要表和结果总结表进行证据总结，即对每一个结局的质量分级及效应量进行估计。

三、GRADE profiler 软件介绍

GRADE profiler 软件（简写为 GRADEpro）是 Cochrane 协作网研发的 GRADE 评估工具，可以使研究者或决策者简便地采用 GRADE 系统对证据进行定量评级，并给出建议推荐强度的软件，适用于包括随机对照试验、非随机对照研究和其他类型观察性研究的证据评价，主要针对干预性证据、诊

断性证据分级，但不适用病因和预后证据。使用者除了可以从 Cochrane 协作网上免费下载安装外，还可以使用网络版的软件（The GRADEpro Guideline Development Tool，简称 GRADEpro GDT，网址：https://gradepro.org/）。该软件可以汇总和呈现用于医疗保健决策的信息，且可以将不同结局指标的 Meta 分析结果进行综合，形成一个结果总结表（SoF Table），同时还能创建 GRADE 证据概要表（EP）和评价一览表（overview of reviews table）。

案例 8-1 分析讨论：

以单机版 GRADEpro 为基础，以上述细导管法给予 PS 治疗 NRDS 为例，简要说明其使用过程和步骤。

1. 创建 GRADE 文件 下载安装好 GRADEpro 软件后打开，点击 File 下的 New，在输入 Profile Group name 名称后，点击 Add profile 后即可创建后缀名为 .grd 的 GRADE 文件，同时软件也会自动进入下一环节，Evidence profile 和 Profile information。

2. 录入基本信息 研究者先在 Format 的下拉菜单里根据自身研究内容选择合适的格式，软件会根据选择的格式呈现出对应的对话框，如选择 should [intervention] vs [comparison] be used for [health problem]?，就会出现 Intervention、Comparison、Health problem 和 Setting 4 个条目。选择的 format 不同，需要填写或修改的内容也不同，time frame 栏中填写纳入研究的时间。在完成各个对话框中内容填写后，就可以转到右边，填写 Profile information 信息，如在 Bibliography 中填写评价研究的标题，在 Profile author（s）中填写评价者姓名，在 Created on 和 Last major update 中选择创建本次评价的时间及升级的时间（图 8-2）。

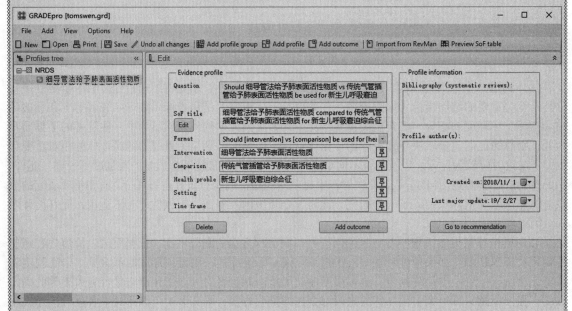

图 8-2 GRADEpro 中基本信息的录入

3. 添加结局 完成上述步骤后，单击 Add outcome，进入下一环节。在 Name of outcome 中输入结局指标的名称，Short name 中选填缩写名，在 Importance 的下拉框中对该结局指标的重要性进行判断：①1～3，重要性有限的结局（not importance）；②4～6，重要结局（importantce），③7～9，关键且重要结局（critical）。在 Assessed/measured with 中填写相应结局指标的测量方法；在 No of studies 中选择结局指标涵盖的相应研究数，当此处输入之后，就会在其后呈现 study design，然后可以在 study design 下拉框中选择纳入研究的类型（randomised trails 或者 observational studies）。如果选择 observational studies，其后还会让进一步选择具体研究类型。在 Length of follow 的下拉框中选择随访的时间类型（mean，median 或 range），紧接其后填写时间和选择单位。本例中，住院期间病死率为至关重要指标，纳入 9 个随机对照试验（RCT）（图 8-3）。

4. 评价每个结局的质量 在完成上半部分填写后，就可以继续完成对该结局指标的评价，即对 Downgrade quality of evidence 的 5 个因素（Risk of bias，Inconsistancy，Indirectness，Imprecision 和

Publication bias）和 Upgrade quality of evidence 的 3 个因素（Large effect, Plausible confounding would change the effect, Dose reponse grading）分别进行评价。如果存在加分或减分的情况，系统会自动弹出 Footnote，供注明原因。完成评价之后，系统会自动给出 Quality of evidence 的结果。然后点击 Go to Summary of Findings 即可进入详细结局数据录入界面。本例中，因有 5 个研究没有提及分配隐藏，故偏倚风险降一级，其他 4 个方面无或未发现（图 8-3）。

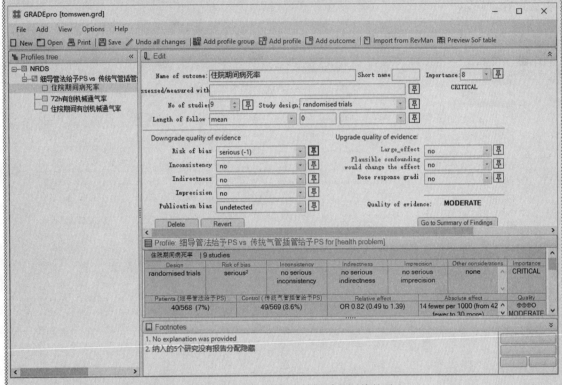

图 8-3　GRADEpro 中每个结局质量评价的录入

5. 输入每个结局的数据　首先选择结局指标数据类型（dichotomous 或 continuous），下方的内容将随着选择而呈现相应的变化。在下方 pooled 等选项中选择对应的结局指标测量方式。如果结局指标选择的是连续性变量，在 Number of participants 后的 Intervention 和 Control 中分别填写各组人数。在 Final values/change scores in controls 后的下拉框中选择对照组的指标类型，并在其后的方框中填写数值，以及选择相应的指标单位。在 Estimate of the effect 后的下拉框中选择相应的效应指标，在后填写该指标的具体值和 95% CI；在 Range of possible scores 中填写测量分数不同的可能性范围；在 Better indicated by 的下拉框中选择测量对效应趋势的影响。如果选择的是 dichotomous，则填写两组发生结局事件的人数、总人数，以及计算的效应指标等。至此，关于一个结局指标的评价已经全部完成。若还有其他结局指标，点击 Go to quality assessment 进入到以上第 3 步骤界面，通过 Add outcome 增加新的结局指标，并进行评价。本例中，基于 9 个 RCT 住院期间病死情况的 Meta 分析获得两组人群结局发生人数和总人数，以及相应数据，录入后，即可完成该结局指标的评价（图 8-4）。

6. 生成 EP　点击工具栏上的 Preview SoF table 可预览 SoF。在此界面上，于 Select format 中选择 GRADE evidence profile，将相应生成 EP。EP 的保存格式有 3 种。点击 Save HTML file 可将 EP 保存为 HTML 文件；点击 Save as Image 可将其保存为图像，并可在 Image format 中进行图片格式的选择及在 Quality 中设置图片质量；点击 Export to Word Document 可将其导出到 Word 文档中。

以上述细导管法给予 PS 治疗 NRDS 为例，说明 GRADEpro 或 GRADEpro GDT 的使用。设定只纳入 9 个 RCT 研究，观察 3 种结局指标（住院期间病死率、72 小时有创机械通气率和住院期间有创机械通气率），假设三者的重要性分别是至关重要、重要和不重要，针对这 3 个结局指标的合并，可以采用传统 Meta 分析，在 RevMan 中形成结果后导入 GRADEpro 软件或导入网络版的 GRADEpro GDT。根据方法学质量评价，分别对偏倚风险、不一致性、间接性、精确性、发表偏倚等进行评价。由于纳入研究全部是 RCT，所以对升级因素可以不予评价。本次纳入研究在偏倚风险评价方面，主要问题是没有报告随机分组方法和分配隐藏，故对此评价认定为严重，降一级，并标注降级原因。在完成评价和导入 Meta 分析的结果后，就可以生成两个关键的表格——证据概要表（表 8-7）和证据总结表（表 8-8），其中证据总结表采用新版的报告格式。

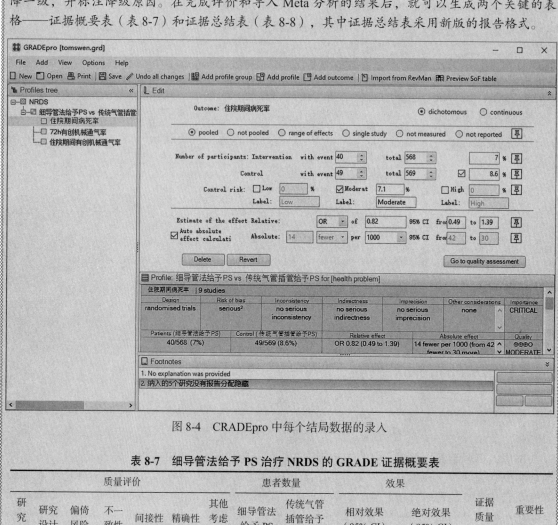

图 8-4　CRADEpro 中每个结局数据的录入

表 8-7　细导管法给予 PS 治疗 NRDS 的 GRADE 证据概要表

	质量评价						患者数量		效果			
研究数	研究设计	偏倚风险	不一致性	间接性	精确性	其他考虑因素	细导管法给予 PS	传统气管插管给予 PS	相对效果（95% CI）	绝对效果（95% CI）	证据质量	重要性
住院期间病死率												
9	随机试验	严重[a]	不严重	不严重	不严重	无	40/568（7.0%）	49/569（8.6%）	OR=0.82（0.49, 1.39）	14 fewer per 1,000（低 30 to 更低 42）	⊕⊕⊕○ moderate	critical
72 小时有创机械通气率												
5	随机试验	严重[a]	不严重	不严重	不严重	无	63/270（23.3%）	91/266（34.2%）	OR=0.57（0.39, 0.84）	113 fewer per 1,000（低 38 to 更低 173）	⊕⊕⊕○ moderate	important
住院期间有创机械通气率												
4	随机试验	严重[a]	不严重	不严重	不严重	无	79/230（34.3%）	90/230（39.1%）	OR=0.79（0.53, 1.17）	54 fewer per 1,000（高 38 to 低 137）	⊕⊕⊕○ moderate	not important

注：a. 纳入研究没有报告随机分组方法和分配隐藏。

表 8-8　细导管法给予 PS 治疗 NRDS 的 GRADE 证据总结表

细导管法给予 PS 治疗 NRDS 的安全性和疗效

患者或人群：出生后自主呼吸、有 NRDS 风险或征象的早产儿（胎龄＜37 周）
环境：医院
干预：细导管法给予 PS
对照：传统气管插管给予 PS

结局 参与人数 （研究数）	相对效果 （95% *CI*）*	预期绝对效应量（95% *CI*）			证据 质量	结果概述
		传统气 管插管 组风险	细导管法组 风险	差异		
住院期间病死率 参与人数：1137 （9 RCTs）	OR=0.82 （0.49, 1.39）	8.6%	7.2% （4.4, 11.6）	降低 1.4% （低 4.2 to 高 3）	⊕⊕⊕○ moderate[a]	细导管法给予 PS 可能降低早产儿住院期间病死率
72 小时有创机械 通气率 参与人数：536 （5 RCTs）	OR=0.57 （0.39, 0.84）	34.2%	22.9% （16.9, 30.4）	降低 11.3% （低 17.3 to 高 3.8）	⊕⊕⊕○ moderate[a]	细导管法给予 PS 可能降低早产儿 72 小时有创机械通气率
住院期间有创机 械通气率 参与人数：460 （4 RCTs）	OR=0.79 （0.53, 1.17）	39.1%	33.7% （25.4, 42.9）	降低 5.4% （低 13.7 to 高 3.8）	⊕⊕⊕○ moderate[a]	细导管法给予 PS 可能降低早产儿住院期间有创机械通气率

GRADE 证据质量分级：
高质量：非常有把握，观察值接近真实值
中等质量：对观察值有中等把握，观察值有可能接近真实值，但也有可能差别很大
低质量：对观察值的把握有限，观察值可能与真实值有很大差别
极低质量：对观察值几乎没有把握，观察值与真实值可能有极大差别

注：* 干预组的风险和 95% *CI* 是基于对照组的基线风险和干预措施的相对风险计算得出的。
　　a. 偏倚风险降一级：纳入研究没有报告随机分组方法和分配隐藏。

四、GRADE 系统的应用

GRADE 系统的优势在于提供了一个结构化、明晰、透明的分级方法，目前 GRADE 系统主要应用于临床实践指南、系统综述和卫生技术评估，在诊断性研究系统综述和诊断性临床实践指南中也在开展应用，在病因、预后等领域也展开了积极的探索。

1. GRADE 系统在临床实践指南中的应用　GRADE 系统最主要的应用领域是临床实践指南的制定。从纳入证据的质量到明确给出推荐意见，整个过程清晰透明，更有利于指南传播和应用。GRADE 系统在临床实践指南中的应用正在引起越来越多的国家和地区的关注，也正在将过去传统的专家共识慢慢转向于以系统综述和 GRADE 分级推荐为基础的循证指南的制定。

2. GRADE 系统在系统综述中的应用　在系统综述中应用 GRADE 系统主要是对系统综述纳入的证据进行分级，分析低质量证据降级的主要原因，探讨对描述性系统综述和只纳入 1 个随机对照试验的系统综述分级的方法，比较对同样等级的证据是否采用统一和规范的表达等。目前，GRADE 系统已经在各种类型的系统综述中应用，包括网状 Meta 分析。此外，应用 GRADE 系统进行证据分级，对于同一个结局指标，不同分级人员的结果可能存在差异。所以评价前对人员进行统一培训，并就升降级因素的理解达成共识，在证据概要表和结果总结表备注中详细说明，以便尽可能取得分级结果的一致。

系统综述是制定临床指南的重要基础，指南中使用 GRADE 系统则需结合系统综述证据质量考虑推荐的方向及强度。需要注意的是，GRADE 系统在临床实践指南中的应用与在系统综述中的应用有所不同。对于系统综述，GRADE 系统仅用于对证据质量分级，而不给出推荐意见；对于指南，需在对证据质量分级的基础上形成推荐意见，并由指南制定小组来完成对其推荐强度的分级。此外，对于升级和降级条目的定义和用法，指南和系统综述也可能完全不同，主要体现在一致性和精确性两个方面。在一致性方面，需要综合考虑效应量的大小、方向、可信区间的重叠程度、*P* 值以及 I^2 值

等。如果 I^2 值很大（如超过 80%），在系统综述中被降两级，但在指南中可能不被降级，因为对于系统综述制作者来说，一致性一般只需考虑研究的方向和大小；但对指南制定者而言，一致性只有在影响到推荐时才会被重点考虑。在精确性方面，系统综述中主要看总样本量是否符合最优信息样本量标准；而对于指南，则看可信区间是否包含推荐和不推荐治疗的临床决策阈值。

3. GRADE 系统在诊断性试验中的应用　GRADE 系统认为诊断性试验应包括确定患者、诊断方法或措施、对照和目标结局 4 个方面。指南小组对某个诊断试验是否推荐，取决于真假阳性 / 阴性结果对患者重要结局指标的影响程度、试验所致的并发症、证据质量、患者价值观的不确定性、对试验和患者重要结局指标的意愿及试验成本等。

4. GRADE 系统在其他领域的应用　在公共卫生、卫生政策和卫生系统领域已有引入 GRADE 系统的尝试。WHO 率先将 GRADE 系统应用于卫生政策文件的起草。2010 年 7 月，WHO 发布了《通过改进挽留政策提高偏远和农村地区卫生工作者的可及性——全球推荐》的指南文件，分为教育、管理制度、经济激励和对个人及其职业的支持 4 个方面，共包括 16 条推荐意见，全部采用 GRADE 系统分级方法。

（唐少文　黄　鹏）

第九章 患者价值观与循证医学实践

案例 9-1：

　　两名围手术期患者疑似患有阻塞性睡眠呼吸暂停综合征，其术中术后发生并发症的风险增加。若围手术期诊断和治疗阻塞性睡眠呼吸暂停综合征，可一定程度降低术中发生呼吸困难和术后发生高血压危象、心动过速等并发症的概率，但需要接受更多的住院检查和治疗，并延缓手术时间。第一位患者，男性，52 岁，工作稳定，有医保，认为术中及术后并发症严重威胁生命安全，接受额外的住院治疗影响较小，愿意接受前期阻塞性睡眠呼吸暂停综合征的诊断和治疗，因此决定推迟手术时间。第二位患者，男性，48 岁，自由职业者，无医保，认为术中和术后发生并发症的可能性极小，住院耽误工作影响正常生活，希望尽快手术解决目前的疾病，所以不愿意推迟手术时间。

问题：

　　1. 两位患者治疗方案选择的影响因素是什么？

　　2. 作为临床医生应如何对待患者的决定？

　　随着医学模式从生物医学模式向生物 - 心理 - 社会医学模式的转变，临床医学行为由过去的以理论知识和个人经验为指导的模式，逐渐向以循证医学为依据的模式转变。近年来，循证医学的内涵发生了许多变化，包括证据等级、证据决策程度、循证实践者与循证接受者之间的区别等，临床决策过程中决策者面临着包括生物、心理、社会方面的更多的信息。如何将患者的价值观及意愿有效融入患者的临床决策中是临床医学实践面临的众多挑战之一。

第一节　价值观概述

一、价　值　观

　　价值观（value）是指个体对周围的事物以及对自己行为结果的意义、作用、效果和重要性等所持有的总体观点和看法，是人们对客观事物是非善恶和重要意义的看法和评价，代表着个体的一系列基本信念，而意愿则是根据个人价值观做出的带有倾向性的选择。一个人的价值观和态度决定着一个人的行为，价值观具有指导个人的价值活动、调节和控制个人的情绪、兴趣、意志、态度的功能，价值观对行为起着强烈的动机作用和引导作用，有什么样的价值观，就会产生什么样的行为。

　　价值观是一种内心判定标准，是支撑人类生活的精神支柱，它支配着人的行为、态度和信念的取向，支配着人感知事物的重要性和意义以及自我了解、自我定向、自我设计等的行为特点。价值观具有下列特性：①价值观因人而异。由于每个人所具备的先天条件和后天环境不同，人生的经历也不尽相同，每个人价值观的形成会受到不同因素的影响，则每个人都有自己特有的价值观。面临选择时，具有不同价值观者产生的行为也不同。②价值观相对稳定。价值观是人们思想认识的深层基础，它形成了人们的世界观和人生观。它是随着人们认知能力的发展，在环境、教育的影响下，逐步培养而形成的。人们的价值观形成后，是相对稳定的。③价值观在特定的环境下又可以改变。由于环境的改变、经验的积累、知识的增长，人们的价值观有可能发生变化。

　　医学临床实践同样受到人们价值观的影响。医学的目的是借助于科学的手段和方法防治疾病、促进健康，但医学的最终目标是为群体或个人带来幸福。医学仅从生物学角度认识和处理人的健康和疾病问题已远远不够，医学领域的飞速发展促使大量的循证医学科学证据产生，伴随着患者知识的丰富，尤其是医学知识的增加，患者的参与意识增强，在临床实践决策中，患者与医生是同样重要的，必须从社会、心理和伦理等角度，充分考虑患者的价值观。

二、患者价值观与意愿

　　循证医学的临床实践不外乎科学证据的制作、传播与使用。在界定证据的使用者范围时，循证医学认为患者与医生均是证据的主要使用者。循证医学的三要素之一是以患者的利益为前提，考虑和尊重患者的价值观和意愿（values and willingness of patients），使患者在充分知情的情况下，主动

笔记栏

83

参与临床实践决策，对自己疾病的诊断、治疗做出选择。患者的价值观和意愿是指患者对其健康的看法、认知、期望和目标，也包括患者对不同医疗过程相关选择的利弊平衡，比如潜在利益、伤害和负担等。患者意愿还被定义为患者在被告知某医疗干预、临床情境或健康状况相关知识及其可能导致的获益与风险后，所持观点与行为的取向。

　　传统的医疗模式以疾病和医生为中心，随着生活水平的提高和医学的进步，人们对医疗保健的要求已不单纯满足于控制症状与治疗疾病，更多的是希望改善疾病预后和提高生活质量。循证医学的医疗模式顺应了这种趋势，强调了以患者为中心的宗旨。循证医学在疾病的诊疗过程中，综合考虑最好的研究证据、医生的临床实践与患者的意愿，确定最佳的治疗方案，为每个具体的患者进行个体服务。所看重的是患者而不是单纯的疾病，即改变了过去只见"疾病"不见"人"的状况，更注重治疗措施对于患者生命质量、疾病预后以及卫生经济学指标的影响。不再单纯给予医生证据，同时也给患者提供相关信息，让患者参与到治疗决策的制定中，体现了"以人为本"的价值观。循证医学将患者的健康放在首位，以促进患者恢复健康为目的，提倡从患者的利益出发，充分尊重患者的自身价值和意愿，它的发生和发展促成了临床实践真正以患者需求为中心的转变。循证医学的"以患者为中心"的医疗模式要求医生必须具备的3个条件：丰富的医学知识、精熟的诊疗技术、以人性化及智慧的态度对待患者。

　　医学以人为对象，人不只是身体的存在，而是心灵与身体的总和，人是具有尊严性的生命，人的尊严性与人的生命应该受到同样的尊重。由于患者个体的价值观及意愿不同，基于总体平均价值观的决策分析并不能应用于每一个具体患者，影响临床决策的因素随情况不同而变化，即使情况相同也可能因患者不同而改变。因此，在具体实施中如何将患者的价值观及意愿融入临床决策难度较大。每位患者在决策的每一步骤中的需求和选择不尽相同，临床医生不可能精确测定出每位患者参与的程度。由医生和患者共同参与临床决策的"医患共同决策模式"的提出考虑了患者的个体性和价值取向，有利于达成最适合患者的个体化治疗方案。随着社会的发展，现代通信技术发达，患者的信息来源丰富，患者的亲朋好友对其疾病的看法、药商正确或不正确的广告宣传、患者对健康的要求标准、患者受教育的程度等均会影响患者对自己疾病的了解，希望更多地参与到临床决策中。另外，医生虽然依据现有科学知识制定临床方案，但也包含了许多不肯定的影响因素。因此很多问题值得我们去考虑：临床医生严格按照循证医学实践步骤执行，是否可以收到满意的治疗效果？医生认为满意、合理的治疗方案，患者是否完全同意？患者对医生提出的方案有无自己的看法？患者是否可以参与治疗决策？临床决策时不能仅靠证据，应充分考虑患者的价值观和意愿。

三、影响患者价值观的因素

　　患者不同价值观亦不同，不同的价值观使得不同的患者对医疗取舍的决定可完全不同。患者的价值观和意愿选择建立在自身的文化背景、宗教信仰、心理状态、个人偏爱、社会经济状况等因素的基础之上，有些人认为生命是第一重要的，而某些人却重视生命的质量；有些人在决策时看重独立和自我，而有些人则非常需要家庭的参与和互相的依靠与支持。可见，患者的价值观受到各种环境因素和社会因素的影响。

（一）患者对疾病的感受及所关注的问题

　　大多患者得知患病后会经历怀疑、否认、恐惧、拒绝、妥协、接受和期待等心理反应阶段，其会影响患者表达自己的价值观与意愿。如肿瘤患者对死亡存在恐惧，并排斥治疗时，往往采用逃避、听天由命的应对方式，不愿意接受医护人员给予的相关信息。

　　不同经历和文化背景的患者会出现不同的价值观及意愿。例如，一个曾看到自己父亲死于肝癌的妇女，如果发现自己是乙肝病毒携带者，她会惊恐不已，而一些不熟悉乙肝相关知识的乙肝病毒携带者则很少焦虑。生活环境、教育背景、理解能力、年龄、性格及病情轻重程度不同的患者对疾病的感受则各有差异。患病后患者主要关注生存期限和生活质量、治疗效果、康复状况、回归家庭和社会等问题。如年轻女性患有乳腺癌时，可能更多地考虑手术治疗后对自身体型和生活质量的影响，倾向于采取保乳治疗的方案；而老年妇女可能更果断地采取手术根治疗法。患者的个人经验和关注问题对患者的医疗决策产生重要的影响。如两位患者因心房颤动继发脑卒中的风险增加，医生建议服用华法林，以便有效降低脑卒中发生的可能性，但服药期间需要加服维生素K，定期做血液凝血功能检查，且轻度或大量消化道出血的风险可能增加。第一位患者认为，发生脑卒中严重威胁生命，不在乎服用药物、做血液监测等，即使可能发生消化道出血，但恢复较快不至于威胁生命，所以选择服用华法林；第二位患者认为，虽然可能发生脑卒中，但概率很小，而且讨厌吃药，害怕抽血，对正常生活有影响，消化道出血也使他感到恐慌，所以不愿意服用华法林。

案例 9-1 分析讨论：
　　案例 9-1 中第一位患者工作稳定，有医保，因此更多地关注疾病本身的危害，因此选择接受前期阻塞性睡眠呼吸暂停综合征的诊断和治疗，推迟手术时间。但第二位患者由于是自由职业者，无医保，关注点放在了经济和失业压力方面，因此不愿意推迟手术时间，这两位患者因为所关注问题不同，也就决定了两者的价值观不同，导致他们对治疗措施的选择有所不同。

（二）患者所获支持与家庭的共同决策

　　患者在其患病过程中所获得的支持来自多途径，包括网络、病友、医护人员等。医生的专业指导和正向激励，会影响患者的意愿。病友的亲身经历也是患者宝贵的经验来源，会对患者意愿与价值观产生重要影响。在某种程度上同伴比医生更能影响患者的临床决策，如同病房两名患者均患有胆结石，一名患者已反复急性发作多次，但由于惧怕手术选择保守治疗，另一名患者看到即便不做手术影响也不是很大，则可能同样会拒绝手术。

　　医院和医生面对的不仅仅是患者，还有患者背后的家庭和社会关系。关于医疗决策，往往遇到谁来做决定、谁应该做决定的问题。我们的文化秉承家属的责任意识强于患者的个体自由决定的传统。虽然我们提倡尊重个人自主的循证决策准则，但由于我国传统家庭的伦理亲情及个人经济情况不足以支持个人的自主行为，在临床决策中患者的自主选择往往受制于家庭的共同决策。家庭在患者诊疗过程中的陪伴，不仅给予其生活的照顾，还会提供其情感的支持和经济的保障，会影响患者的意愿。例如，妻子和丈夫对前列腺癌手术的价值观和对治疗方案的选择会有不同，丈夫害怕术后可能出现尿失禁、性欲减退等不良反应，犹豫不决甚至放弃手术；但妻子考虑手术可让丈夫活得更长，并不在乎并发症或副作用，因此毫不犹豫同意手术。

　　患者的价值观和个人意愿主要表现为个人有权根据自己的价值观，针对医生的治疗方案表达自己的真实意愿，即患者个体的知情同意权和执行权。在实际医疗过程中，大多数情况下个人可以按照个人意愿参与临床决策。但遇到重大疾病时，由于担心患者心理受到冲击不利于疾病的治疗，医生不能把病情直接告知患者，而是首先告知患者家属，家庭往往也会主动要求参与患者的决策过程。因此，在患者做出重大医疗决策时，家庭实际上也进行了干预。此种情境体现了我国临床决策过程的特殊性——家庭在医疗决策中起着重要作用。虽然这种干预在理论上是对个体自主权的侵犯，但多数实践是有利于患者利益的。按照行动功利主义的原则，仅仅在行为后果有利于个人利益时，对个人权利的适当干预可以得到伦理支持。当家庭与个人决策发生冲突时，家庭干涉权的分配有两种情况：①一般在不危及患者生命的情况下，优先考虑患者的自主选择，并允许家庭对患者的合理干涉；②在危及患者生命的情况下，患者和家庭的决策意见发生冲突时，应从有利原则出发，优先选择有利于患者生命健康的方案。

（三）医学伦理学

　　医学伦理学（medical ethics）来源于医疗工作中医患关系的特殊性，其要旨是医生应根据自己的"能力和判断"采取有利于患者的措施，保守患者的秘密。从医学伦理学的角度考虑，患者在接受医疗服务过程中的自我决定权和拒绝治疗权是知情同意的重要内容之一，患者有权拒绝不能接受的治疗方式而选择自认为较合适的诊疗方式。患者求医时一般要依赖医生的专业知识和技能，并常常不能判断医疗的质量，患者常要把自己的一些隐私告诉医生，这意味着患者要信任医生。这就给医生带来一种特殊的道德义务，要把患者的利益放在首位，采取相应的行动使自己值得和保持患者的信任。例如，对人类免疫缺陷病毒阳性的患者，若患者向其亲人或性伴侣隐瞒病情时，必须采取强制措施，由医院直接告知相关者真情。当患者自主权与社会整体利益发生冲突时，必须维护社会整体利益。例如，伤寒患者终身不能从事厨师行业，当医生要求限制其职业选择时，若患者拒绝，医生则必须采取强制措施，以维护社会整体利益。所以，强制性收治烈性传染病和严重影响社会秩序的精神病患者时，不管监护人或患者是否同意，都不能按照患者的意愿进行。对于尚无医学证据支持、不符合临床实践的问题，如果顺应了患者的要求，盲目用药，带给患者的只能是过度治疗，不仅使患者遭受更多的痛苦，也给患者和国家增加了经济负担。例如，一位 76 岁的男性结肠癌患者，需做术后辅助化疗，但化疗一个周期时出现了严重腹泻，老人实在不能继续承受严重的化疗副作用，希望放弃化疗，求助于中医继续治疗。在此种情况下，医生应考虑患者的意愿，向患者说明目前在临床上针对老人这种病情做术后辅助化疗会降低复发转移的风险，而目前尚无证据支持中药可以起到与术后辅助化疗相等的作用，但可以考虑用中药缓解化疗腹泻的副作用，这样在考虑了患者意愿的情况下可能会取得更好的治疗效果。

作为医生，确实常常面临来自患者和家属的压力，要求做一些不符合医学实践和伦理的事情。鉴于医生的职责，需要考虑众多的因素，权衡伦理学与患者的根本利益，如果患者的决定并不符合自身根本利益，甚至因此而出现死亡的可能时，医生应在尊重患者意愿的同时，尽量与患者沟通，尽可能全面客观地向患者描述问题，达成医患共识，获得知情同意，在合法、合情、合理的情况下维护患者的根本利益。随着社会的不断发展，人们对健康的需求不断扩大，既有治疗疾病方面的，也有预防保健方面的，既有医学方面的需求，也有非医学方面的需求。医学科学成为整个社会事业的一个有机组成部分，其社会性在逐步加强。临床医生在制定诊疗方案时，不仅重视患者的医治，还要重视疾病的预防，重视群体的卫生保健；医务人员服务的对象不仅仅是患者，而且还包括正常人。许多医学问题已经成为关系人类自身命运的社会问题，应尽可能考虑社会的公益，不能违背社会的利益。因此，患者的自主权并非无限，而是有范围、受限制的。患者自主权的实施过程，就是一个在多价值体系中平衡、比较、协调的过程。某些情况下，患者自主权并不占优先地位。当患者的自主权与社会利益发生冲突时，医生必须努力说服患者改变主意，优先考虑社会利益。

如何给患者一个客观、负责任的回答，是医生每天都会遇到的问题。尊重患者的选择，并不意味着顺从患者的要求。因为医生的职业责任要求我们，应以循证医学证据为依据对患者进行治疗。医生对科学知识负有责任，有义务以科学依据和经验为基础，保证知识的合理应用；同时负有用科学知识指导患者的责任。尊重患者的意愿与指导患者的治疗有时看似矛盾，实则从两个方面反映了医生应具备的职业素质。审慎地提供医学证据，了解患者抉择的原因，才能在处理复杂临床问题时做出恰当的、符合患者意愿的决定。医生的决策与伦理规范相符合，不会导致不恰当的治疗。决策的过程往往体现了医生对知识的把握和对人性的尊重，恰如希波克拉底的名言"做一名有修养、有知识的善良医生"，从医学实践中去体会，从与患者的交流中去升华。

（四）医患关系

医患关系（doctor-patient relationship）是医学伦理学的核心内容，也是影响患者价值观的重要因素之一。医患关系狭义上是指医疗过程中医生与患者之间所结成的特定的医治关系，即医生与患者个体间的关系。广义上指医疗、预防、保健从业人员与患者及其亲属、监护人、单位组织等在防治疾病的活动中建立和形成的关系，亦即以医生为主体的医方和以患者为中心的患方之间的人群关系。作为医生，常常会面临来自患者和家属的压力，要求做一些不符合医学实践和伦理的事情，但这不能成为我们决策的借口。伦理学强调患者自主的原则，即患者在了解病情的基础上，有权对将要接受的治疗做出决定。而对病情的了解除了其他信息来源外，与主管医生的沟通是最主要的，这就产生了医患关系。古代西方著名医学家希波克拉底曾感叹："了解什么样的人得了病比了解一个人得了什么病更重要。"有效的医患沟通有利于了解患者的需求，增加彼此的理解和信任，更有助于采取更有利于患者的临床决策。

医患关系的基本性质是信托关系，即基于患者对医务人员的特殊信任，信任医生出于正义和良心会真诚地把患者的利益放在首位。医患双方不同的价值观往往是影响医患关系的重要原因之一。医生的道德修养、道德信念与道德品质，影响并决定着医生对待患者的根本态度，影响和制约着医生的行为和工作质量，也是影响医患关系的决定因素。医患关系不仅仅包括技术方面，还包括医患交流中的社会、伦理和心理关系，即医生的服务态度和医疗作风。医生在将有关的医学知识以及对治疗有促进作用的理论和方法加诸患者之前，必须要首先辨别和理解一下患者自己原本已经存在的那些观点和看法。例如，一位胃食管部位疼痛和"烧心"的患者基于对血压与阿司匹林之间有非常"具有逻辑"的观点，认为高血压是由于血液太黏稠，而阿司匹林可以稀释血液，因此，服用阿司匹林就可以预防高血压，而且该患者当前血压正常是得益于数年坚持服用阿司匹林。他的这个观点显然来自于不全面的医学信息，医生要解决这个问题，首先要向患者解释血压高低与血液黏稠是两个不同的概念，在人体中是两个不同的生理体系，接下来还要告诉患者，他已经患上了胃炎和消化性溃疡，不再适合服用阿司匹林。

在患者价值观的影响下，医患关系存在 4 种模式：①家长式模式（the paternalistic model），此种模式是假定医患之间有一个共同的价值观，目的是为了确保患者得到最能促进其健康的医学干预，因此，在患者很少参与的情况下，医生即可决定什么是患者的最高利益。②信息式模式（the informative model），此模式中医生是专业技术知识的提供者，患者自主权的概念是指由患者来控制医疗决策。医生为患者提供所有有关的信息，让患者选择所需的医疗方案，医生执行患者的选择，是最能实现患者价值观的医患关系。③解释式模式（the interpretive model），医生不仅为患者提供所有信息，还要帮助患者理解和运用自己的价值观，使其能更清楚地认识自己的状态，以及各种医疗选择对其有什么影响，医生是顾问，最终必须由患者决定最能实现其价值观的医疗方案。④商议式模式（the deliberative model），医生必须向患者介绍病情等有关信息，还要解释患者可采取的各种价值观。医生要提出为什么某种价值观更值得患者采纳，最后再和患者共同商议，确定和选择在目前医疗条件下能够实现的最有益于健康的价值观。

医学的发展、科技的进步以及新领域的开发，使"疾病"愈受重视，而且"患者"愈受重视。贯穿在医学实践和思维中的价值取向、人格模式和审美趣味，即人文精神。确切地说，在医疗实践中要以人为本，以人为中心，并非以疾病为中心，强调医学是维护和增进人类健康的事业，一切医疗活动都以这个终极目的为追求。要成为一名好医生，仅仅有好的医学知识和技术是不够的，更重要的是要具备良好的认知素质和知识，这是医生从事医学职业的内在道德要求。在医疗实践中，医生有救死扶伤的责任，患者享有知情同意权。如果患者和家庭不存在意见分歧，说明患者和家庭的利益是一致的，此时，医生应尊重患者的选择。但当患者处于危急状态，而患者和家庭的选择不利于生命健康时，就需要医生做出强制性干预，以保障患者的生命健康，避免不良后果的产生。而不同的文化背景和对健康理解的差异使得不同的患者对医疗职业的看法有所不同，这些因素决定和构成了患者本身及其疾病经过和对医师的期望高低。当医生与患者的期望值存在差异时，很有可能出现不和谐的医患关系。在传统观念里，"人死了"是件非常大的事，不管因为自然病程还是因为医疗失误，只要是出现死亡的结局，医院就得承担责任。这背后实际是结果导向的思维模式在作祟，即患者和家属往往在乎的是疾病的结果，而不是疾病治疗过程中合理与否。由于疾病的结果受很多因素控制，医生主要考虑的是在疾病治疗过程中的程序正义问题，而不是结果满意问题。患者的死亡可能由多方面原因所致，而不只是医生医术的问题。而如果患者和家属不能正确直面死亡，不能很好地讨论死亡，这种结果导向的思维模式会不自觉地影响医患关系。新的医疗模式要求医生与患者之间的交流是双向的、平等的，医患双方应共享信息资源、共享评价、共同制定临床决策及共同承担责任。改善医患关系就需要正视医患双方价值观的差异，增加整个社会司法和其他民间渠道，建全解决纠纷的机制，提升医生的道德素养，以及加强全民的医学知识普及。为患者提供证据，指导他们知情选择，更好地对患者实施诊疗过程。目前我们必须承认，让医患双方的价值观走向一致还仅仅是一个理想的期望，尤其是在医疗产业化、医生看病讲究绩效的今天。但从医学伦理学的追求来讲，让医患双方的价值观走向一致才是和谐医患关系的最佳体现，应当是医学社会追求的最佳目标。

四、医生与患者价值观的差异

循证医学中临床研究证据及其质量是循证医学决策的依据、医生的临床实践是临床医学实践的基础，而患者是循证医学实践的组成部分。每一个医学行为始终涉及医生和患者这两类当事人，或者更广泛地说是医学团体和社会。在患者的心目中，医学应该能解除痛苦，不但是身体上的疼痛，也应该能解除身体以外的痛苦。但在大部分医生的观念中，好像患者身体上的疼痛、症状才是关心的主体。医生往往关注治疗过程的生理性指标，如检查指标、影响指标或功能指标等，而患者更注重自身在疾病中的感受，如疼痛、限制活动、未来生活质量等。循证医学实践强调，临床决策必须考虑患者的临床实际和身体状况，集中于疾病和患者的四个主要内涵，即患者对于疾病的认识、患者对自身疾病的感受和所担心可能出现的状况、在患者的生活中疾病的影响因素及患者对于治疗的期望。

治病救人是救死扶伤的事业，对生命的重视可以帮助医生树立对生命负责、对患者负责的态度，履行医生治病救人的职责，也决定了医生在实际医疗行为中应该遵循"患者第一"、"人命关天"的理念，严格履行医生职责，不能让任何原因影响医疗行为，危及患者生命安全。传统医德规范认为医生是否不惜一切代价挽救患者性命是道德评价的首要标准。每个医务人员应把职业道德看成是自我的约束，形成个人道德要求与职业道德相统一，从而实现道德价值与个人价值的统一。从医生价值观的角度看，医生往往更关注疾病本身，认为医学对疾病的现象和治疗的解释要比患者自己的看法更加科学和真实，一切都应按照医学的原则行事，而不同的医生价值观亦存在差异。医生的专业知识会影响医生的价值观，不同的医生对待相同疾病的观点会存在差异。例如，麻醉医师和睡眠医师对疑似阻塞性睡眠呼吸暂停综合征患者的围手术期评估和治疗在观点和实践上存在显著差异，如果怀疑患者患有阻塞性睡眠呼吸暂停综合征，只有4%的麻醉医师会推迟手术等待前期睡眠评估，22%的麻醉医师会继续手术；而在睡眠医师中，54%的医师更愿意推迟手术，只有5%的医师会继续手术，这时就有必要让患者参与临床决策。有时医生关注的重点可能并非患者所关心的。如外科手术时，医生关心的是手术时间的长短、术中生命指征和术后治愈率等，患者则关心手术后是否疼痛、恢复期多长、是否会对生活质量产生影响等。即使是医学证据显示的最好的决策，也会因为医生和患者的价值观不同而存在差异，这就要求在临床决策中权衡利弊。

患者的价值观与医生的价值观是趋同的，但又存有差异。医生的价值观在一定程度上影响着患者的价值观。医生如何认识生命、具备何种价值观会影响到医生对患者生命的认知及对患者的态度。医生可能根据自身对疾病和治疗方案的理解，带有一定倾向性地向患者介绍相关内容，如睡眠医师可能更多地向疑似阻塞性睡眠呼吸暂停综合征的患者建议推迟手术等待前期睡眠评估，而麻醉医师则会建议继续手术。医生往往会做出自己愿意接受并证明效果很好的治疗方案。这时就需要医生尽可能地提供各种治疗方案的利弊、并发症及其产生的后果等方面的信息，推荐他们愿意接受的治疗方案。当患者获得很好的信息时，参与临床决策，理解相关医学证据，做出的选择更多的代表自己的价值观和意愿，达到循证临床决策最优化的效果。医生要意识到自身和患者间的价值观差异，清楚患者和疾病状态之间的根本区别。在明确治疗目标时，医生需要关注患者的患病经历，理解他们的痛苦。假如医生不考虑病情对患者意味着什么，治疗取得成功的可能性将减小。理解患者的价值观及意愿产生的原因，有助于提高患者的依从性。例如，一个曾看着自己母亲死于乳腺癌的妇女，如果在自己的乳腺里也发现有一肿块时，毫无疑问，她会惊恐不已。相反，一些患纤维性乳腺病且不熟悉乳腺癌病史的患者则很少焦虑。当医生认识到这一点，就不会仅仅根据自己的专业知识、技能和职业性质来关注患者，而是从患者的关注点出发，给予患者更多的关爱，帮助患者选择更适合的治疗方案。

第二节　患者价值观与循证决策

在珍爱生命、敬畏生命的伦理精神指引下，医学从洪荒时代冲破艰难险阻走到今天的现代医学，医生肩负着维护和促进人类生命健康的重任。循证医学理论上要求医生严格按照医学证据提供的程序执行，这样应该能取得满意的诊疗结局，但事实果真如此吗？医生认为百分之百合理的治疗方案，患者是否完全同意？患者对医生提出的方案有无自己的看法或选择？什么样的治疗方法最符合患者特定的价值观和意愿？如今的诊疗决策不仅依据循证医学、临床经验和个体化原则，必须同时充分理解和尊重患者的价值观，使患者的价值取向与医学客观发展规律走向一致，并且在不影响社会利益的前提下，追求患者的最佳利益获得。

在临床决策中需要临床医生详细介绍不同治疗方案可能产生的结局事件的可能性，同时参考患者的价值观制定最终的临床决策，而医生遵循患者意愿时还需注意患者的意愿是否建立在科学的医学观点上及对不同治疗方案可能带来的不同结局的了解程度等。循证决策的本质是在当前可得的最佳同类证据指导下的高度个体化科学决策，即循证医学比传统的医疗决策更有效地对个体患者实行个性化治疗，尤其注重个体患者的价值观与意愿，同时有义务和职责正确引导患者的价值观。在医学证据的应用过程中最佳决策不仅是应用最佳证据的问题，而且是一个取得最适宜效果的问题，每一位患者都是独一无二的，特别是随着医学模式由生物医学模式向生物－心理－社会医学模式转变，大众对疾病和健康的关注程度不断提高，而且随着网络的普及、人们获取医学信息途径的增加，人们在医疗决策中参与意识的增强，疾病谱由急性传染病向慢性非传染病转变，这都预示着医患分享式决策将主导未来的医患互动和临床决策过程。循证医学专家 Guyatt 提出，临床决策包括3个主要因素：信息的暴露（治疗选择的利弊）、探索患者对治疗方案和潜在后果所持有的价值观、实际的临床决策。每位患者在决策的每一步骤中的需求和选择不尽相同，医生也不可能精确测定出每位患者参与的程度。循证医学的发展和患者自主权利意识的提高，使医生在疾病的诊疗决策过程中不仅依据单纯的医学规律，而且要融入患者的价值观和意愿。实践循证医学的临床医生必须考虑如下问题：①当前有效的最佳证据是否适用于我的个体患者？②将可能相关的研究结果用于我的患者时，如何把握好尺度？③如果有某项亚组分析表面上非常适用于我的患者，我应该相信吗？④在基本了解患者的病情后，如何制定一个科学的治疗方案？⑤如何降低治疗中的各种损伤和副作用？如果患者不接受当前的治疗方案，有无更好的替代方案？什么样的治疗方法最符合我的患者个体特定的价值观与意愿？患者强调应有的自主、知情同意或拒绝治疗等权利，而医生在其专业职责上有医疗权，并且有不伤害、公益等基本任务与美德。有时医生在增进患者福祉、减少对其伤害原则下，干预甚至违背患者的意愿去执行其认为对患者有利的医疗活动，此时就产生了临床决策难题。例如，一位年轻的女性乳腺癌患者，由于无法接受手术所造成的身体形象改变而拒绝接受手术，对患者而言，其价值观认为身体的完整性与美丽较其生命更为重要，因此，医生认为的可拯救患者宝贵生命的乳房切除术却并不被患者所接受。此时，医生应依据各种不同的价值观，将临床决策对患者的益处与可能造成的伤害，做优先级的考虑，选择患者可接受的但疗效确切的治疗方案。医生应探索患者患病的经历，理解患者疾病的痛苦，将患者的参与和循证医学实践相结合。

案例 9-1 分析讨论：

案例 9-1 临床医生详细解释了如果能够在围手术期诊断和治疗阻塞性睡眠呼吸暂停综合征，可一定程度降低术中发生呼吸困难和术后发生高血压危象、心动过速等并发症的概率，两位患者认真听取后，第一位患者由于没有失业和经济压力，更多关注疾病，选择延迟手术；而第二位患者主要考虑个体的经济和工作状况，选择了尽早手术。而且这两种不同的治疗方案影响生命的可能性比较小，因此，在实际临床实践中，临床医生在不影响患者生命的前提下，考虑患者本身意愿和价值观，兼顾患者本身的需求，针对两位患者采取了不同的治疗方案。

一、正确引导患者的价值观及意愿

理想的决策模式是了解患者的意愿，通过交流，认识和诱导患者的选择，医患共同决策。医生在引导患者的选择时，应清楚患者的大脑中早已存在着多种选择。因为只有患者才知道自身对疾病的体验、所处社会环境、行为习惯、价值取向、选择偏好和对风险的态度，医生的正确引导至关重要。第一，清楚地罗列治疗方案，并加以权衡。医生不仅要让患者了解医学的科学性、实践性、技术性，而且要让其了解医学的风险性，要让患者了解疾病发生发展过程中可能出现的特殊情况，了解每个人可能存在的特殊体质，了解现有医疗技术的局限。医学的发展有许多尚未肯定的因素，不能过高地期望治疗方案的获益。第二，提供有效、实用、与患者疾病相关的信息。尽可能为患者提供有关治疗费用、利弊、并发症及每种治疗方案会产生什么后果等方面的信息，有助于患者做出选择。患者越是参与循证决策，理解所获得的证据，所做出的选择就越能体现患者的意愿和价值观。第三，医患双方共同参与治疗决策。临床医生尽可能为患者提供相关的准确信息，与患者共同分析、充分交流，引导患者选择。例如，一位胃癌患者，术后肝、腹腔淋巴结转移，经过多个疗程的化疗后病情仍发生进展，出现腹水、身体虚弱等症状，但仍然积极要求继续化疗，希望通过化疗挽救生命。医生对患者及其家属讲述了目前的治疗目的是延长带瘤生命，提高生活质量，治愈是不现实的，特别是近期患者体重明显下降，对预后很不利，建议采用支持疗法，并说明支持疗法并不意味着放弃治疗，使患者的一般状况得到改善对他是非常重要的。同时，针对腹胀腹水可采用中西医结合的方法，酌情局部给药，尽可能减少患者的痛苦。患者和家属又详细询问了目前的治疗现状，接受了医生的建议。患者不仅仅是有临床症状的患者，也是疾病的专家。医患共同决策，能使证据在决策中更有意义，并能促进临床证据的普及传播。

二、避免患者意愿权限的盲目过度

临床实践决策中，患者的价值取向应当遵从医学客观规律，通过与患者交流评价患者的判断能力，尤其是当患者拒绝了在医生看来是很有益的医疗建议时。美国健康伦理委员会建议医生应当通过下面 4 条内容来评价患者的判断能力是否完全具备：①患者必须能够参与交流并做出选择；②患者必须能够明白所做出的医疗决定；③患者必须清楚地知道选择不同的治疗会出现不同的结果，满意选出的结果；④患者必须能够科学地评价有关信息和比较不同的选择，医生要清楚判断一个患者建立在其健康观和价值观上的决定，其可能存在明显的错误。现代医学伦理强调患者的自主权，由医生提供医疗建议给患者，患者在被告知了解后自行决定同意治疗或放弃治疗。医生与患者已成为医疗决策提供者与医疗消费者的关系，为了尊重患者的自主权，医疗人员在为患者提供医疗活动前，必须先向患者说明诊疗措施的目的以及可能的后果，然后征求患者自己的意见，倾听并尊重患者的决定，除非患者的决定超越了法律所容许的范围或有悖于公序良俗，否则不得加以干涉。然而，这种民权思想的高涨，再加上目前医患关系紧张的情况，不少患者质疑和不信任医生所提供的信息和治疗，这便会使得他们的自我判断和决策有失偏颇。另外，患者是否能够从医生的解释来全面了解其目前之病况、是否真正了解其决策的意义及相关信息，仍有诸多不确定性。例如，某医院中一位男子因拒签妻子的剖宫产同意书，眼睁睁看着妻子和孩子死亡。类似案例的发生引发了大众的震惊与舆论的关注，更让医学人文社会学家和循证医学专家深思。

三、避免过度治疗和无效治疗，充分利用有限的医疗资源

对于晚期癌症患者，抗癌治疗可以延长部分患者的生存时间，但是对于病期很晚的患者则难以延长生存时间。终末期癌症患者延长生存只是奢望。然而，尽管如此，由于生命无价，临床上"不惜一切代价，尽力抢救"，似乎成为规矩。生命无价，但医疗作用有限，医疗资源更是有限。WHO在 2007 年发布的癌症控制策略中提出，确保抗癌治疗只用于可获益阶段，让人们坦然正视晚期癌症治疗疗效有限的现实，同时警示晚期癌症治疗决策需谨慎权衡利弊，避免资源浪费。认识到确保抗癌治疗只用于可获益阶段，接下来的问题是，临床如何判断抗癌治疗不再获益，除抗癌治疗外，如何让晚期癌症患者活得更长更好。总之，作为临床医学的关键环节，诊疗决策的过程被赋予了越来越多的考虑因素，有些值得医师学习与提高，有些则需要社会的变革支持。

四、决策辅助工具的应用

患者能否有效参与决策，取决于其理解可选治疗方法的利与弊，包括这些方法对生存质量的影响。如何将通常很复杂的医疗信息有效地传达给患者，对临床医生是一个巨大挑战。全球患者决策辅助工具标准协作网［The International Patient Decision Aids Standards（IPDAS）Collaboration］提出，应根据患者意愿循证制定患者参与决策的决策辅助工具，目的是提供与治疗方案相关的利弊、不确定性等循证信息；明确患者价值观选择的利弊。决策辅助工具应详细描述可能经历的过程，包括身体、情感、社会影响等，指导患者考虑何种利弊对其最重要，提供结构式的决策指南。IPDAS 决策关注患者选择的治疗方案是否能够更好地体现患者的意愿，是否有助于患者参与决策、了解所选择方案的特点，知道其价值观对决策的影响。决策辅助工具旨在更详细具体地为患者个性化选择提供帮助，而非帮助患者参与治疗决策。近年来，相关研究人员制作了许多决策辅助工具，为临床决策提供辅助支持，包括决策板（decision boards）、决策手册（decision booklets）、挂图表（flip charts）、录音和录像（videos and audiotapes）及计算机化的决策工具（computerized decision instruments），以通俗易懂的方式向患者传达各种可选择的治疗方法及其相关结局。但决策工具也有其局限性，决策工具绝不能代替医患之间的交流和相互作用。

循证医学专家 Muir Gray 教授指出，新时代临床医生的职责应是如何将知识和最佳证据个体化，使之适应临床环境和个体患者的需要。在临床实践与循证决策活动中，医生必须关心患者的价值观与意愿，并把患者病情和价值观结合起来，以制定适宜的医疗方案，努力去探索和实践循证医学，迎接新的挑战。

（丁　玲）

第十章 循证医学实践的个体化

案例 10-1：

　　患者王某，女，42 岁，晚期卵巢癌患者，肿瘤细胞减灭术后行以铂类为主的正规足疗程一线化疗。治疗 6 个月后出现肿瘤多处转移及全身复发征象。该患者在确诊为卵巢癌前 2 年曾顺产生下一男婴，个体整体健康状况较差，在承受化疗方面的能力较差，此外，患者虽然了解自己病情严重程度，但最大的愿望就是与家人尤其是幼子相处尽可能长的时间，希望医生尽量延长其寿命。

　　主管医生团队经检索 Cochrane Library、循证指南数据库、ACP Journal Club 等二次研究数据库以及 MEDLINE、Embase、CBM 等原始研究数据库后，检得关于卵巢癌治疗最高级别证据进行系统综述，共有 25 篇，其中有 1 篇是关于复发性卵巢癌治疗的证据。该系统综述提示，在复发性卵巢癌的治疗中，临床上常用的细胞毒性药物均有严重毒副作用，治疗过程带给患者巨大痛苦、患者家庭沉重经济负担，且对该类患者预期疗效差。鉴于该患者自身的基础状况，建议其放弃系统综合治疗，采取以缓解症状为主的姑息治疗。医生应将以上与患者情况相似的高级别证据及时告知患者与家属，共同决定最终治疗措施。考虑到患者及家属均要求全力治疗，医生尊重患者和家属的选择，给该患者以化疗、全胃肠外营养辅以继发性疾病预防与治疗的方案。尽管治疗过程中患者出现了诸多严重不良反应，生存质量差，医生曾几次建议其放弃治疗，但患者仍坚持全力治疗。经过 2 年临床缓解期后，患者最终因对所有细胞毒性药物耐受，死于化疗停止 2 个月后。

问题：

　　1. 从循证证据的角度出发，对该患者的临床决策应该是什么？

　　2. 本案例中，进行循证决策时，还应考虑哪些方面的因素？

　　循证医学强调将最新最佳的证据应用于临床实践，以帮助医生和患者做出科学的临床决策，提高临床服务质量。最佳证据主要来源于临床及基础医学研究的成果，可能是单项研究或多个研究的系统总结，无论是哪一种研究，其结果都是从有限的研究样本中，观察和评估平均效应水平，并对总体效应进行统计推断。在临床实践中，因个体差异，同病同治异效，甚至严重不良反应的情况屡有发生，从而要求医护人员必须结合患者具体情况制定出适合患者的个体化治疗方案。正是这一点，引起了对循证医学的颇多争议，关键的争议在于，循证医学往往强调基于大样本群体研究得出的证据，而医生治病时面对的是个体患者，因而循证决策的原则是否违背了个体化治疗的初衷和目标。

　　经过严格评价的证据可被确认为最佳证据，但是，"最佳证据不等于临床决策"，这已经是循证临床实践领域的共识。在这一转化过程中，还要考虑很多问题，如最佳证据是否可以在任何地区任何国家都能采用，最佳证据是否可用于同一疾病的各种类型患者，最佳证据是否是患者都愿意接受的，最佳证据是否是临床医生乐于应用的。诸如此类的情况，在循证医学实践中，无不涉及最佳证据被推广应用的患者个体化原则与方法。

案例 10-1 分析讨论：

　　从循证决策首要考虑最佳证据的原则出发，对复发性卵巢癌患者应用细胞毒性药物对患者生存期延长的帮助有限，但有严重毒副作用和沉重经济负担，总体上是弊大于利的治疗措施，不应建议患者采纳。但是，在临床决策过程中，证据并不是决策的唯一依据。即使最佳证据也要结合医生的临床知识技能，同时考虑患者的实际情况，包括患者的生物学特征、疾病特征以及文化背景、价值观、医疗环境等因素在内的用证环境。临床决策应是在充分考虑患者的需求的基础上，由医患双方共同做出的决策。本案例中，虽然没有遵循最佳证据进行临床决策，在治疗过程中患者经受了副作用的痛苦以及物质、精神方面的代价，这看似不符合成本-效益最大化原则，但因这一决策满足了患者的最大愿望，体现了个性化治疗决策的意义和价值。

第一节 循证医学实践的个体化原则

循证临床实践实际是遵循证据的个体化实践过程。在循证个体化实践过程中，存在两个误区：其一，就是只关注是否有证据，而不关注证据本身的科学性和真实性；其二，只关注证据是否满足科学性和真实性，而不关注证据的适用性、重要性、经济性，以及患者的个体特征、疾病特征、社会人口学特征、用证环境等因素。任何源于临床试验或疾病观察性研究的证据，都只是反映出被研究疾病的共性规律。即使是真实性好，有重要的临床实用价值的证据，将其应用于临床实践时，也务必要符合患者个体特点和疾病特征，此外要考虑社会、经济、心理以及用证环境诸多因素的综合影响，合适者才能应用。因此，循证医学实践实际是将最佳证据应用于具体患者的理论与实践相结合的问题。循证医学实践的个体化决策应遵循最佳证据、生物学、病理生理学、社会心理及经济学等原则。

一、最佳证据的特征

循证医学的临床最佳证据，涉及病因学、病理学、诊断、预防、预后、康复等临床各个领域，应用于循证医学实践的证据，必须要经过临床流行病学和循证医学评价标准的严格评价，且应符合以下特征：

1. 真实性（validity）　证据的真实性是研究结果与实际真实结果的吻合程度的反映，只有对真实结果的客观、无偏倚地反映，才说明证据具备真实性，这是最佳证据的本质和核心的属性。在进行各种医学问题研究时，研究设计方案、研究实施过程及效应评价过程中诸多因素的影响，导致研究结果与真实结果之间或多或少存在偏差，即使同样设计的证据也可能得出差别较大甚至相互矛盾的结果，出现伪证据或夸大效应的证据。为避免真实性不好的证据影响临床决策，在用证之前，应先进行真实性评价。真实性评价首先应分析证据来自什么样的研究设计方案，不同设计方案产生偏倚的风险有明显不同，如随机对照试验由于随机分配研究对象，对已知和未知的混杂因素进行了控制，因此结果产生偏倚的风险很小，真实性更好。非随机对照试验或观察性研究，由于其设计本身的局限，偏倚风险往往更高，真实性将会降低。此外，研究的实施与评价过程也可能造成各种偏倚，影响证据的真实性。因此，评价证据的真实性至少应考虑以下方面：①研究设计是否合理，有无恰当的对照组；②研究对象的诊断标准及其纳入和排除标准是否明确；③组间的临床基线是否可比、干预措施和方法是否科学有效和安全；④终点指标是否确切，有何偏倚因素存在以及采取了什么防止和处理方法，依从性如何；⑤资料收集、整理、统计分析方法是否合适，结果与结论是否真实和可靠。这些都是涉及证据真实性的关键因素，同时也要注意，不同领域和不同研究设计所产生的证据，在真实性评价方面，各有其特点和侧重点。

2. 重要性（importance）　当拟采用的证据被确认为"真实性好"之后，即要评价其有无临床应用价值，如系诊断性试验的证据，则反映在对疾病的诊断方面究竟提高了多少敏感度及特异度，临床诊断预测价值及似然比如何，如系治疗性研究的证据，则在治疗方面究竟提高多大疗效，安全性、利弊比值及成本效果究竟如何，在影响疾病的预后方面有害和有利于预后的因素是哪些，各有多大的贡献等。这些都应有明确的定性和量化的指标，以佐证其临床重要性的程度。只具有真实性而临床重要性差的证据，也不能成为最佳证据。

3. 适用性（applicability）　任何最佳证据的应用和推广，都必须结合患者的实际病况、医疗条件、医务人员的知识技能水平，患者的接受程度以及社会经济状况的承受能力等。适用性也是个体化循证决策时的核心内容。当前临床研究的最佳证据来源于发达国家者为多，美国科学信息研究所（Institute for Scientific Information, ISI）2016年资料库纳入了170多个国家6600多种医学期刊的超过400万篇文献，其中大约40%来自欧洲，约35%来自美国和约15%来自西太平洋地区。由于人种、社会环境、经济水平、病种及医疗条件，乃至生物因素在不同国家差异颇大，引用国外医学研究成果时，更要考虑不同的国情、种族和患者的病情特点，以及本国的文化背景、医疗环境等因素，切不可生搬硬套。对具体问题作具体分析，方可做出有关最佳证据是否适用的决策。

4. 经济性（economy）　卫生资源的有限性决定了任何国家和地区均应关注对卫生资源的合理利用。在国家层面，各国都面临着卫生资源有限性与卫生保健需求无限性的矛盾，对卫生资源的合理利用与配置首先是国家和政府需要研究与解决的问题。最佳证据是基于科学研究成果的总结，但经济性也应是最佳证据的特征之一，如不考虑经济性，只考虑临床疗效，可能导致一些疗效明显的证据无法在社会经济发展水平落后的国家和地区使用和推广。在个体层面，临床医生在对个体患者进行决策时，治疗方案的成本也是要考虑的要素之一。临床医疗费用在逐年增长，作为卫生服务的提供者，医生在选择一项医疗措施时，不仅要注重临床疗效，还需要注意患者的生活质量及所花费的医疗成本，尤其是面临多种治疗方案可以选择的时候，临床经济学研究证据也成为临床决策重要的证据来源。GRADE 制定证据推荐意见时，在疗效等同的情况下，成本越低的治疗方案，临床实践指南越容易向医生和患者给出强推荐，这也说明经济因素也是决策要素。当多种治疗方案可供选择时，应比较各种方案单位成本投入的效果产出比值或单位效果产生的成本投入比值，或考察增量成本－效果比值，选择和推广物美价廉的证据。

5. 时效性（timeliness）　医学科学技术飞速发展的今天，最佳证据也在不断地被更新和完善，在不断的医学研究中，医学理论逐渐发展和进步。正是由于在临床实践中，人们不断发现问题、研究问题和解决问题，对问题的认识更趋于真实结果，促使医学知识不断积累，医学技术不断进步。无论是对疾病病因的探索、对疾病诊断准确性的渴求，还是对疾病良好治疗结局的期望，都促使临床工作者们不断地围绕各种临床问题开展研究，这些研究反复进行并不断深入，进一步完善了现有的证据，纠正了各种认识中的误区。循证临床决策要遵循证据，而且需要遵循最新并且是最佳的研究证据，因此临床决策证据的时效性，是科学决策的一个重要保证。如系统综述是针对某一具体临床问题，对已有的研究证据进行系统收集、科学评价与综合的过程，是指南制定和临床决策的一种重要证据形式。系统综述的制作流程规范，具有可重复性，但是一项系统综述完成以后，如果不能定期或及时进行更新，后续新研究不能纳入，则不能保证证据的时效性，给科学的临床决策带来更大的风险，因此，系统综述及其他各种循证医学证据，都要求定期更新，以保证证据的时效性。

二、生物学依据

生物属性是人的基本和重要属性，个体间差异的绝对性要求用证者在进行循证临床决策时，应首先考虑个体患者的生物学特性。例如，欲利用某一药物治疗某种疾病时，医生应从生物学角度了解该病的发生理论以及药物发挥作用的生物学机制，应从生物学角度回答以下问题：从发病的生物学机制上药物作用在哪个环节，药物是如何起效的，药物可能产生哪种程度的效应，药物可能发生的安全性问题有哪些，药物无效的原因可能有哪些。而这些问题的回答，都需要有生物学依据。

循证决策要考虑生物学依据的原则，在病原生物学方面，对感染性疾病具有十分重要的意义。例如，结核病的病原生物体是结核杆菌，病毒性肝炎的病原生物体是甲、乙、丙、丁等型的肝炎病毒，乙型肝炎病毒所致的慢性肝炎与肝癌有较强的相关性等，这些都是病原生物学依据。在感染性疾病的抗生素治疗方面，生物学依据也非常重要，可能决定治疗的最终结局。如同一种有效的抗生素治疗同一细菌所致的感染性疾病，其敏感菌株与耐药菌株就会呈现出不同的治疗效果，这就涉及抗生素对菌株发挥作用的有关生物学机制。人类有很多的不同人种和民族，研究已证实，不同人种或不同民族往往有着某些生物学方面的差异。在循证医学应用最佳证据的个体化实践中，也要予以注意。例如，黑人的高血压发病率较其他人种高且危害重，治疗高血压临床证明有效的 β 受体阻滞剂、血管紧张素抑制剂，对黑人高血压治疗较利尿剂疗效差；血管紧张素抑制剂引起的血管性水肿显著，较其他人种发生率高。反之，我国大凉山地区的彝族人群经调查高血压患病率却很低。因此，在疾病防治中要注意人种与民族的生物学特点，作为个体化循证实践的重要原则来遵守。

三、病理生理学依据

病理生理学特点是主要针对需要进行循证决策的个体患者而言，患者所具有的不同于一般情况的特征，包括疾病的严重程度、病变及病理特点、患者的既往病史与现病史、对药物等治疗方法的敏感性等，这些都是进行个体化循证决策要考虑的重要因素。如 2003 年在我国流行的严重急性呼吸综合征（SARS），部分中毒症状及肺部炎变损害明显、呼吸功能障碍明显的患者，经过适时适量地应用肾上腺皮质激素治疗，取得了较好的临床效果，挽救了不少患者的生命，此为有效的临床证据。然而，对于那些中毒症状以及肺部损害不重、呼吸功能影响较轻的患者，应用肾上腺皮质激素则应审慎，以避免带来不良的后果。因此，应用任何有效药物的时候，一定要考虑患者的具体病理、生理状况，是否与"最佳证据"在得出疗效时所纳入的患者的临床特征相吻合，否则，不仅不能得到应有的疗效，其至可能带来不良结局。

在进行临床试验研究时，为避免各种混杂因素对研究结果的影响，对研究对象往往会制定比较严格的纳入标准，控制各种条件，基于较为单纯或典型的患者进行研究，以得出更具有内部真实性的证据。因此，在进行循证临床决策时，即使是应用经过评价后的最佳研究证据，也一定要仔细分析证据中纳入患者（研究对象）病理生理损害的基本状况及其临床病情的复杂性，并与用证对象进行对比，条件符合时才有可能采纳这些证据进行决策。如对轻、中型高血压病患者降压的随机对照试验研究，证明了 β 受体阻滞剂及血管紧张素 Ⅱ 受体阻滞剂有良好的降压效果。如果患者是一位重症高血压患者（BP > 180/120mmHg），或者伴有心脑靶器官损伤，此时应注意被引用的证据中有无轻、中、重型病例的分层比较证据，如有重型或伴有并发症且又与该患者病情相似的病例，那么相应的证据就有被采用的价值。否则，应另作考虑。

在临床上，对于临床病理损害重、病情险恶的病种及患者的救治，随机对照试验的证据意见往往是很难实施的，最佳证据可能只是源于临床观察或治疗的总结，这些研究可能存在样本量不足或结果偏倚风险高等问题，这就更需要进行研究证据与用证个体的病理生理学特征的对比分析，慎重做出决策。此外，临床上通过评估疾病预后和对有关危险因素的干预，改善患者的预后，提高患者生存质量。这就要求将多种相关因素的研究证据结合患者疾病的病理生理特点进行具体分析和评价，以估计可能发生某一事件的概率并有针对性地指导干预，从而防止或降低不良事件的发生，以达到改善患者预后的目的。总之，个体化循证决策过程中，患者的病理生理学特征是要遵循的重要原则之一。

四、社会－心理及经济依据

最佳证据用于临床决策时，用证环境也是个体化循证决策中需要考虑的一个重要方面。用证环境包括文化背景、价值观、医疗环境、技术水平以及社会经济发展状况等因素。在不同的社会和经济环境里，有关疾病的诊断及治疗性研究的最佳证据用于具体患者时常有着很大差异。如在发达国家或地区，对冠心病的诊断可以应用冠状动脉造影的金标准进行诊断，可以采用冠状动脉搭桥手术或安置支架进行有效的治疗，然而其费用之昂贵加之要求高档的仪器设备和医技手段，对于社会经济发展水平较落后的国家和地区的患者来说，可能是不能承担和接受的。因此，在应用最佳研究证据的时候，即使某些有效的诊治措施符合患者的实际病情，但仍然需要考虑社会经济因素。我国目前还是发展中国家，经济发展不平衡，贫富差距大，绝大多数人民还处于不富有的经济状况，"看病难，看病贵"问题还很难在近期得到彻底解决，因此，循证医学临床实践决策的用证，要充分考虑患者的社会经济状况。

不同社会经济发展水平的国家，在疾病谱、死因谱等方面也可能存在较大差异。如发展中国家或贫穷国家，以急性传染病、呼吸道感染、地方病、妇幼疾患、营养不良、急性腹泻等疾病为主要健康问题和主要死因，而发达国家则以慢性非传染性疾病、意外伤害、营养过剩、社会病、心理障碍与精神疾病等健康问题为主，在发展中国家或贫困地区进行相关问题研究后所得到的证据，对发达国家的价值可能是有限的。

价值观会影响患者对治疗方案的接受程度和认可程度，并直接影响到患者的治疗依从性，从而影响最终的治疗效果。对于治疗方案的接受程度也应考虑医生方面的因素，如果医生对先进的研究成果接受的敏感性高，就更容易做到应用最佳证据而进行循证决策。患者是否愿意接受"最佳证据"，医生能否对最新和最佳证据有高度的敏感性和循证决策能力，这就涉及医患双方的心理状态及依从性问题。患者接受并认可治疗方案，可以带来更好的依从性和治疗效果，而医生如果责任心强，就会更好地应用最佳证据帮助患者进行科学决策。这种互动有利于建立良好医患关系，患者更愿意接受治疗，依从性好，自然就容易取得良好的效果。因此，在最佳证据用于具体患者的时候，一定要尽一切努力改善患者对接受治疗的依从性。应全面了解患者的心理状态、价值取向以及其所处的社会经济环境；应尽量让患者理解各种治疗方案的疗效、安全性等情况，对患者进行医学知识教育，要倾听患者对治疗的意见和解除可能存在的顾虑；在治疗中要尽量给患者提供方便的、人性化的服务，减少患者及其家属对接受医疗的种种不便，不断地加强交流，从而保持与发展良好的心理状态和营造和谐的医患合作关系，这是循证医学实践的重要基础之一。

五、个体化用证的利弊分析

利弊关系是决策中必须考虑的因素，医学伦理学原则强调应该让患者最大限度地获益和最小程度地受到伤害，即应该遵循利大于弊的原则进行循证决策。就临床决策而言，最佳证据是否可以用于对个体患者的医疗决策，既要考虑拟采用的诊治措施能给患者带来多大的利益，同时还要考虑它们被应用后可能产生哪些不良反应及其对患者可能造成的危害及其程度。因此，拟对患者采用诊治措施前，必须对利、弊关系作客观的评估。只有利大于弊方可采用，在多种利大于弊的方案中选择时，利弊差距越大的诊疗措施越可能成为最佳证据和决策时优先考虑的方案。

所谓"利大"，指的是对患者拟用的诊治措施，其临床意义显著，能为患者带来大的益处。显著的临床意义或称价值，在不同临床问题中，有不同的量化指标。病因及危险因素方面，相对危险度（RR）、归因危险度（attribute risk，AR）、病因学分数（etiologic fraction，EF）、比值比（OR）等都可作为量化指标；诊断性试验方面，与金标准进行比较得到的敏感度、特异度、患病率、似然比、预测值、ROC 曲线等指标都能反映诊断技术的价值；治疗方面，治愈率、有效率、病死率、绝对危险度降低率（ARR）、相对危险度降低率（RRR）、需要治疗人数（NNT）等可作为评价患者获益的指标。诊治方案可能给患者带来的弊端主要反映在安全性方面。如药物的不良反应（adverse drug reaction，ADR），在循证医学个体化的实践中，要予以高度重视，需要掌握其不良反应及其严重程度、重要事件（如致残、致死）发生率有多大，试验组与对照组比较，其不良反应的危险度增高了多大，治疗多少病例才发生一例重要的不良事件（NNH）等。有了这些指标和数据，就可以得到试验组和对照组的利弊比（likelihood of being helped vs harmed，LHH），LHH 是充分评估患者接受治疗方案后可能产生的利弊的常用量化指标，其计算公式为

$$LHH = \frac{\dfrac{1}{NNT}}{\dfrac{1}{NNH}} \qquad (10\text{-}1)$$

如 $\dfrac{1}{NNT}$ 越大，$\dfrac{1}{NNH}$ 越小，则患者获益越大，效果越佳。

在循证医学实践中，涉及上述有关指标的意义判断和应用，应结合专业及临床的实际，联系有关疾病和相应有效治疗措施的有或无，评价分析利弊的程度，来决定采用或不宜采用有关的最新证据。

第二节 循证个体化实践的步骤及效果预测

循证医学实践常常是一个个体化决策的过程。如何有效地开展循证个体化实践，是每位临床医生都关心的问题和应该掌握的技能。个体化决策是循证医学实践的主要形式，应遵循循证医学实践的五个步骤，包括临床问题的提出、检索证据、评价证据、用证决策及后效评价等环节，本节从一个临床案例入手，介绍循证个体化实践的步骤及如何进行个体化干预的效果预测与评价。

一、病例情况及诊断

患者社会人口学特征：王某，四川某县人，男，62 岁，农民，已婚，小学文化，家庭经济状况较差，未及时参加农村合作医疗保险，无其他医疗保险，医疗费用目前全为个人承担。

主诉：马蜂蜇伤、少尿 1 天，血肌酐升高 5 小时。

现病史：1 天前患者不慎被马蜂蜇伤，蜇伤部位多，30 多处，主要为头部、颈部，蜇伤后于当地医院诊治，具体治疗不详，病程中逐渐出现少尿，每日尿量＜300ml，伴恶心、呕吐、食欲差，双眼睑、颜面部逐渐出现浮肿，5 小时前行肾功能检测，发现血肌酐升高，于当地治疗无效后转入某医院肾病内科。

既往史：既往曾有结核病史，未正规诊治。

查体：体温 36.5℃，脉搏 112 次 / 分，呼吸 25 次 / 分，血压 153/98 mmHg。急性病容，轻度贫血貌，双眼睑、颜面部水肿，神志清楚，回答切题。头部、颈部等处可见 30 多处皮损。胸廓正常，双肺未闻及病理性呼吸音。心界正常，心率约 110 次 / 分，律齐，未闻及杂音。腹部平软，无压痛、反跳痛，肝脾未触及，移动性浊音阴性，肠鸣音正常。生理反射存在，病理反射未引出。

辅助检查：血常规，白细胞 22.1×10^9/L，血红蛋白 98g/L，血小板 80×10^9/L；尿常规，蛋白质 ++，隐血 +++；生化，丙氨酸氨基转移酶 538 U/L，天冬氨酸氨基转移酶 208 U/L，总胆红素 41.2 μmol/L；肾功能，肌酐 1070 μmol/L，尿酸 1135 mmol/L；电解质，血钾 6.9mmol/L，二氧化碳结合力 11.3 mmol/L，血钙 1.7 mmol/L；腹部 B 超，双肾大小正常，肾锥体肿大，双肾皮质稍增厚，未见肾盂积水、输尿管扩张，膀胱未充盈；胸部 CT，双肺陈旧性结核。

诊断：蜂毒中毒，序贯器官功能衰竭（急性肾损伤 3 期、急性肝损伤、血液系统损伤），序贯器官衰竭评分（SOFA 评分）8 分。急性肾损伤分期标准见表 10-1，SOFA 评分标准见表 10-2。

表 10-1　急性肾损伤分期标准

分期	血肌酐	尿量
1	48 小时内血肌酐升高 ≥ 0.3mg/dl（26.5 μmol/L）或 7 日内相比基线增加 1.5 ～ 1.9 倍	< 0.5ml/（kg·h），持续 6 ～ 12 小时
2	7 日内相比基线增加 2.0 ～ 2.9 倍	< 0.5ml/（kg·h），持续 12 小时以上
	7 日内相比基线增加 3.0 倍以上或 ≥ 4.0mg/dl（354 μmol/L）	< 0.3ml/（kg·h），24 小时以上
3	肾脏替代治疗或年龄 < 18 岁，估计肾小球滤过率降至 < 35ml/（min·1.73m²）	无尿 ≥ 12h

表 10-2　SOFA 评分标准

系统/器官	项目	SOFA 评分			
		1 分	2 分	3 分	4 分
呼吸	PaO_2/FiO_2/mmHg	< 400	< 300	< 200	< 100
血液	血小板/（10^9·L^{-1}）	< 150	< 100	< 50	< 20
肝	胆红素/（mg·dl^{-1}）	1.2 ～ 1.9	2.0 ～ 5.9	6.0 ～ 11.9	> 12.0
循环	血压/mmHg 多巴胺/（μg·kg^{-1}·min^{-1}）肾上腺素/（μg·kg^{-1}·min^{-1}）去甲肾上腺素/（μg·kg^{-1}·min^{-1}）	平均动脉压 < 70	多巴胺 ≤ 5 或多巴酚丁胺（任何计量）	多巴胺 > 5 或肾上腺素 ≤ 0.1 或去甲肾上腺素 ≤ 0.1	多巴胺 > 15 或肾上腺素 > 0.1 或去甲肾上腺素 > 0.1
神经	格拉斯哥昏迷评分	13 ～ 14	10 ～ 12	6 ～ 9	< 6
肾	肌酐/（mg·dl^{-1}）	1.2 ～ 1.9	2.0 ～ 3.4	3.5 ～ 4.9	> 5.0

二、治疗证据情况

1. 血液净化　方式：①单纯血液透析（HD）；②单纯血液灌流（HP）；③单纯血液滤过（HF）；④连续性血液净化（CRRT）；⑤血浆置换（PE）。

2. 抗过敏治疗　药物：①肾上腺素；②抗组胺类药物，如氯雷他定、异丙嗪、赛庚啶等口服，苯海拉明或异丙嗪肌内注射；③糖皮质激素，中度全身过敏反应者，可给予泼尼松口服，氢化可的松、地塞米松或甲泼尼龙静脉滴注，必要时可考虑激素冲击治疗；④葡萄糖酸钙注射液静脉缓慢推注。

3. 局部处理　①局部可敷用季德胜蛇药；②肿胀明显者可以抬高患肢，24 ～ 48 小时内给予局部冰敷；③疼痛明显者，可考虑使用非甾体抗炎药局部外用或口服。

4. 维护重要脏器功能　严密监测重要脏器功能，如出现脏器功能受损表现，给予相应对症支持治疗。如出现急性中毒性肝炎者可用保肝药物；出现中毒性心肌炎者要加强营养心肌，及时处理严重心律失常和心肌缺血；对消化道出血者可用 H_2 受体拮抗剂、质子泵抑制剂等；对溶血性贫血较重者予输血处理，弥散性血管内凝血患者采用抗凝剂治疗，必要时输注新鲜血浆及浓缩血小板；对脑功能障碍者可应用脱水剂、脑细胞激活剂及糖皮质激素等；出现喉头水肿及急性呼吸窘迫综合征（ARDS）患者应及早行气管插管或气管切开，必要时给予机械通气呼吸支持。

5. 蜂毒免疫治疗（VIT）　是一种使人体获得对蜂毒成分主动免疫能力的方法，其机制与刺激蜂毒特异性 IgG 抗体而减少 IgE 抗体有关，患者被蜂蜇伤后应尽快接受特异性 IgE 抗体测试，根据测试结果采取相应的免疫治疗措施。

上述关于蜂毒中毒治疗方法中，除 VIT 方法外，其他方法均属于临床常规或常用的处置方法，是国家卫计委 2013 年发布的诊疗原则和四川省蜂螫伤规范化诊治专家共识，证据级别较高，可作为可靠证据使用。迄今尚无特异检测来确认蜂毒过敏的高危患者，因而也无法确认 VIT 的确切适应人群。个别研究证据显示，曾发生过蜂毒严重过敏的患者，接受 VIT 可能有助于减少再次蜂螫伤后过敏导致的病死率。临床决策时，应综合考虑患者再次螫伤的风险、患者再次螫伤后发生严重过敏反应的风险以及患者接受 VIT 的风险。

三、循证个体化决策过程

1. 提出临床问题 根据该患者的临床特征、既往病史，并考虑患者的社会人口学特征，应如何制定适合该患者的治疗方案？如何减少序贯器官脏器衰竭风险？

2. 证据的检索及汇总 经检索国内外主要二次研究和原始研究数据库，有关蜂螫伤的治疗，有部分基于观察性研究或个案报道等方法的原始研究证据，无系统综述类证据。诊疗规范性文献有 2 个：一是我国于 2013 年由国家卫计委发布的《胡蜂螫伤诊疗原则》文件，属卫生技术评估（HTA）证据；二是四川省急诊医学专委会特组织了中毒与复苏学组专家在对四川省内蜂螫伤发病情况及诊疗现状进行初步流行病学调查的基础上，对蜂螫伤治疗进展进行了总结，形成的《四川省蜂螫伤规范化诊治专家共识》。

3. 证据评价 关于蜂螫伤的治疗，目前国内外尚缺乏相关的指南和系统综述，原始研究中也缺乏临床对照试验证据，因此，临床工作中存在对蜂螫伤可能导致的严重损伤早期病情评估不足以及缺乏统一的治疗方案等问题。国家卫计委和四川省急诊医学专委会发布的两项关于蜂螫伤的诊疗证据在真实性、重要性、适用性和时效性等方面均较好，是目前蜂螫伤治疗证据中最高级别证据，可作为我国临床患者治疗决策的主要证据。在两个诊疗证据中，血液净化和抗过敏是主要治疗方案，其他治疗原则为常规性的或根据患者脏器损害情况确定的对症治疗。

4. 用证决策过程 对于蜂螫伤的治疗，在上述两个高级别诊疗证据中，血液净化和抗过敏是主要治疗方案，其他治疗原则为常规性的或根据患者脏器损害情况确定的对症治疗。因此，对患者的决策主要是考虑如何进行血液净化以及如何选择抗过敏药物。循证个体化决策原则强调，决策是在最佳证据的基础上，考虑患者的生物学特征、病理生理学依据、社会 - 心理及经济状况以及治疗方案的利弊关系，具体决策过程如下：

（1）血液净化方式的选择：①单纯血液透析（HD）：价格最便宜，但 HD 不会减少体内的蜂毒的毒性和溶血活性，仅对急性肾损伤、电解质紊乱、酸中毒有帮助。②单纯血液灌流（HP）：价格相对较 HD 贵，但血液灌流可直接吸附血液中的毒素，对毒素的清除很有利。③单纯血液滤过（HF）：价格相对 HD 贵，较 HP 便宜，血液滤过更有利于清除炎症介质及血流动力学的稳定，但对毒素的吸附效果差。④连续性血液净化（CRRT）：价格昂贵，几乎是 HD、HP、HF 的 5～10 倍，CRRT 组与 HD 组相比较，对生存率和临床好转率的影响无明显差异，但 CRRT 组早期对白细胞总数、总胆红素值及肌酸激酶的下调明显优于 HD 组，且 CRRT 组低血压的发生率要低于 HD 组。⑤血浆置换（PE）：价格最昂贵，是 CRRT 的 2 倍以上。是治疗蜂螫伤致多器官功能障碍综合征（MODS）行之有效的方法，能有效清除血浆中炎症因子，显著改善患者肝、肾、心肌、凝血等功能，目前临床中使用 PE 的重点在于纠正肝功能不全，通过 PE 治疗，患者的转氨酶、胆红素、凝血时间较前明显降低。

结合既清除毒素又治疗急性肾损伤等，以 HP+CRRT 或 HP+HD 为主的血液净化治疗是目前重症医学领域综合救治重度蜂螫伤的重要手段之一。

根据该患者的病情，虽然有肝功能损害、溶血，但程度不重，故不选择昂贵的 PE、CRRT，可以选择 HD+HP 的血液净化方式。

（2）抗过敏药物的选择：一般情况下，可以按照临床常规使用四类主要的抗过敏药物，但该患者有未正规治疗的结核病史，因此在使用抗过敏药物时，对于是否使用激素应进行个体化决策。患者此次发病行 CT 检查又发现有陈旧性结核病灶，且患者过敏反应不重（严重过敏反应可出现意识障碍、喉头水肿、休克等），如果使用激素，可能导致结核复发，权衡利弊，故可先使用以上其他抗过敏的药物，观察病情，如果病情无缓解甚至更重，才考虑使用激素。

（3）其他治疗：局部处理是针对患者损伤部位及其情况采取的措施，可根据患者伤口情况采取相应的处理方法。

　　重要脏器功能保护指根据患者脏器损伤情况给予相应对症支持治疗。该患者存在急性肾损伤、急性肝损伤和血液系统损伤，因此应给予保肝药物，急性肾损伤通过透析疗法可得到缓解，对溶血性贫血较重者予输血处理，弥散性血管内凝血患者采用抗凝剂治疗，必要时输注新鲜血浆及浓缩血小板。由于 VIT 目前适应证及疗效方面的证据明显不足，因此对于该患者，不采纳该证据。

　　5. 个体化干预的效果预测与后效评价　"最佳证据"应用于循证医学实践对个体患者之干预，究竟会产生什么效果，这种效果是否是临床的满意疗效，可能出现什么结局，这是患者和医生都十分关注并期望回答的实际问题。

　　（1）效果预测：对于该患者而言，临床决策预期要达到的效果主要有以下几个方面：一是清除毒素，纠正重要脏器损害；二是控制蜂毒过敏反应；三是消除局部伤口炎症，避免感染；四是避免已有的脏器损害严重以及避免其他脏器受累；五是减少或避免基础性疾病的发作或加重；六是避免造成沉重的疾病经济负担。

　　在上述循证个体化决策过程中，结合患者的脏器损伤程度以及患者的经济状况和医疗保障制度享有的情况，采用了 HP+HD 为主的血液净化治疗，既能清除毒素又可治疗急性肾损伤，且治疗费用相对较低，在保证疗效的前提下，可减轻患者的疾病经济负担；在抗过敏治疗药物的选择上，考虑了患者的既往病史以及目前结核病的状况，采取了非激素抗过敏的治疗方案，在控制蜂毒过敏反应的同时，可避免基础性疾病的加重或发作；对受累脏器采取的有针对性的对症治疗措施，可恢复受累脏器功能，同时，严密的脏器功能监测，可随时了解重要脏器损伤情况，及时采取应对措施，避免严重脏器损伤的发生；其他对症治疗措施在清除蜂毒、保护和恢复脏器功能、促进疾病康复等方面也起到了重要作用。

　　（2）后效评价：循证实践的后效评价是循证医学实践的第 5 个重要步骤，是评价和检验循证医学实践效果的关键环节，也是循证医学实践区别于传统医学实践的主要特征。循证医学实践有成功的案例，也可能有失败的教训，临床决策者在循证实践结束后，应对实践过程和实践产生的效果进行全面的总结和分析，积累成功的经验，为今后类似临床问题的个体化决策提供证据，同时也总结失败的教训，分析失败原因，不断纠正和改进，止于至善，最终使患者获得最满意的治疗效果。

　　本案例中，该患者经过 2 周的透析治疗和抗过敏治疗，配合局部治疗和重要脏器保护性治疗，病情逐步缓解，蜂毒清除，没有发生受累脏器的进一步衰竭和其他重要脏器的新损伤，炎症反应逐步消退，伤口没有发生感染且恢复良好，肺结核没有发作或加重，医疗费用合理，在患者可负担范围内。最终患者痊愈出院，治疗效果理想。

　　上述临床实践结局说明该循证个体化实践过程是成功的，疗效肯定，患者满意且符合临床经济学要求，应总结其中的成功经验，为今后该临床问题的科学证据的产生提供依据，也为今后类似患者的临床科学决策提供参考，在该临床实践过程中，充分体现了循证决策的个体化原则，只有真正体现个体化原则，循证实践过程才能取得满意的效果。

　　综上，针对临床各种问题的研究，就是为了获得有价值的防病治病成果，是一个归纳总结的过程。循证临床决策则是一个推理演绎的过程，要将有价值的成果应用于具体的临床实践中，在这一过程中，必须从患者的具体情况出发去发现问题，将最佳证据与个体化患者的特征结合起来，遵循循证个体化决策的原则，才能制定出最适合患者的临床决策，真正发挥临床研究成果的作用和价值，不断提高临床诊疗水平，达到防病治病的最终目标。

（李爱玲）

第十一章 临床实践指南的循证评价与应用

案例 11-1:

患者，男，58岁。以"反复右上腹胀痛伴乏力、纳差1月余"为主诉入院。1个月前无明显诱因反复出现右上腹胀痛，呈阵发性，可忍受，与体位无关，疼痛无它处放射，伴乏力，休息后缓解，食欲减退，食量减少1/2，无恶心、呕吐、腹胀、反酸、嗳气、尿黄等，未诊治。发病以来睡眠和大小便正常。近1个月体重减轻5kg。既往发现乙肝表面抗原阳性30余年，未进一步诊治；无高血压、糖尿病病史，无外伤、手术史。无吸烟嗜酒史。父亲死于肝恶性肿瘤，母亲及兄妹均无类似病史。

体格检查：体温 36.0℃，脉搏 76 次/分，呼吸 19 次/分，血压 106/71mmHg，身高 173cm，体重 83kg。神志清楚，查体合作。巩膜无黄染，无肝掌、蜘蛛痣，心肺无明显阳性体征。腹平软，腹壁浅静脉无曲张，无压痛、反跳痛，肝于右锁骨中线肋缘下 8cm 可触及，边缘钝，质硬，无压痛，脾未触及，移动性浊音阴性，肠鸣音 4 次/分，双下肢无水肿。

辅助检查：①血常规：白细胞计数 7.45×10^9/L，红细胞计数 3.44×10^{12}/L，血红蛋白 111g/L，血小板计数 363×10^9/L。②生化全套：总胆红素 21.9μmol/L，直接胆红素 11.7μmol/L，白蛋白 36g/L，丙氨酸氨基转移酶 85U/L，天冬氨酸氨基转移酶 86U/L，γ-谷氨酰转肽酶 36U/L，胆碱酯酶 4164U/L。③凝血全套：凝血酶原时间 13.8s，国际标准化比值 1.07。④乙肝两对半定量：乙肝表面抗原 659.98IU/ml，乙肝表面抗体 43.3mIU/ml，乙肝 e 抗原 0.28S/CO，乙肝 e 抗体 0.01S/CO，乙肝核心抗体 10.73S/CO。⑤肿瘤标志物：甲胎蛋白 1687ng/ml，异常凝血酶原 4042mAU/ml。⑥吲哚菁绿经 15 分钟滞留率（ICG R15）为 10%。⑦CT 平扫+增强：肝边缘略呈波浪状，肝叶比例未见明显失调，肝裂稍增宽，肝右叶见占位性病变，直径约 10 cm，增强方式呈"快进快出"表现，门静脉、肝静脉及胆管内均未见癌栓，脾未见明显增大，肝门区及腹膜后未见肿大淋巴结影；总肝体积 $3217.37cm^3$，肿瘤体积 $1590.45cm^3$，剩余肝体积 $1626.92cm^3$。⑧上腹部彩超：肝内回声密集、增粗，分布欠均匀，肝包膜毛糙，右肝内见巨大不均匀回声团块，范围约 $10.4cm \times 9.5cm$，边界欠清，边缘见少许点状血流信号；门静脉及肝静脉显示清，胆总管未见明显扩张，脾脏大小正常，实质回声均匀；肝门区及腹腔大血管周围未见明显局限性肿块声像。⑨肺部 CT 平扫：双肺未见结节。

由上述信息，该患者诊断明确：原发性肝癌。

问题： 该患者诊断明确，采取何种治疗手段？

临床实践指南（clinical practice guideline，CPG）是连接证据和临床实践的桥梁，是实现循证医学的重要途径。临床实践指南是在系统综述和平衡了不同干预措施利弊的基础上形成的能够为患者提供最佳保健服务的推荐意见，对临床实践具有重要的指导作用。然而，不同国家或组织制定的指南质量参差不齐，如何评价临床实践指南显得尤为重要。此外，在应用临床实践指南时，需注意其应用原则和步骤。本章将介绍临床实践指南的概念和作用、制定方法与流程、循证评价，以及应用原则和步骤。

第一节 概 述

一、临床实践指南的概念与发展

20 世纪 80 年代，为提高医疗质量、降低医疗成本、确保医疗保健的连续性，全球范围内开展了临床实践指南指导医疗实践的医学运动。1990 年，美国医学科学院（Institute of Medicine，IOM）对临床实践指南进行了定义：实践指南是针对特定的临床情况，系统开发的多组临床指导意见，以帮助医生和患者做出恰当处理，选择和决策适宜的卫生保健服务。

随着循证医学、系统综述及指南方法学的发展与完善，IOM 于 2011 年对指南的定义进行了首次更新，强调了系统综述在指南制定中的作用，即临床实践指南是在系统综述和平衡了不同干预措施利弊的基础上形成的能够为患者提供最佳保健服务的推荐意见。并提出"可信赖的"临床实践指南应该具备六大特征：①基于当前证据形成的系统综述；②基于多学科的协作；③考虑患者的价值偏好；④制定过程透明，最大程度地控制可能存在的偏倚和利益冲突；⑤明确干预措施和健康结局之间的逻辑关系，以及对证据质量和推荐强度进行分级；⑥当重要的新证据出现时，应及时更新指南。

二、临床实践指南的作用

临床实践指南是连接证据和临床实践的桥梁，是实现循证医学的重要途径，更加贴近临床实践的需要。临床实践指南对指导临床实践具有重要作用：①提高医疗质量，给予患者合理的治疗，改善临床结局；②概述研究结果，使临床决策透明化；③减少不同医生和不同医疗机构间的临床实践的不恰当差异；④促进卫生资源的合理高效利用，减少患者的医疗费用；⑤可作为医疗保险的凭证；⑥有助于医务人员的终身继续教育。

三、临床实践指南与其他类型证据的关系

循证医学强调在临床实践中，循证决策需要将当前可得到的最佳证据、医生的临床经验和患者的价值观及意愿结合起来。临床证据指的是循证医学中与临床实践密切相关的研究结果，包括疾病病因和危险因素证据、疾病诊断证据、疾病治疗证据、疾病预后证据等。不同类型临床证据的来源、科学性和可靠性不同，其证据质量分级也是不一样的。

指南是通过系统收集和科学评价证据，提出的针对具体临床问题的处理意见，是指导临床实践的重要证据，在临床中起到不可或缺的作用。指南与原始研究证据和系统综述的区别在于指南是针对具体的临床问题，分析评价已有的研究证据，并结合当地资源情况、当地需要和价值观等提出的具体推荐意见，以指导临床医生的医疗行为。指南的核心是推荐意见，指南是依据证据制定的，是连接证据和临床实践的纽带和桥梁。加拿大 McMaster 大学临床流行病学与生物统计学 Haynes 教授提出了支持循证卫生决策的循证医学证据结构"6S"模型，这一模型充分体现了临床实践指南在循证医学证据体系中的地位及重要意义。"6S"模型相关内容见本书第三章。

第二节 临床实践指南的制定方法与流程

一、临床实践指南的制定方法

（一）专家共识指南制定法（consensus guideline development）

本方法分为非正式和正式的共识性方法。非正式的共识性方法（informal consensus development）是由一组专家开会讨论，将一次或多次开会讨论后达成的共识形成推荐意见作为指南，由专业学会或政府机构发布。这种指南的优点是简单、快速、经济，不足之处在于缺乏达成共识应遵循的客观标准及明确的方法和程序，推荐意见缺乏证据基础，易受参会人员的专业、资历、兴趣、组织和政治等因素的影响，因此这种指南（专家共识）的质量和可靠性较差。

正式的共识性方法（formal consensus development）为事先向专家组提供某一治疗措施的相关研究证据的综述并列出可能的适应证，专家组成员在第一次会议之前，各自对每个适应证进行评分以评价其适用性，量表为 9 分制，完全不适用评 1 分，完全适用评 9 分，其余情况在 2 ～ 8 分进行权衡。开会时各专家将自己的评分与专家组集体评分相比较，讨论评分差异的原因，然后在会议讨论的基础上对先前自己的评分进行修改，最后的评分反映了专家组成员的一致性程度，以此方式得出一致性较高的推荐意见。正式的共识性方法保证了达成共识的过程不受权威所左右，但仍然以专家的主观意见为基础，虽然考虑了研究证据，但在制定推荐意见时，没有对相关证据的质量进行评价。

（二）循证指南制定法（evidence-based guideline development）

目前，采用循证方法更为科学规范地制定临床实践指南已成为国际主流趋势。循证指南制定最关键的 3 个要素为系统全面地搜集现有的研究证据、对搜集到的证据进行质量评价与分级，以及基于证据质量、结合患者价值观与偏好、考虑成本与可实施性的基础上，形成推荐意见。此外，循证指南制定还包括系统评估、推广普及、定期更新等指南撰写和发表后的工作。相比于采用非正式或正式的共识性方法所制定的专家共识指南，循证临床实践指南更具科学性和权威性，其方法学基于证据，其推荐意见与相关证据质量明确地联系在一起，有可靠的证据支持，可以帮助临床医生选择当前相对最佳的诊治方案。

二、循证临床实践指南的制定流程

制定循证临床实践指南是一项系统工程，有严格的方法和程序要求，以保证制定过程的客观、公正和透明。国际上许多专业机构，如 WHO、NICE、苏格兰学院间指南网络（Scottish Intercollegiate Guidelines Network， SIGN）等，均出台了相应的指南制定规范手册，即指南的指南（guidance for guideline）。

不同专业机构提出的制定规范详略不一，但基本流程和主要步骤相似。SIGN 推荐的循证指南制定流程为：①遴选指南题目；②陈述临床问题；③搜集证据；④评价证据；⑤将证据综合成指南建议；⑥对指南建议进行分级；⑦考虑患者意愿；⑧讨论成本效果；⑨更新计划。其中，从搜集证据到将其综合成指南建议是制定指南的核心部分，需要系统全面地检索文献，使用正确的方法评价证据级别，进而根据证据的级别和强度提出推荐意见。NICE 指南的制定主要包括 10 个步骤：①确定指南范围；②成立指南制定小组；③形成系统综述问题；④寻找证据；⑤证据综述；⑥形成指南建议；⑦撰写临床指南；⑧指南的修改和发表；⑨指南的实施支持；⑩更新指南和纠正错误。现以 NICE 发布的临床指南制定手册为基础，介绍其循证制定临床实践指南的步骤和流程。

（一）确定指南范围

作为循证制定临床实践指南的第一步，确定指南范围可以界定指南必须包括的重要临床问题，提供指南制定的工作框架。指南范围小组由该项目负责人、临床专家、系统综述专家、卫生经济学家、信息学人员组成，主要完成 4 方面工作：①选择关键的临床问题；②检索指南范围的文献；③拟定指南范围草案；④主持包括利益相关者在内的小组讨论，最终确定指南范围。

（二）成立指南制定小组

指南制定小组应包括多学科成员，由 12 ～ 18 人组成，主要包括主席、临床医师（包括专科医师和全科医师）、护理人员、患者或其照护者、系统综述方法学专家、卫生经济学家、信息学家、项目经理。一般每月召开 1 次会议，整个指南制定过程需要召开 10 ～ 15 次会议。

（三）形成系统综述问题

系统综述问题源于指南范围中的临床问题，一般确定 15 ～ 20 个具体的系统综述问题，常包括诊断、干预和预后 3 类。使用 PICO 方法形成结构化的系统综述问题。对于干预问题，PICO 分别代表患者（patients）、干预（interventions）、对照（comparisons）和结局（outcomes）；对于诊断和预后问题，PICO 法同样适用，但 "I"、"P" 则分别代表 "指标试验"（index test）和 "预后因素"（prognostic factor）。此外，形成系统综述问题时应考虑对患者重要的结局（patient-important outcomes）。在提出系统综述问题后，应写出各问题系统综述的具体方案，包括目的、纳入/排除标准、检索方法和策略、系统综述和 Meta 分析的具体方法等。

（四）寻找证据

一般通过文献检索来搜集证据。由信息学专家制定文献检索策略，尽量查全、查准。系统的文献检索过程应该是完整、透明和可重复的，每次检索均需完整记录检索问题、日期、策略、所用数据库和检索结果等。然而，并非所有的证据都能被检索到，如正在进行的新干预措施的研究、仅以摘要形式发表的研究、经济学模型等，这种情况需要邀请利益相关者提供相关证据。

检索来源包括数据库、网站和其他来源，其选择取决于系统综述问题和所检索的证据类型，如关于药物干预有效性的系统综述，应优先检索 Cochrane 临床试验注册数据库、Embase 数据库和 MEDLINE 数据库。常用的生物医学和经济学证据推荐数据库见表 11-1。

表 11-1 常用生物医学和经济学证据推荐数据库

生物医学	
Cochrane 临床试验注册数据库	Cochrane Central Register of Controlled Trials（CENTRAL）
Cochrane 系统综述数据库	Cochrane Database of Systematic Reviews（CDSR）
护理和卫生文献索引	Cumulative Index to Nursing and Allied Health Literature（CINAHL）
效果综述的摘要数据库	Database of Abstracts of Reviews of Effectiveness（DARE）
Embase 数据库	Embase
MEDLINE 数据库	MEDLINE

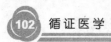
续表

经济学	
美国经济学会全文库	EconLit
NHS 经济学评价数据库	NHS Economic Evaluation Database（NHS EED）
卫生经济评价数据库	Health Economic Evaluations Database（HEED）

（五）证据综述

证据综述过程必须明确和透明，以保证指南的推荐意见基于最佳证据，主要包括如下 3 个步骤。①筛选相关证据：根据纳入和排除标准筛选合适的研究证据。②评价证据质量：根据研究设计类型的不同选择相应的证据质量评价方法，包括系统综述的质量评价、干预研究的质量评价、诊断试验研究的质量评价、预后研究的质量评价等。③呈现和整合证据：通过证据汇总表（evidence tables）呈现证据，定性或定量（Meta 分析）地进行证据整合，陈述证据并评价证据的适用性。指南推荐意见基于 GRADE 证据质量分级标准。此外，指南应重视成本 - 效果（cost-effectiveness）分析，保证在有限医疗资源下获得最大的健康效应。

（六）形成指南建议

根据证据综述，指南制定小组在证据分级和经济学评价的基础上形成指南建议，在权衡干预措施的利弊、健康获益和卫生资源后决定推荐强度。当明确显示干预措施利大于弊或者弊大于利时，为强推荐；当利弊不确定或无论质量高低的证据均显示利弊相当时，为弱推荐。推荐意见的表述应该明确、清晰、易理解。当证据质量很差或证据不足时，可根据专家共识形成指南建议，同时可提出研究建议。

（七）撰写临床指南

指南应简明扼要，应将重点集中在临床实践措施上，反映推荐意见的证据强度。指南的基本结构包括如下内容。①摘要：简要叙述指南的全部建议，优先推荐的建议及理由。②简介：资金来源、流行病学数据、指南制定小组成员、指南的目标和范围、系统综述问题、指南建议、研究建议。③方法：文献检索策略、如何综述和整合证据、如何达成共识意见及所用方法、证据解释和指南形成的方法。④推荐意见相关的综述问题和证据：综述问题、证据总结、比较详细的推荐建议和推荐强度、研究建议等。⑤参考文献。⑥附录：包括利益声明、系统综述方案、详细的检索策略、证据表等。

（八）指南的修改和发表

指南发表前应讨论利益相关者的建议，如将其建议纳入指南，则需修改已撰写的指南，并重新审核所有记录，保证指南表述的准确性和一致性。指南的发表主要是为了促进指南的应用和推广，将指南的关键信息传递给媒体、出版社及公众。

（九）指南的实施支持

实施支持计划由指南小组主席、实施支持顾问、经济分析师以及其他人员（如利益相关者）组成的实施支持小组制定。开发指南实施工具的目的是推动指南的应用，如基线评估工具、临床审计工具、成本计算工具等。

（十）更新指南和纠正错误

一般每 3 年对指南进行一次更新，以纠正错误和及时补充新的研究证据。

NICE 循证临床实践指南的制定流程为我们制定指南提供了重要的经验与借鉴。主要反映在：①指南制定小组中不仅包括临床专家，还包括了相关的方法学专家；②在系统综述的基础上制定指南建议；③强调利益相关者的全过程参与，利益相关者包括医生、患者及其照顾者、医学团体、医学科研机构、医学科研资助机构等，他们的考虑、价值观和反馈对指南的适用性和实施有重要影响；④重视治疗措施的成本 - 效果评价；⑤开发指南实施工具；⑥确保充足的时间与经费。

第三节　临床实践指南的评价

近年来，指南制定已成为国内外医学界的热点，指南数量逐年增加。1993 ～ 2016 年，国内医学类期刊共发表了 664 篇指南类文章，但多数为专家共识，基于系统综述的循证临床实践指南较少。临床实践指南对临床决策和卫生政策制定起着重要作用，但若其制定方法不当则可能产生不可靠的、甚至错误的推荐意见而误导临床。此外，不同国家或学术组织对同一种疾病可能制定出不同的指南，这些指南的质量参差不齐，某些推荐意见甚至互相矛盾，给临床决策带来很大的困扰。因此，评价临床实践指南非常重要，有助于临床医生选择高质量的指南来指导临床实践，也有助于指南制定者更为规范地制定指南。

一、临床实践指南的评价内容

临床实践指南的评价需要从 3 个方面考虑：①指南是否真实可靠，即指南的真实性；②指南是否具有重要的临床意义和实用价值，即指南的重要性；③指南是否可推广，其适用性如何，即指南的适用性。

（一）真实性评价

高质量指南必须遵循循证医学的原则和方法，其推荐意见基于当前最佳的证据，并根据证据质量对指南建议进行分级。评价要点包括：

（1）指南制定者是否对过去 12 个月的文献资料进行了综合性、可重复的查阅；

（2）指南的每条推荐意见是否标明了引用证据的级别强度和引文信息。

（二）重要性评价

对指南进行真实性评价后，还需明确指南是否回答了临床需要解决的重要问题，但要注意的是，临床医生所面对的临床问题非常复杂，指南不可能包含所有的临床问题。

（三）适用性评价

指南的适用性评价，即评价指南是否可用于自己的医疗机构、患者或所在社区。评价要点包括：

（1）本地区的疾病负担（疾病的发病或患病情况，或患者的验前概率，或期望事件发生率）是否很低而无须参考指南；

（2）患者或所在社区对指南提供的干预措施或结局的信任度是否与指南不符；

（3）执行该指南的花费有多大，同样的资源用于其他同类措施是否有更多的获益；

（4）实施指南的阻碍是否太多，不值得执行，实施指南的阻碍包括地理性的（如本地区根本无此治疗方法）、传统性的（如已习惯采用另一种治疗方法）、权威性的（如遵从专家意见）、法律性的（临床医生担心因舍弃了常用但效果不佳的疗法而遭到起诉）或行为性的（医生无能为力或患者不依从）。

二、临床实践指南的评价工具

在过去 20 多年，临床实践指南的评价工具经历了一个不断改进、优化和完善的发展过程。不同国家和学术组织制定了许多专门的临床实践指南评价工具。其中，来自加拿大、英国等 13 个国家的研究人员于 2003 年成立了临床指南研究与评价国际工作组，发布了指南研究与评价工具（The Appraisal of Guidelines for Research and Evaluation，AGREE），由 6 大领域 23 个条目和 2 个整体评价条目组成。2009 年，为了进一步提高 AGREE 工具的可靠性和有效性，使其更好地满足用户需求，AGREE 工作组对第一版工具进行了修订，推出 AGREE Ⅱ，领域和条目数量没有变化，但其内容更加明确和具体。目前 AGREE Ⅱ 已成为国际公认的评价指南的金标准。下面重点介绍 AGREE Ⅱ 工具以及在 AGREE Ⅱ 的框架下制定的中国临床实践指南评价体系（AGREE-China）。

（一）AGREE Ⅱ

AGREE Ⅱ 在国际上具有较高的权威性，为目前国际指南质量评价的首选工具。使用 AGREE Ⅱ 的人群包括：①卫生工作者，采用临床指南的推荐意见前对其作出评价；②指南制定者，可以遵循一种结构清晰且严格的指南制定方法，并可作为所制定指南的自我评价工具；③政策制定者，帮助决定哪个临床指南能被推荐用于临床实践或有助于政策的制定；④教育工作者，帮助他们提高指南评价技能，传授临床指南制定和报告的技术与知识。

1.AGREE Ⅱ 介绍 由 6 大领域 23 个条目和 2 个整体评价条目组成。其具体领域、条目、说明及评分标准见表 11-2。

表 11-2 AGREE Ⅱ评价工具的 23 个条目

条目	说明	评分标准
领域一：范围与目的		
1. 明确阐述指南的总目的	应详尽描述指南的总目的，明确指南对社会、患者或公众的潜在健康影响，并落实到具体的临床或健康问题上	①卫生用途（如预防、筛查、诊断和治疗等）；②预期效益或结果；③目标群体
2. 明确阐述指南涵盖的临床问题	应明确阐述指南涵盖的临床问题，特别是主要的推荐意见（详见条目 17），主要包括目标人群、干预或暴露、结局指标和卫生保健背景等	①目标人群；②干预或暴露；③对照（如有相关内容）；④结局指标；⑤卫生保健背景
3. 明确阐述指南的应用对象（患者和公众等）	应明确阐述指南应用的目标人群，包括年龄、性别、临床症状和并发症等，若有明确排除的人群，也应加以说明	①目标人群、性别和年龄；②临床状况（如有相关内容）；③疾病的阶段或严重程度（如有相关内容）；④并发症（如有相关内容）；⑤排除的人群（如有相关内容）
领域二：参与人员		
4. 指南制定小组应包括所有相关专业人员	指南制定过程中涉及的专业人员，可能包括指导小组、筛选和评估证据的研究组、参与形成最终推荐意见的人员等，但不包括参与指南外审的人员（详见条目 13）及指南的目标人群（详见条目 5）。指南应列出他们的姓名、研究领域、所在单位及地址和在指南制定小组中的职务	应包含指南制定小组中每个成员的以下信息：①姓名；②研究领域（如肝胆外科、方法学）；③所在单位；④地址；⑤在指南制定小组中担任的职务
5. 考虑到目标人群（患者和公众等）的价值观和主观意愿	指南的制定应考虑目标人群（患者和公众等）的意见。可通过问卷调查、文献综述等方法获取目标人群的观点和意见，或者让他们参与指南的制定过程或草案的外审。临床指南应详细报告搜集这些信息的方法，并记录这些结果如何影响指南的制定和推荐意见的形成	①应描述获取患者或公众的观点及偏好的方法；②搜集观点及偏好的方法（证据来自文献、调查或小组讨论）；③对患者或公众信息的整合结果；④应描述这些搜集到的信息如何被用于临床指南的制定和推荐意见的形成
6. 明确界定指南的目标使用者	应明确指南的目标使用者，以便读者判断临床指南是否适用于他们	①明确指出临床指南的使用者（如专家、患者、家庭医生、临床或组织机构的领导管理人员）；②详细说明指南的用途（如帮助制定临床决策、政策和卫生标准）
领域三：制定的严谨性		
7. 系统全面地检索证据	提供证据检索策略的细节，包括使用的检索术语、检索的数据库和检索文献的日期等。检索策略应尽量全面并在实施时避免潜在的偏倚，描述时也应尽量详细使其具有可重复性	①检索时所使用的电子数据库或证据来源；②文献检索的时间范围；③所使用的检索词（关键词、主题词、副主题词等）；④完整的检索策略（可能位于附录中）
8. 明确阐述证据的选择标准	明确阐述证据的纳入和排除标准及使用这些标准的依据	①针对纳入标准的描述：应包括目标人群的特征、研究设计、对照（如有相关内容）、筛选结果、语言（如有相关内容）、背景（如有相关内容）；②针对排除标准的描述（如有相关内容）
9. 清楚描述证据的优势和不足	明确指出证据的优势和不足。应详细说明指南制定过程中是否使用了正规或非正规的工具、方法来评估证据可能存在的偏倚风险	①指南应包含如何评价由证据体产生的偏倚以及指南制定小组成员如何对其进行解释；②对证据体的描述应包括研究设计、方法学、纳入的原始研究和二次研究结果的相关性、所有研究结果的一致性、方向、对效益和风险进行量化的对比、实际适用性
10. 明确阐述形成推荐意见的方法	应详细阐述形成推荐意见的方法以及做出最终决定的过程，如采用投票系统、非正式的共识、正规的方法（如德尔菲法等）。同时，应明确指出存在争议的部分以及相应的解决方法	①应描述推荐意见形成的过程；②推荐意见的制定结果；③应指出制定过程对推荐意见的影响
11. 形成推荐意见时应综合考虑利弊，包括获益、不良反应和伤害	指南在形成推荐意见时应综合考虑获益、不良反应和潜在伤害风险。平衡利弊后形成合适的推荐意见	①相关数据和效益评价报告；②相关数据和损失／副作用／风险评价报告；③指南应对效益和损失／副作用／风险进行权衡；④推荐意见应涉及效益和损失／副作用／风险的内容

条目	说明	评分标准
12. 推荐意见和支持证据间有明确的联系	指南中推荐意见和支持证据间联系应明确，以确保指南用户能识别每个推荐意见相关的支持证据	①指南应明确指出制定小组将证据和推荐意见相联系，以及由证据制定出推荐意见的过程；②每条推荐意见应与关键证据的描述和（或）参考文献相联系；③推荐意见应与证据总结部分和指南结果部分的证据信息表紧密结合
13. 指南发表前经过外部专家评审	指南在发表前应经过外部专家的评审，注意指南制定小组成员不能作为评审人员。评审人员包括相关领域的临床专家和方法学专家，也可以包括指南目标人群（患者和公众等）的代表。指南应公开外审过程中所采用的方法，并列出评审人员名单及其机构	①外审的目的；②外审过程中使用的方法；③对外审人员的描述；④通过外审搜集到的信息/结果；⑤应说明如何将外审搜集到的信息运用于指南或推荐意见的制定中
14. 提供临床指南更新的流程	应提供关于指南如何更新的流程，包括是否会被更新、更新方法、更新时间和周期	①应明确指出指南是否会被更新；②应明确指南的更新标准和周期；③介绍指南更新的方法
领域四：表达的清晰性		
15. 推荐意见明确、无歧义	应明确阐述推荐意见在什么情况下、对何种人群适用，并应指出有无证据支持	①陈述推荐；②明确推荐意见的目的（如提高患者生活质量，降低副作用）；③明确适用人群；④说明注意事项与适用情况（如有相关内容）
16. 明确列出针对某一情况或卫生问题不同的选择	针对某一种疾病的管理指南应考虑到这种疾病的临床筛查、预防、诊断和治疗可能存在各种不同的选择，在指南中应明确说明这些可能的选择	①对方法的描述；②每种方法的最适用人群及最适合的临床情况的描述
17. 主要的推荐意见清晰易辨	指南应对所有的推荐意见突出显示、分类汇总以便于查找，如采用表格、流程图、加粗和下划线等方式	①推荐意见被总结在一个方框中或加粗、标下划线、用流程图/运算式等表示；②具体的推荐意见应该进行分类汇总
领域五：应用性		
18. 在指南中描述应用过程的促进和阻碍因素	描述可能存在的影响指南推荐意见应用的促进和阻碍因素	①考虑应用过程中的促进和阻碍因素的说明；②搜集促进和阻碍因素相关信息时所采用的方法；③从调查中获得的促进和阻碍因素的信息；④描述上述信息如何影响指南的制定和推荐意见的形成
19. 在指南中提供推荐意见如何应用于实践的建议和（或）工具	为了指南的推广和应用，指南应提供相关的配套文件和建议，如总结文件、快速参考指南、培训工具、预试验结果、患者书面说明和计算机辅助系统等	①指南中有应用版块；②辅助工具和资源：指南总结文件、核查表和算式的链接、使用说明的链接和阻碍因素相关的解决方案（见条目18）；③利用指南促进因素的工具（见条目18）、预试验结果和从中得到的经验；④对使用者如何获得这些工具和资源的指导
20. 考虑推荐意见应用中潜在的资源投入	应用指南推荐意见可能需要额外的资源投入，如更多的专业人员、新的设备和昂贵的治疗药物。指南应讨论推荐意见对资源投入的潜在影响	①考虑到的费用类型（如药物购置成本）；②搜集费用相关信息的方法；③从调查中获得的相关费用信息；④描述搜集到的这些信息如何被用于指南的制定和（或）推荐意见的形成
21. 指南提供了监测和（或）审计标准	监测推荐意见的应用有助于指南的持续推广使用。指南的主要推荐意见中，应有明确的监测和审计的标准，包括过程测试、行为测试、临床或卫生结果测试等	①评价指南实施或推荐意见依从性的认定标准；②对测试周期的建议；③如何测量这些标准的说明
领域六：编辑的独立性		
22. 赞助单位的观点不影响指南的内容	若指南在制定过程中接受了外部的赞助（如政府、慈善组织、制药公司等），形式可能是资助整个指南的制定过程，也可能是资助部分过程（如指南的印刷）。指南应明确声明：赞助单位的观点或利益不会对指南的制定产生任何影响	①赞助单位的名称或基金来源（或明确声明指南无任何基金资助）；②声明赞助单位不会对指南的制定产生影响
23. 记录并公开指南制定小组成员的利益冲突	指南制定小组成员可能会存在利益冲突。应明确声明每一位指南制定小组成员是否存在利益冲突	①描述可能的利益冲突类型；②搜集"潜在利益冲突"的方法；③描述利益冲突；④描述利益冲突如何影响指南的制定和推荐意见的形成

在评价完 23 个条目后，评价员还应根据所评价的所有条目做出整体判断，对指南的整体质量做出评价，包括评价指南的整体质量（表 11-3）以及是否推荐使用该指南（表 11-4）。

表 11-3　临床指南整体质量评价表

1	2	3	4	5	6	7
最低可能质量						最高可能质量

表 11-4　是否推荐使用临床指南表

强烈推荐
推荐（有待改进）
不推荐

2. AGREE Ⅱ 使用注意事项

（1）阅读指南文件：使用 AGREE Ⅱ 评价指南之前，评价员应仔细阅读所有的指南文件，尽可能明确指南制定过程的所有信息，这些信息可能与指南推荐意见存在于同一文件中，也可能被总结在一篇独立的技术报告、方法学手册或指南制定者的政策声明中。

（2）评价员数量：建议每个指南最好由经过培训的 4 名评价员（至少 2 名）进行评价，以增加评价的信度。

（3）评分尺度：对 6 个领域的 23 个条目均采用 7 分制评分。完全符合条目要求的打 7 分，完全不符合的打 1 分，部分符合条目要求的根据实际情况打 2 ～ 6 分，符合要求越多，得分就越高。

（4）计算各领域得分：每个领域得分等于该领域每一个条目分数的总和，再将其标准化为该领域可能的最高分数的百分比。

$$每一领域的标准化得分 = \frac{每一领域的实际得分 - 可能的最低得分}{可能的最高得分 - 可能的最低得分} \times 100\% \qquad (11-1)$$

如 4 位评价员对领域一（范围与目的）的评分见表 11-5。

表 11-5　4 位评价员对领域一的评分情况　　　　　　　　　单位：分

评价员	条目 1	条目 2	条目 3	总分
评价员 1	6	5	6	17
评价员 2	5	4	5	14
评价员 3	3	3	4	10
评价员 4	5	4	5	14
总分	19	16	20	55

可能的最高得分 =7（完全符合）×3（条目数）×4（评价者数）= 84；

可能的最低得分 =1（完全不符合）×3（条目数）×4（评价者数）=12；

领域一的标准化得分 =［（领域一的实际得分 - 可能的最低得分）/（可能的最高得分 - 可能的最低得分）］×100% =［（55-12）/（84-12）］×100%=59.72%。

（二）AGREE-China

AGREE Ⅱ 是目前国际公认的评价指南的金标准，但在我国落地时有些"水土不服"：一是它对评价者的要求较高，需要评价者对指南的标准化制定流程、循证医学的基本概念（如证据分级系统、证据检索方法）等知识有较深的理解；二是它的每个条目评分都是 1 ～ 7 分，没有每一个分值的具体评分标准，且每个条目权重相同，没有考虑到各条目不同的重要性；三是部分条目在国内指南中未提及，如审计工具等；四是花费时间较长，评价一个指南平均需要 50 分钟。为了满足对中国临床指南进行评价的需要，在国外公认的 AGREE Ⅱ 的框架下，我国专家制定出了符合现阶段国情、科学可行的临床指南评价中国标准——AGREE-China。

AGREE-China 包括 5 个领域（科学性 / 严谨性、有效性 / 安全性、经济性、可用性 / 可行性、利益冲突），共 15 个条目、1 条整体评价。每个条目根据重要性不同，给予不同的权重，每个条目评分为 0 ～ 5 分，分数越高，质量越高（表 11-6）。AGREE-China 在 AGREE Ⅱ 的框架下进行了修改，包括每一条目的评分从 7 分制改为 5 分制，把 23 个条目精简为 15 个条目，删去了目前国内指南尚不能做到的条目，强调了中国指南应该包含中国人的研究证据，并附有详细的评分标准，应用时更简单高效，适合国内临床实践。

表 11-6 AGREE-China

评价领域	评价条目和内容	分值	权重
科学性 / 严谨性	1. 指南制定小组由相关的多学科团队组成	5（完全符合）4 3 2 1 0（完全不符合）	1
	2. 制定指南的背景、目的和应用对象	5（完全符合）4 3 2 1 0（完全不符合）	1
	3. 采用正确、全面的文献检索策略进行证据检索，并提供了全部参考文献列表	5（完全符合）4 3 2 1 0（完全不符合）	2
	4. 对检索到的证据进行质量评价，对证据 / 证据体进行分级	5（完全符合）4 3 2 1 0（完全不符合）	2
	5. 说明了从证据到形成推荐意见的方法	5（是）4 3 2 1 0（否）	2
	6. 列出了推荐意见的推荐等级	5（完全符合）4 3 2 1 0（完全不符合）	1.5
	7. 发表前经过外部专家的评议	5（完全符合）4 3 2 1 0（完全不符合）	1
	8. 有指南的更新计划	5（是）3 0（否）	0.5
有效性 / 安全性	9. 推荐方案的有效性：同一临床问题，如有备选方案，列出备选方案；列出效应大小的具体数据	5（完全符合）4 3 2 1 0（完全不符合）	2
	10. 推荐方案的安全性：推荐意见考虑了不良反应和安全性，列出安全性相关具体数据	5（完全符合）4 3 2 1 0（完全不符合）	2
经济性	11. 推荐意见考虑了卫生经济学问题	5（是）3 0（否）	1
可用性 / 可行性	12. 指南表达清晰，推荐意见明确不含糊，容易理解	5（完全符合）3 0（完全不符合）	1
	13. 指南容易获得和推广	5（完全符合）3 0（完全不符合）	1.5
	14. 指南检索和评估了中国研究的证据	5（是）3 0（否）	0.5
利益冲突	15. 指南制定过程有利益冲突声明	5（是）3 0（否）	1
总分			
你对该指南的整体印象		强推荐	
		弱推荐	
		不推荐	

在 AGREE Ⅱ 和我国国情基础上研制产生的 AGREE-China，既保持了国际通用金标准的科学性和严谨性，又体现了结合我国现阶段国情的有效性、实用性和可行性。需要注意的是，AGREE Ⅱ 是迄今最为广泛验证的工具，AGREE-China 不能被视为独立于 AGREE Ⅱ，制定 AGREE-China 是保证临床指南评价规范化和质量的最低标准，不是最高标准，中国标准应该与时俱进，不断升级和完善。

第四节 临床实践指南的应用原则和步骤

一、临床实践指南的应用原则

指南是指导临床实践的重要工具，是医务人员进行决策的准则和规范，但指南并非法规，而是推荐建议，应避免不分具体情况、盲目教条地生搬硬套。指南应用时应注意以下原则。

▶（一）个体化原则

临床实践指南具有一定的普适性，大多数采用基于人群的证据，推荐意见针对多数（典型）患者或多数情况，不可能解决每一个体患者所有复杂、特殊的临床问题。因此，在应用指南时，应充分考虑患者的社会人口学特征和临床特征是否与指南的目标人群一致。面对具体的个体患者（如复杂的、有多种合并症的患者），临床医生应在指南的指导下，以患者为中心，根据具体病情和多方面因素个体化决策，以期达到最佳疗效。

（二）适用性原则

国外许多指南的制定科学严谨，质量可靠，但在应用时要注意其在国内的适用性。由于不同国家或地区间文化、经济的差异，即使是基于相同的证据也可能会导致推荐意见的不同，这意味着在一定环境下产生的指南可能并不适合于另一环境，需要结合国情改编后应用。如果患者的情况与指南的目标人群相似，可以考虑应用指南推荐的干预措施，但需结合本地区或医院的医疗条件、患者对医疗费用的承受能力、医疗保健系统的覆盖支持能力等，评估该干预措施的可行性和成本－效益。

（三）患者价值取向原则

患者或其亲属的价值取向和意愿在临床决策中具有重要的作用。指南的推荐强度越强，干预措施预期获得的效益风险比越大，患者或其亲属选择该干预措施的可能性也越大，绝大多数患者及其亲属都会选择接受该治疗。而对于那些推荐强度较弱的干预措施而言，预期的效益风险比变得不确定，不同的患者可能选择截然相反的干预措施，此时患者或其亲属的价值取向和意愿就显得尤为重要。例如，口服阿司匹林可使心肌梗死后患者的死亡率下降约25%，而阿司匹林引起消化道出血的风险极小，且非常便宜，获得该信息后，几乎所有的患者都会选择接受阿司匹林治疗；下肢深静脉血栓的患者已经口服华法林1年，如果继续服用华法林可减少再发血栓的概率约每年10%，但需要定期检测凝血时间，出血的风险也相应增加，此时，一部分患者可能选择继续服用华法林，另一部分患者可能选择停用，患者的价值取向和意愿显得尤为重要。

（四）时效性原则

国内外每天都有大量的基础和临床研究证据问世，过去认为有效的治疗手段可能被新的证据证明无效，而过去认为无效甚至禁忌的治疗手段可能被新的证据证明有效。因此，应用指南时应注意时效性，应尽可能选择最新的临床实践指南指导临床实践。

（五）后效评价原则

后效评价是指在患者接受根据指南制定的方案后，对患者病情的变化进行临床随访。后效评价在整个循证临床实践中具有重要作用，是指南的修订和更新所需的重要信息。

二、临床实践指南的应用步骤

（一）提出临床问题

根据PICOS原则构建明确的临床问题。PICOS原则中，P指患者或人群（patient/population），I指干预或暴露（intervention/exposure），C指比较或对照（comparison/control），O指结局指标（outcome），S指研究中的治疗环境和条件（setting）。

> **案例11-1分析讨论：**
> 根据PICOS原则可构建案例11-1的临床问题：
> 患者（P）：原发性肝癌患者；
> 干预措施（I）：手术治疗；
> 对照措施（C）：非手术治疗；
> 结局指标（O）：术后有无并发症、有无复发或转移、生存时间等；
> 医疗环境（S）：中国三级甲等医院。

（二）检索临床指南

可通过多种途径检索临床指南：①专业的指南网站，如美国国立指南文库（NGC）等；②一般性的医学文献库，如中国生物医学文献数据库（CBM）、MEDLINE、Embase等；③相关疾病的学术网站，如检索乙肝防治相关指南可检索美国肝病研究学会（AASLD）、亚太肝脏研究学会（APASL）等网站。

> **案例11-1分析讨论：**
> 案例11-1中，可通过多种途径检索到以下肝癌诊疗指南，包括但不限于以下几种：① 2018年EASL指南："EASL Clinical Practice Guidelines：Management of hepatocellular carcinoma"；② 2017年中国指南：《原发性肝癌诊疗规范（2017年版）》；③ 2018年NCCN指南："NCCN Clinical Practice Guidelines in Oncology（NCCN Guidelines）：Hepatobiliary Cancers"；④ 2017年APASL指南："Asia–Pacific clinical practice guidelines on the management of hepatocellular carcinoma：a 2017 update"。

（三）解读临床指南并评价其质量

应用临床指南之前，需要读懂指南，并对其质量进行评估。循证临床实践指南会标注证据的质量级别和建议的推荐强度，不同组织制定的指南可能采用不同的证据质量和推荐强度分级系统，熟悉这些系统，才能更好地理解指南。其中，GRADE 系统过程透明、适用性强，已被包括 WHO 和 Cochrane 协作网在内的 90 多个国际组织、协会和学会采纳，关于 GRADE 系统的具体内容详见第八章。

临床指南的质量评价有多种方法，其中 AGREE II 已成为国际公认的评价指南的金标准，关于中国临床实践指南的评价可使用更符合我国国情的 AGREE-China 标准，具体内容详见本章第三节。

> **案例 11-1 分析讨论：**
>
> 案例 11-1 的患者原发性肝癌诊断明确，为单发肿瘤，局限于肝右叶，直径约 10cm，影像学未见血管侵犯、未见肝外转移，PS 评分为 0 分，Child-Pugh 分级为 A 级，ICG R15 为 10%。根据 2018 年 EASL 指南，该患者属于 BCLC A 期，首选手术切除；根据中国《原发性肝癌诊疗规范（2017 年版）》，该患者属于 Ib 期，首选手术切除；根据 2018 年 NCCN 指南，该患者属于 IB 期，首选手术切除；根据 2017 年 APASL 指南，该患者首选手术切除。

（四）应用临床指南

应用临床指南时，首先需确定检索的指南是否包含了所要回答的临床问题，若没有，则需重新检索其他的临床指南，或寻找其他的证据（如系统综述或原始研究证据）。在确定指南包含了要回答的临床问题后，再从中筛选出质量好、可信度高、实用性强的指南来解决临床问题。在应用临床指南时，应注意个体化原则、适用性原则、患者价值取向原则、时效性原则和后效评价原则。

> **案例 11-1 分析讨论：**
>
> 案例 11-1 中，综合上述指南，首选手术切除治疗。结合临床判断，该患者无手术禁忌证，估计肝肿瘤可完整切除，残肝可满足机体需要。结合患者及家属意愿，采取右半肝切除术。

（五）临床指南应用的后效评价

应用临床指南后，应对患者的病情变化进行临床随访，进行后效评价。

> **案例 11-1 分析讨论：**
>
> 案例 11-1 行右半肝切除术，术后无并发症。切除肝肿瘤病理报告：巨块型肝细胞性肝癌，Edmondson-Steiner 分级为 II～III 级，梁索型和假腺管型。患者术后定期复查，随访至今（1 年以上）未发现复发或转移。

三、临床实践指南应用中存在的问题及注意事项

（一）存在的问题

高质量的临床实践指南对促进患者健康、提升医疗质量和节约医疗费用起到重要作用，但同时也必须认识到指南应用中可能存在的一些问题：①同一疾病的指南可能来源多样且推荐意见不一致；②在指南中，并非所有的临床问题都能寻找到高质量的研究证据；③有多种原因可能导致指南的推荐意见错误；④指南内容多偏重于常见病，罕见病的指南相对较少。

（二）注意事项

为更好地应用临床实践指南，临床医生需要了解指南的制定和评价方法、认识指南的作用、根据推荐意见强度确定临床应用，此外应用临床指南时还应注意以下几点：

（1）一个高质量的循证临床实践指南已经完成了对当前证据的收集和评价，并将证据与具体实践相结合，对临床实践提出了具体的指导意见。遇到待解决的临床问题时，最好先检索和使用临床指南，若无则寻找系统综述证据，再无则寻找原始研究证据。

（2）临床指南具有一定的普适性，显示的多是疾病诊疗的共性特点，在以指南进行临床决策的基础上，还需结合临床医生的经验和患者的意愿、价值观，在疾病的诊疗中注意遵循个体化原则。

（3）应用临床技能迅速判断患者的状况、建立诊断的能力及判断干预措施预期获得的效益风险比的能力是临床医生正确应用指南的基础。因此，临床医生应苦练临床基本功，提高临床思维能力，提升临床诊治水平，从而正确地应用指南，做出恰当的临床决策，更好地为患者服务。

（刘景丰　刘志强）

第十二章　疾病病因／危险因素证据的循证评价与应用

案例 12-1:

　　患者，男，57 岁，间断上腹痛、反酸、烧心 3 月余，于进食后疼痛加剧。胃镜显示：胃体下部连至胃角见一处 IIb 型病变，表面发红，边界稍发白，大小约 2.0cm×1.5cm，边界尚清。其内见一大小为 0.4cm×0.5cm 的结节状隆起，表面粗糙不平。胃镜活检显示：胃角黏膜慢性萎缩性炎伴部分上皮轻度异型增生及肠化生。窄带成像结合放大内镜（ME-NBI）和超声内镜检查术（EUS）下见两处病灶。综上可考虑诊断为胃癌前病变。为寻找病因，患者行快速尿素酶试验发现幽门螺杆菌（Helicobacter pylori，Hp）感染阳性。同时该医生观察到 110 例胃癌前病变患者中有 78 例 Hp 感染阳性。

问题:

　　1. 胃癌前病变合并 Hp 感染未来患胃癌的风险有多大？

　　2. 如果针对 Hp 感染者进行 Hp 根除治疗是否能降低胃癌发病率？

第一节　概　　述

　　任何疾病的发生、发展均有其原因。只有明确病因／危险因素，才能有针对性地开展疾病预防和治疗。例如，高血压是脑卒中的重要危险因素，通过对高血压人群进行高血压的健康教育和药物控制，可有效预防脑卒中。另外，了解病因，还有助于临床医生对疾病进行准确的诊断，如一个粉尘作业人员 X 线胸片显示两上肺野出现圆形小阴影，两侧对称，以外侧更为明显，临床医生很可能将其诊断为肺尘埃沉着病，原因在于接触粉尘是肺尘埃沉着病发生的危险因素。

　　临床医生在患者就医时最先了解患者的病情和疾病发生、发展情况，对于病因或危险因素不明者，医生可以查找相关研究证据，寻求答案，或者由此提出病因假设并开展病因与疾病危险因素的研究。尽管随着科技的进步和发展，有关疾病病因及危险因素的研究证据日益增加，但由于研究本身存在这样或那样的问题，加之研究对象自身原因及研究条件不易控制等复杂性问题，使得已有或发表的有关病因及危险因素的研究证据并不能直接用于指导临床实践。作为临床医生，应学会分析和评价有关病因／危险因素的研究证据，以去伪存真、去粗存精，将最新最佳的研究证据用于指导临床实践。

一、病因／危险因素的概念

（一）病因／危险因素

　　目前有关病因（causation of disease）的定义是由来自美国 John Hopkins 大学的著名流行病学家 Lilienfeld AM 提出的：那些能使人群发病概率升高的因素，就可认为是病因，当其中某个或多个因素不存在时，人群发病频率就会下降。流行病学层次的病因一般称为危险因素（risk factor），是指那些使人群疾病发生概率即风险（risk）升高的因素。

（二）病因因果关系

　　病因与疾病的关系属于因果关系。病因因果关系多样，主要包括单因单果、单因多果、多因单果、多因多果 4 种类型。①单因单果的因果关系，即一个因素只引起一种疾病的发生，而且该病只由该病因引起。如乙型肝炎病毒致乙型肝炎。这是传统的简单病因观，在现实中，这种情况几乎不存在。②单因多果的因果关系，即一个因素可以引起多种疾病。单因多果的因果关系揭示了病因的多效应性。如吸烟可引起肺癌、慢性支气管炎、心血管疾病等多种疾病。③多因单果的因果关系，即多种因素引起一种疾病，可以多种因素独立作用、协同作用或交互作用引起一种疾病。多因单果的因果关系揭示了疾病的多因性。例如，高血压、高血脂、高同型半胱氨酸血症等是脑卒中的危险因素。④多因多果的因果关系，由于单因多果和多因单果的存在，多因多果的现象必然存在。例如，高脂饮

110

食、吸烟饮酒、缺乏体力活动是高血压、心脑血管疾病、结直肠癌、乳腺癌等疾病的危险因素。

二、疾病病因／危险因素研究的主要步骤

对原因不明的疾病进行研究及探讨其病因，或者对病因已知疾病的流行状况的影响因素的探索是一个循序渐进的过程，也是一项十分复杂的任务，需要多学科和专业的研究者共同努力。一般来说，首先建立假设，再通过深入研究来检验、验证假设。

（一）建立假设

通过描述疾病分布（三间分布）的特点，比较分析高发人群（时间或地区）与低发人群（时间或地区）的差异，再进一步应用 Mill 逻辑推理法则来提出和建立假设。

1. 假设的提出 对于原因不明的疾病，患者本人不会知道自己患的是什么疾病、是什么原因导致的疾病，只会随着病情的加重而到医院就诊。因此，往往是临床医生首先接触原因不明疾病患者或观察到疾病分布改变。如果临床医生具有病因学研究的相关知识，就会更早地发现问题和提出假设。①从临床特殊病例发现疾病分布改变，进行病例报告。医生一旦接触到原因不明疾病或已知病因疾病的分布改变，如（罕见）病例集中出现、临床常规治疗方法无效（无明显效果）等而发现原因不明疾病或已知病因疾病增多的现象或线索，即可结合临床流行病学知识进行报告。②临床医生也可将临床观察与描述流行病学分析结合起来提出病因假设。③根据临床观察病例与某些因素关系的事实提出病因假设。④用描述流行病学方法从人群、时间、地区 3 个方面描述疾病分布特点，取得疾病在人群中发生的信息，在此基础上提出病因假设。另外，还可通过查阅有关疾病的临床医学、流行病学等方面的文献资料提出病因假设。

2. Mill 逻辑推理法则 在提出假设的过程中往往直接或间接地将疾病分布与逻辑推理相结合，流行病学里以 Mill 逻辑推理法最为常用，有如下 5 种类型。

（1）求同法：是指在发生相同事件的不同群体之间寻找共同点，即根据患某种疾病的不同患者的共同特点，寻找可能的病因。如果不同情况下或不同场合的患者均具有相同的因素时，则这种因素有可能是该病的病因。

（2）求异法：是指在事件发生和不发生的群体中寻找不同点。如果同一疾病的发病率在某因素暴露与不暴露的情况下差异很大，则这种因素就可能是该病的病因。

（3）同异并用法：是指某病与某因素之间的关联既符合求同法，又符合求异法。

（4）共变法：是指如果某病发病率随着某一个因素出现的频率变化而变化，则该因素可能与该病呈现因果关联。

（5）剩余法：是指当某病的发生是由多种因素所致时，把已知有关联的因素去掉后，仍不能排除的因素就有可能是病因。例如，吸烟、饮酒、高脂膳食、缺乏运动是结直肠癌的危险因素，但仍有部分患者无法用这些危险因素解释。因此可推理还有其他"剩余"因素也是结直肠癌的危险因素，如遗传因素。

在逻辑推理的过程中，研究者还应具备有关的生物学、医学及其他相关科学的知识与经验，这样有利于形成正确的病因假设。

（二）检验假设

描述性研究提出的病因假设需要分析性研究进一步检验危险因素与疾病之间的因果联系。常用的分析性流行病学方法包括病例对照研究和队列研究。论证的步骤一般是先开展病例对照研究，然后开展队列研究。病例对照研究可以一次回顾性调查多个因素，且不受疾病发生频率的限制，但该研究设计是回顾性的由"果"推"因"，因此不能证明因果关系，但可为进一步研究或证明病因提供有力的线索。队列研究是由"因"及"果"的研究，通过直接比较暴露组和非暴露组间的发病率，计算出相对危险度，所以能证明因果关系，更加有效地检验病因假说。

（三）验证假设

通过分析性流行病学方法对病因假设初步检验后，一般还需进一步开展实验流行病学研究进一步验证假设。病因／危险因素实验流行病学方法多数是随机对照试验或者类实验，一般通过干预减少试验组病因因素的暴露，对照组病因因素暴露不变，随访观察并比较试验组与对照组的疾病发病率或死亡率差异。

三、疾病病因／危险因素研究证据的论证强度与分级

在探索病因、研究已知病因疾病发生消长的原因过程中，流行病学形成了一系列的研究方法。这些常用的研究方法如下：①个案调查、病例报告及病例系列分析；②现况调查或横断面调查；③病例对照研究；④队列研究；⑤实验流行病学研究。其中个案调查、病例报告及病例系列分析属于最初的描述性研究，只能为病因研究提供线索和假设。现况调查由于同时收集暴露（因）与疾病（果）资料，不能区分暴露与疾病的时序关系，因此，只能提出病因假设，一般不能进行因果推论。病例对照研究和队列研究作为观察性流行病学研究，暴露与否及其程度并非主动施加，研究者只能被动观察自然分组或研究对象自主"选择"的情况下暴露对健康与疾病的影响，由于无法实现随机分组，组间的可比性难以保证，易受混杂因素的影响。由于队列研究的研究方向为由"因"及"果"，而病例对照研究的研究方向为由"果"及"因"，因此队列研究的因果关系论证强度高于病例对照研究。病因学研究也可采用随机对照试验，此时的"暴露"因素就是施加的干预措施，研究者将研究对象随机分成两组或多组，使得各组间可比，解决了观察性研究中的混杂问题，成为病因学等因果关系研究的金标准方案。上述研究方案均可为病因学研究所用，在实际工作中，研究者可根据疾病本身的特点、病因特点以及是否涉及伦理道德、病因推断标准等进行综合考虑，恰当选用其中一种、几种乃至所有研究方法。各种病因学研究的论证强度总结见表 12-1。

表 12-1　各种病因学研究的论证强度总结

研究设计类型	时间性	研究方向	可行性	论证强度
随机对照试验	前瞻性	由因及果	差	++++
队列研究	前瞻性／历史性	由因及果	好	+++
病例对照研究	回顾性	由果及因	较好	++
现况研究	横断面		较好	+
个案调查、病例报告、病例系列分析			较好	+/-

由于研究设计、研究对象选择等方面的差异，疾病病因／危险因素研究证据质量良莠不齐，要实现科学、高效的决策，必须有明确、合理的证据分级标准和推荐强度标准。2000 年，包括 WHO 在内的 19 个国家和国际组织共同创立了 GRADE 工作组，并于 2004 年正式推出 GRADE 证据分级标准和推荐强度标准。GRADE 标准是目前比较科学合理、过程透明、适用性强的证据分级标准和推荐标准。包括 WHO 和 Cochrane 协作网在内的 74 个国际组织、协会均采纳 GRADE 标准。GRADE 证据分级标准和推荐标准详见本书第四章。

四、因果关系的判断标准

通过分析性研究乃至实验性研究发现某种暴露因素与疾病存在有统计学意义的关联后，还需要进一步确认以排除这种关联是否由各种偏倚等引起。如果排除各种偏倚后关联依然存在，需进一步进行因果推断，也就是确认二者之间是否存在因果联系必须符合一定的标准。20 世纪，美国"吸烟与健康报告"委员会提出了吸烟与肺癌关联的 5 条判断标准（1964 年）：①关联的时间顺序；②关联的强度；③关联的特异性；④关联的可重复性；⑤关联的合理性。以后一些学者又加以发展，目前除上述 5 条之外，还包括：⑥病因与疾病分布一致；⑦剂量－效应关系；⑧去除可疑病因可使疾病发生频率下降或疾病不再发生。

若判断为病因，必须要达到第①、②条标准。一般来说，满足条件越多，则因果关系成立的可能性越大。

第二节　提出病因／危险因素相关临床问题

一、与疾病病因／危险因素相关临床问题的提出

提出和构建一个可以回答的临床问题，能够帮助临床医生进一步明确解决问题的方向和目标，是开展循证临床实践的第一步，有利于证据的查询和使用，帮助临床医生抓住其中的疑难要点，更

加清晰地理解临床问题，提高发现问题、解决问题的能力，提升医疗服务质量及临床决策水平。提出与疾病病因／危险因素相关的关键和重要问题，是做出科学的预防和治疗策略的重要前提。

> **案例 12-1 分析讨论：**
> 　　开篇提到的案例中，该医生观察到 110 例胃癌前病变患者中有 78 例 Hp 感染阳性。医生提出的问题是胃癌前病变合并 Hp 感染未来患胃癌的风险有多大、如果针对 Hp 感染者进行 Hp 根除治疗是否能降低胃癌发病率。

二、与疾病病因／危险因素相关临床问题的构建

在提出需要解决的临床问题时，为了准确地检索资料，应明确问题的要素。为此需要精心构建临床问题，即该问题涉及的 4 个要素。

为了快速获得最佳证据，将上述临床问题按照 PICO 原则分解，构建成易于检索相关证据的临床问题。

P：未患胃癌的健康人；

I/E：Hp 感染；

C：无 Hp 感染；

O：胃癌的发生率。

第三节　病因／危险因素证据检索

要快速准确获取所需要的证据，需要掌握文献检索的方法和技巧，包括选择数据库及检索平台、确定检索词及制定检索策略等。基于不同的检索目的采用的证据检索方法也不同。首先要检索疾病病因／危险因素相关的优质证据（二次研究），强调查准率，有效率地解决临床问题；如果该类证据检索不到，临床医生就要依据现有的原始研究证据自己制作系统综述，以此为目的的检索要求尽可能全面检索当前所有的相关研究，强调查全率。

一、选择数据库及检索平台

检索疾病病因／危险因素研究证据时，在策略上可以根据"6S"模型进行逐级检索，即证据系统、证据总结、系统评价摘要、系统评价、原始研究摘要和原始研究。在实际工作中，我们将数据库选择简单划分为证据总结类和非证据总结类数据库。

（1）证据总结类数据库：如 Cochrane、UpToDate、Clinical Evidence、Best Evidence （ACP Journal Club and Evidence Based Medicine）、Ovid EBM、DynaMed、MD Consult、First Consult、Doctors Desk 等。

（2）非证据总结类数据库：如 PubMed 等。

二、确定检索词及制定检索策略

检索疾病病因／危险因素的研究证据时可以从 PICO 原则的四要素中提炼检索词，并通过"AND"或"OR"进行逻辑组配。

> **案例 12-1 分析讨论：**
> 　　对开篇提到的案例检索研究证据，需要从 PICO 原则的四要素中提炼出如下检索词进行检索：["Helicobacter pylori"（MeSH Terms）AND "gastric cancer risk"（All Fields）]，["Helicobacter pylori"（MeSH Terms）AND "gastric cancer"（All Fields）OR "risk"（All Fields）]，["Helicobacter pylori"（MeSH Terms）AND "gastric carcinoma"（All Fields）OR "risk"（All Fields）]，["Helicobacter pylori"（MeSH Terms）AND "stomach cancer"（All Fields）OR "risk"（All Fields）]，["Helicobacter pylori"（MeSH Terms）AND "stomach carcinoma"（All Fields）OR "risk"（All Fields）]，还可以包含病因学研究的特征性关键词，如"cohort study"、"case-control study"、"trials"等。

三、检索相关数据库

（一）检索证据总结类数据库

案例 12-1 分析讨论：

首先用以上检索词在 Cochrane 数据库中进行检索，在"Cochrane Reviews"一栏检索出 4 篇相关综述，在"Trials"一栏检索出 97 篇相关研究文献。经过筛选有 17 篇文献的研究内容与本临床病例提出的问题相关。

其次在 UpToDate 数据库以"Helicobacter pylori infection and gastric cancer risk"为关键词进行检索，检索结果专题列表中的第一个专题是"gastric cancer risk"（胃癌的危险因素）。第二个专题是"Association between Helicobacter pylori infection and gastrointestinal malignancy"（Hp 感染和胃肠道肿瘤的关系）。两个专题内容与本临床病例提出的问题有关。

（二）检索非证据总结类数据库

案例 12-1 分析讨论：

检索 PubMed 数据库，由 PubMed Clinical Queries 进入检索界面，将"Category"这一栏设置为"Etiology"，将"Scope"设置为"Narrow"，用以上关键词进行检索，在"Clinical Study Categories"这一栏共检索出 418 篇相关的临床研究文献；在"Systematic Reviews"这一栏共检索出 135 篇相关的临床研究文献；"Medical Genetics"这一栏主要为机制研究，其结果不能很好地回答我们的临床问题，故其检索结果不是重点。经筛选共发现有 73 篇文献的研究内容与本临床病例提出的问题相关。

通过上述检索过程，我们检索到了比较全面的文献证据。这些文献的研究类型包括系统综述与 Meta 分析、随机对照试验、队列研究和病例对照研究。其中随机对照试验研究与本例提出的问题相关且因果关系的论证强度最强。

本例患者为中国人，因此选择一篇来自中国的 Li W Q 等在 2014 年发表的随机对照试验研究"Effects of Helicobacter pylori treatment on gastric cancer incidence and mortality in subgroups"回答本例提出的临床问题。

第四节　病因／危险因素证据评价

一、病因／危险因素研究证据的真实性评价

评价病因／危险因素研究证据真实性的原则见表 12-2。

表 12-2　评价病因／危险因素研究证据真实性的原则

病因／危险因素研究证据真实性评价
1. 研究的两组间除暴露因素／干预措施不同，其他重要特征在组间是否可比
2. 暴露组与非暴露组对于暴露因素／干预措施的确定和临床结局的测量方法是否一致（是否客观或采用了盲法）
3. 随访时间是否足够长，是否随访了所有纳入的研究对象
4. 研究结果是否符合病因的条件
（1）因果时相关系是否明确
（2）是否存在剂量－效应关系
（3）暴露因素／干预措施的消长是否与疾病的消长一致
（4）不同研究结果是否一致
（5）暴露因素／干预措施与疾病的关系是否符合生物学规律

（一）研究的两组间除暴露因素／干预措施不同，其他重要特征在组间是否可比

评价某一研究结果的真实性应首先考虑暴露组与非暴露组之间基线是否可比，即除了暴露因素不同，其他可能影响研究结果的重要特征在两组之间是否相似可比。而基线资料是否可比与是否采

用了论证强度高的研究设计方法直接相关。

> **案例 12-1 分析讨论：**
>
> 　　本例随机对照试验采用双盲法将 Hp 感染者随机分配到 Hp 根除治疗组和安慰剂组。随机分配使可能影响结局的因素（包括已知和未知因素）在两组之间均衡分布，从而消除未知混杂因素的影响。所以本例随机对照试验研究的两组间除暴露因素／干预措施不同，其他重要特征在两组间可比。

（二）暴露组与非暴露组对于暴露因素／干预措施的确定和临床结局的测量方法是否一致（是否客观或采用了盲法）

　　如果一个研究对暴露组和非暴露组的暴露和临床结局的测量方法一致，则该研究的结果可靠。随机对照试验应特别注意试验组与对照组间临床结局指标的测量方法是否一致。若研究采用了盲法，即随机对照试验中测量结局的人不知道干预情况，试验对象也不知道自己在试验组或安慰剂组，则研究结果可信度更高。

> **案例 12-1 分析讨论：**
>
> 　　本例随机对照试验采用了双盲法，研究者评估病理和胃镜结果时对研究对象的分组不知情，研究对象被随机分配进入试验组和安慰剂组时对分组不知情。故试验组和对照组对干预措施的确定和临床结局的测量方法客观一致。

（三）随访时间是否足够长，是否随访了所有纳入的研究对象

　　随访时间是否合适，是影响研究结果真实性的重要因素之一。随访时间太短，容易得到假阴性结果，从而影响研究结果的真实性。随访时间的确定与干预措施导致疾病发生的自然病程有关。

　　以"Hp 根除治疗是否降低胃癌发病风险关系的研究"为例，如果仅随访几周或几个月，结果会发现 Hp 根除治疗不能降低胃癌发病风险。这种情况下，我们不能确定是 Hp 根除治疗不能降低胃癌发病风险，还是观察时间太短，Hp 根除治疗的效果尚未表现出来。观察期的长短应根据疾病发生的自然史确定。

　　理想的研究状态是所有研究对象都完成随访，无失访。但队列研究和随机对照试验研究的随访时间长，失访往往是难以避免的。如果暴露组（或试验组）和对照组的失访人数相等，而且各组中失访者和未失访者的发病率相同，则认为失访对研究结果没有大的影响；否则，暴露与研究结果之间的关系可能因失访而被歪曲，这种歪曲被称为失访偏倚（attrition bias）。失访或多或少会影响研究结果的真实性，随机对照试验和前瞻性队列研究需要考虑失访对结局指标的影响。一般要求失访的例数不应超过总观察例数的 10%，一旦超过 20%，则研究结果的真实性值得怀疑。

> **案例 12-1 分析讨论：**
>
> 　　本例随机对照试验研究是 1995 年在中国山东临朐建立的"山东干预试验"。该随机对照试验研究将 2258 例 Hp 感染者随机分为试验组和对照组后给予试验组阿莫西林与奥美拉唑治疗 Hp 感染 2 周，给予对照组安慰剂治疗 2 周。之后进行 15 年的随访，随访时间足够长，且在 2258 例 Hp 感染者的随访过程中只有 3 人失访，失访率为 0.13%，远远小于 10%。故本研究观察到的结果真实有代表性。

（四）研究结果是否符合病因的条件

　　1. 在研究病因／危险因素时因果时相关系是否明确　若能明确暴露因素／干预措施的出现早于疾病的发生，则研究的真实性高。但若暴露和结果同时被调查，则因果关系不明确，下结论必须持谨慎态度。

　　因果时相顺序的确定主要有赖于前瞻性研究，回顾性研究、横断面研究和描述性研究对因果时相关系的论证强度较低。

> **案例 12-1 分析讨论：**
>
> 　　本例随机对照试验研究明确表明，在研究开始时 2258 例研究对象均为 Hp 感染且胃镜检查不是胃癌的患者，然后将研究对象随机分配到 Hp 根除治疗组及安慰剂组。Hp 感染及根除治疗在前，胃癌发生在后，因此该研究符合前"因"后"果"的因果时相关系，因果时相关系比较明确。

2. 是否存在剂量－效应关系 暴露因素与疾病之间是否存在剂量－效应关系是指疾病的发生率是否随着暴露因素的剂量或时间增加而增加。当暴露因素和疾病的发生呈现剂量－效应关系时，研究结果的真实性较高。

案例 12-1 分析讨论：

　　本例随机对照试验研究中没有关于 Hp 感染与胃癌的剂量－效应关系的分析。但试验组去除了 Hp 感染，而对照组持续暴露于 Hp 感染，随访 15 年后发现 Hp 根除治疗组胃癌的发病率显著低于对照组胃癌的发病率［*OR*=0.56，95% *CI*：（0.34，0.91）］。这正说明 Hp 感染时间越长胃癌的发病率越高，Hp 感染与胃癌之间存在剂量－效应关系。

3. 暴露因素／干预措施的消长是否与疾病的消长一致 病因／危险因素研究中，符合流行病学规律的表现为终止暴露因素／干预措施伴随着疾病的发病率降低或消失，暴露因素／干预措施持续存在则疾病的发病率升高。

案例 12-1 分析讨论：

　　本例随机对照试验研究对试验组进行了 Hp 根除治疗，而对照组持续暴露于 Hp 感染，随访 15 年后发现抗 Hp 感染治疗组胃癌的发病率显著低于持续暴露于 Hp 感染的对照组胃癌的发病率［*OR*=0.56，95% *CI*：（0.34，0.91）］。这说明去除 Hp 感染能降低胃癌的发病率，Hp 感染的消长与疾病的消长一致。

4. 不同研究结果是否一致 对病因／危险因素与疾病的研究，若不同地区和时间、不同研究者和不同设计方案的研究结论一致，则这种病因学的因果效应可信度高。

案例 12-1 分析讨论：

　　针对本案例的证据检索共获得 73 篇文献的研究内容与本临床病例提出的问题相关。尽管 73 篇文献的研究结果不尽相同，但 2018 年发表的一篇纳入最多随机对照试验和队列研究（共 32 篇）的系统综述与 Meta 分析结果显示，Hp 根除治疗能降低胃癌的发病风险［pooled *RR* = 0.46，95% *CI*：（0.39，0.55）］。而且 11 篇系统综述与 Meta 分析中有 10 篇得出一致的研究结论：Hp 根除治疗能降低胃癌的发病风险。

5. 暴露因素／干预措施与疾病的关系是否符合生物学规律 如果病因／危险因素研究揭示的因果关系有生物学合理性，则可增加因果关系的证据，结果真实可靠。

案例 12-1 分析讨论：

　　1994 年，美国国立卫生研究院共识会议认可了 Hp 是胃和十二指肠溃疡的一种病因。随后国际癌症研究机构（International Agency for Research on Cancer，IARC）宣布，Hp 是胃腺癌的 I 类致癌物。在动物模型中也发现 Hp 感染会诱发胃黏膜肠化生、胃黏膜异常增生和胃腺癌。因此 Hp 感染与胃癌的关系符合生物学规律。

　　总结：评价病因／危险因素研究证据真实性的指标中，前 3 条最重要。若文献不能满足前 3 条，说明研究结果的真实性较差，不能作为指导临床医疗实践的证据，应继续寻找其他文献。

案例 12-1 分析讨论：

　　在病因／危险因素研究证据真实性评价中，本例随机对照试验研究符合真实性评价中的 4 条。故可以作为指导临床医疗实践的证据。

二、病因／危险因素研究证据的重要性评价

　　所评价文献满足了真实性评价原则后，需要对病因／危险因素研究证据的重要性进行评价，进一步明确暴露与结局的因果关系是否有足够的强度和精确度。评价病因／危险因素研究证据重要性的原则见表 12-3。

表 12-3 评价病因/危险因素研究证据重要性的原则

病因/危险因素研究证据的重要性评价
1. 暴露因素/干预措施与疾病的关联强度如何
2. *NNH*
3. 暴露因素/干预措施与疾病之间关联强度的精确度如何

（一）暴露因素/干预措施与疾病的关联强度如何

研究暴露因素/危险因素与疾病的关系可采用不同的研究设计方案，不同研究设计估计暴露与结局之间关联强度的方法不同。在随机对照试验和前瞻性队列研究中，关联强度是用 *RR* 来确定的。$RR=\dfrac{a/(a+b)}{c/(c+d)}$，*RR* 值表示暴露组发病率与非暴露组发病率的比值。病例对照研究由于无法计算发病率和死亡率，只能应用 *OR* 作为关联强度测量指标。$OR=\dfrac{ad}{bc}$，*OR* 值表示病例组中暴露于某因素者与未暴露者之间的比值为对照组中该项比值的倍数。

若 *RR/OR* > 1，说明有暴露史的人发生疾病的危险性增加。若 *RR/OR*=1，则有暴露史的人发生疾病的危险性和没有暴露史的人无差别。若 *RR/OR* < 1，则暴露于该因素者发生疾病的危险性小于没有暴露史者。一般来说，*RR/OR* 为 1.0 ~ 1.1，提示因果关联无统计学意义；*RR/OR* 为 1.2 ~ 1.5，提示因果关联为弱关联；*RR/OR* 为 1.6 ~ 2.9，提示因果关联为中等程度的关联；*RR/OR* 达到 3.0 以上，提示因果关联为强关联。值得注意的是，评估因果关联强度时，需要同时考虑研究设计的论证强度。例如，一个高质量的随机对照试验比队列研究和病例对照研究产生偏倚的机会小，因此随机对照试验中，即使关联强度比队列研究和病例对照研究稍小，其因果关联也能确定。

> **案例 12-1 分析讨论：**
>
> 将本例随机对照试验研究的结果总结于四格表（表 12-4）中，以便计算关联强度指标。
>
> 表 12-4 Hp 感染与胃癌的关系
>
> | 组别 | 胃癌 | | 合计 |
> | --- | --- | --- | --- |
> | | 发生 | 未发生 | |
> | Hp 根除治疗组 | 33（*a*） | 1053（*b*） | 1086（*a+b*） |
> | 安慰剂组 | 51（*c*） | 1035（*d*） | 1086（*c+d*） |
> | 合计 | 84（*a+c*） | 2088（*b+d*） | 2172（*a+b+c+d*） |
>
> Hp 根除治疗组胃癌的发病率：$a/(a+b)$=33/1086
> 安慰剂组胃癌的发病率：$c/(c+d)$=51/1086
> 相对危险度 *RR*：$RR=[a/(a+b)]/[c/(c+d)]$=0.65
> 本例随机对照试验研究采用条件 Logistic 回归分析，并调整了性别、饮酒、吸烟等混杂因素。因此文章中的 *RR* 值为 0.61，小于四格表计算的 *RR* 值 0.65，且仍有统计学意义。*RR* 值小于 1，说明 Hp 根除治疗能降低胃癌的发病风险。

（二）*NNH*

虽然 *RR/OR* 可以描述关联强度的大小，但有时候需要把关联强度指标转换为患者和医生更易理解和使用的度量指标。多发生 1 例不良反应所需要治疗的患者数（*NNH*）是指患者接受某种干预措施，与对照组相比多发生 1 例不良反应需要治疗的患者数。随机对照试验和队列研究可以直接计算 *NNH*，队列研究中，*NNH* 为暴露组与非暴露组不良结局发生率之差的倒数，随机对照试验研究中，*NNH* 为干预组与对照组不良结局发生率之差的倒数。即绝对危险度 *AR* 的倒数，*NNH*=1/*AR*。

> **案例 12-1 分析讨论：**
>
> 归因危险度 $AR=|a/(a+b)-c/(c+d)|$=0.0166
> 需治疗人数 $NNH=1/AR$=60.3
> 本例为随机对照试验研究，*NNH*=60.3，说明为预防 1 例胃癌发生，医生需治疗约 61 例 Hp 感染者。

（三）暴露因素/干预措施与疾病之间关联强度的精确度如何

除采用 *RR/OR* 值判断因果关联强度外，我们还需要采用可信区间（*CI*）评价因果关联强度的精确度，通常方法是计算 *RR/OR* 的 95% *CI*，若下限和上限值不包括 1.0，则研究结果有统计学意义。95% *CI* 范围越窄，则其精确度越高。

> **案例 12-1 分析讨论：**
>
> 本例随机对照试验研究中，Hp 根除治疗与胃癌发病风险的 *RR* 值为 0.61（调整后），95% *CI* 为（0.38，0.96）。可信区间 *CI* 较窄且不包括 1.0，结果有统计学意义且精确度较好。

三、病因/危险因素研究证据的适用性评价

在确定证据的真实性和重要性之后，需要考虑的是该证据能否应用于你的患者。评价病因/危险因素研究证据适用性的原则见表 12-5。

表 12-5　评价病因/危险因素研究证据适用性的原则

病因/危险因素研究证据适用性评价
1. 你的患者与研究中的研究对象是否存在较大差异，导致研究结果不能应用
2. 你的患者可能接触到的暴露因素和研究中的暴露因素是否有重要不同
3. 是否应该停止或继续暴露因素/干预措施

（一）你的患者与研究中的研究对象是否存在较大差异，导致研究结果不能应用

需要从可能影响结局发生的多个方面来评估研究中的对象和你的患者是否相似，包括人口学特征（年龄、性别构成、种族等），病理生理学指标（对暴露因素的反应等），社会学特征（社会地位、经济收入等）等。可以从研究的纳入标准和排除标准判断该患者与研究中研究对象的相似性。

> **案例 12-1 分析讨论：**
>
> 本例随机对照试验研究是 1995 年在中国山东临朐建立的"山东干预试验"。该研究人群包括临朐县 13 个村年龄为 35 ～ 64 岁的村民，针对年龄分层分析发现 > 55 岁年龄组 Hp 根除治疗能降低 64% 的胃癌发病风险 [*RR*=0.36，95% *CI*：（0.17，0.79）]。本案例中患者年龄 57 岁，与随机对照试验研究中 > 55 岁组年龄一致，且都是中国人。因此该随机对照试验研究结果适用于评价本案例中的患者。

（二）你的患者可能接触到的暴露因素和研究中的暴露因素是否有重要不同

需要关注当前患者接触到的暴露因素和研究中的暴露因素是否有重要不同。若研究中的暴露因素在暴露剂量和持续时间等重要方面都与你的患者不符合，则证据不适用。可以从研究对暴露因素的剂量和持续时间等的描述判断研究中研究对象与你的患者的相似性。

> **案例 12-1 分析讨论：**
>
> 本例随机对照试验研究是 1995 年在中国山东临朐建立的"山东干预试验"。该研究人群均为 Hp 感染者，与本案例中的患者暴露因素相同，研究证据适用于评价本案例中的患者。

（三）是否应该停止或继续暴露因素/干预措施

主要从以下 3 个方面讨论当因果关系存在时是否应该停止相关的暴露因素/干预措施。

（1）因果关系推论的强度。

> **案例 12-1 分析讨论：**
>
> 本例随机对照试验研究符合病因/危险因素研究证据真实性评价中的 4 条原则，病因/危险因素与胃癌的相关性 *RR* 值为 0.61，属于中等强度的关联。*RR* 的 95% *CI* 为（0.38，0.96），95% *CI* 较窄且不包括 1.0，结果有统计学意义且精确度较好。本例随机对照试验研究的因果关系推论的强度虽为中等强度，但可以作为指导临床医疗实践的证据。

（2）如果继续接触暴露因素，患者的危险有多大。

> **案例 12-1 分析讨论：**
>
> 本例随机对照试验研究将研究对象随机分为 Hp 根除治疗组和对照组，Hp 根除治疗能降低 39% 的胃癌发病率（*RR*=0.61）。如果 Hp 持续感染，则会增加 64% 的胃癌发病风险。

（3）如果脱离暴露因素，是否也会带来不良后果。

> **案例 12-1 分析讨论：**
>
> 本例随机对照试验研究将研究对象随机分为 Hp 根除治疗组和对照组，Hp 根除治疗能降低 39% 胃癌发病率（*RR*=0.61）。但研究并未报道 Hp 抗感染治疗的不良后果。

四、临 床 决 策

在实际临床决策过程中，即便有真实可信的研究证据，临床决策也不简单。如果暴露因素或治疗措施的危险明确且巨大，决策也相对明确，即立即脱离暴露因素或终止治疗措施。如果存在较为理想的备选治疗措施，临床决策也相对明确，如 Hp 对青霉素最为敏感，青霉素试验阳性者可选用其他抗生素如四环素、红霉素、克拉霉素等。

临床决策需要结合患者的价值观来决定，将患者本身特别的期望和偏好考虑在内也很关键。可以请患者自己评估潜在的不良反应和治疗作用在其心目中的重要性。

> **案例 12-1 分析讨论：**
>
> 本例随机对照试验研究满足病因／危险因素研究证据真实性评价中的 4 条；在病因／危险因素研究证据重要性评价中，Hp 根除治疗与胃癌发病风险的关联强度为中等强度，95% *CI* 不包含 1.0 且精确度较好；本例随机对照试验研究中 > 55 岁组的年龄与本案例中的患者年龄相符，因此研究结果适用于本案例中的患者。本案例中的患者可以进行 Hp 根除治疗预防胃癌的发生。

（胡付兰）

第十三章　疾病诊断证据的循证评价与应用

案例13-1：

一位 67 岁女性，12 年前患上了高血压。从去年开始，即使服用了 4 种降压药，她的血压还是未得到控制，她的收缩压（systolic blood pressure，SBP）约 200mmHg，舒张压（diastolic blood pressure，DBP）约 100mmHg。尿蛋白检测结果为 ++，血清肌酐为 1.67 mg/dL。主治医师怀疑这个患者可能有肾动脉狭窄和缺血性肾病，那么，为进一步确诊，该患者应该进行磁共振血管成像（magnetic resonance angiography，MRA）检查还是计算机断层血管造影（computed tomographic angiography，CTA）检查呢？

临床背景知识：肾动脉狭窄是由多种病因引起的一种肾血管疾病，临床表现与原发性高血压相似，但病史有以下特点：①年龄多在 35 岁以下和 55 岁以上，而以年轻人发病较多见；②病史短，病情发展快；③原有较长期高血压，突然加重；④腹部或腰部疼痛或损伤后血压急剧升高（提示肾动脉栓塞或肾动脉夹层动脉瘤）；⑤多无高血压家族史；⑥一般抗高血压药物效果不满意。肾脏病变主要为缺血性肾病的表现，肾功能缓慢进行性减退，而后肾小球功能受损，患者肾小球滤过率下降，进而血清肌酐增高，出现蛋白尿。如果能及早确诊肾动脉狭窄，及时解除肾动脉狭窄或阻塞，病变血管重新通畅后，高血压可被治愈，肾功能减退也可以逆转。

临床上对肾动脉狭窄高度怀疑者，可做经皮肾动脉造影术。肾动脉造影对肾动脉狭窄诊断最有价值，是诊断的金标准，但它是侵入性检查，有一定的并发症风险，且增加患者的负担。

问题：近年来 CTA 和 MRA 也被用于肾动脉狭窄的诊断，这两种无创性的检查方法，到底哪个效果更好呢？

第一节　概　　述

临床医师对患者进行诊治时，首先要解决的一个重要问题是"患者是否患病？患的是什么病？"，这就是诊断，是临床活动最基本的内容之一。正确的诊断是对疾病有针对性地选择防治措施的基础。运用循证医学的理论和方法对诊断试验进行科学的研究和评价，正确认识与对比诊断试验的临床应用价值，实施循证诊断，根据诊断试验的准确性、患者的可接受性、安全性等方面来选择适合的诊断方法，从而使患者获得最大的利益。

一、诊断试验的概念

广义的诊断试验（diagnostic test）包括各种实验室检查（生化、血常规、细菌学检查），也包括病史体检所获得的各种临床资料；超声诊断、磁共振、纤维内镜等各种影像诊断和仪器诊断；各种公认的综合诊断标准，如诊断风湿热的 Johes 标准等。而诊断试验的临床应用可涉及临床医学的各个领域和环节，它既可以用于在人群中筛检无症状的患者，又可用于疾病的病理和功能损害的诊断，同时还可用来作为病原和病因的诊断，或作为疗效判断指标、药物毒副反应的监测及疾病预后的指标等，且对用于不同环节的诊断试验的要求不尽相同。

二、诊断试验设计的要点

研究诊断试验的诊断价值或评价其诊断的准确性，最基本的方法是将被研究的试验同诊断该病的金标准（gold standard）进行盲法和同步比较。因此研究设计，首先，必须确立金标准；其次，选择研究对象，依据金标准将这些对象判断为"有病"与"无病"；再次，用被研究的诊断试验同步地测试这些研究对象，并将其结果与金标准比较，应用某些指标来评价诊断试验的诊断价值。为了减少偏倚，在评价时应采用盲法，即试验操作者及报告者不应知道谁是病例组，谁是对照组，这样可减少主观偏倚。

（一）确立金标准

所谓金标准，就是指目前为临床医学界公认的诊断某病最好的、最可靠的方法，也称之为标准诊断方法。

临床诊断中常用的金标准，包括病理学诊断（活体病理组织检查或尸检）、外科手术探查（手术发现胆囊结石诊断胆石症）、特殊影像诊断（冠状动脉造影诊断冠心病）、感染部位分泌物的培养，以及目前尚无特殊诊断方法而采用临床专家共同制定的综合诊断标准（如诊断风湿热的 Johes 标准及诊断系统性红斑狼疮的 ARA 诊断标准等）。

金标准的选择应结合临床具体情况而定，一定要做到科学、可信，否则易导致四格表中"有病""无病"分类错误，而影响诊断试验评价的正确性。

（二）研究对象的选择

诊断试验的研究对象分为两组：一组是被金标准确诊患某病的病例组；另一组是被金标准证实无该病的患者或人群，称为对照组。评价筛检试验的价值，研究对象应在人群中选择，评价临床诊断价值，研究对象可来自病例。

诊断试验的研究对象应来自诊断试验检查对象的总体。病例组应注意选择各型病例，包括轻型、中型和重型的，早期、中期与晚期的，典型与不典型的等，以保证其结果的良好代表性。对照组应选择由金标准确认无该病，但患有易与该病相混淆疾病的其他病例，以提高其方法的鉴别诊断价值。另外，研究对象不能由研究者随意选择，而应该是同期进入研究的连续样本，或者是随机抽样产生的样本。

（三）样本量的估计

按金标准划分有病与无病，再做诊断试验，结果分为阳性与阴性（表 13-1），可按下列公式计算样本例数。其中 N 为样本例数，α 为第一类错误概率，通常取双侧 0.05，β 为第二类错误概率，通常取单侧 0.10，双侧 $u_{0.05}=1.96$，单侧 $u_{0.10}=1.28$。

$$N=\left[u_\alpha\sqrt{2\overline{\pi}}+u_\beta\sqrt{2\pi_1\pi_2/\overline{\pi}}\right]^2\Big/\left|\pi_1-\pi_2\right|^2 \tag{13-1}$$

$$u_\beta=\left(\sqrt{N}\left|\pi_1-\pi_2\right|-u_\alpha\sqrt{2\overline{\pi}}\right)\Big/\sqrt{2\pi_1\pi_2/\overline{\pi}} \tag{13-2}$$

$$\pi_1=c/(a+c) \tag{13-3}$$

$$\pi_2=b/(a+b) \tag{13-4}$$

$$\overline{\pi}=(\pi_1+\pi_2)/2 \tag{13-5}$$

表 13-1　诊断试验评价用四格表

诊断试验结果	金标准确认结果		合计
	有病	无病	
阳性	a	b	$a+b$
阴性	c	d	$c+d$
合计	$a+c$	$b+d$	$N=a+b+c+d$

（四）列表分析评价

由金标准划分的病例组和无病的对照组，以及用诊断试验对上述对象检验后确定的阳性和阴性结果，填入评价诊断试验的四格表中（表 13-1），计算各项评价指标。

三、评价诊断试验的指标

（一）灵敏度与特异度

灵敏度（sensitivity）是指实际有病，而且按诊断试验也被正确诊断为有病的百分率，即正确判断有病之人的能力，又称真阳性率。假阴性率又称漏诊率，即实际有病，按诊断试验被判为无病的百分率。灵敏度与漏诊率呈互补关系：灵敏度（真阳性率）=1－漏诊率（假阴性率）。若灵敏度升高，假阴性率即漏诊率就随之下降。

$$灵敏度（真阳性率）=\frac{a}{a+c}\times100\% \tag{13-6}$$

$$漏诊率（假阴性率）=\frac{c}{a+c}\times100\% \tag{13-7}$$

特异度（specificity）是指实际无病，而且按诊断试验也被正确判断为无病的百分率，即正确判断无病之人的能力，又称真阴性率。假阳性率又称误诊率，即实际无病，按诊断试验被错判为有病的百分率。特异度与误诊率呈互补关系：特异度（真阴性率）=1- 误诊率（假阳性率）。当特异度升高时，假阳性率即误诊率就随之下降。

$$特异度（真阴性率）= \frac{d}{b+d} \times 100\%$$ （13-8）

$$误诊率（假阳性率）= \frac{b}{b+d} \times 100\%$$ （13-9）

灵敏度和特异度是评价诊断试验真实性（准确性）好坏的两个重要指标。它们是诊断试验本身所固有的，比较稳定。当试验方法和诊断标准固定不变时，则每个诊断试验的灵敏度和特异度均是恒定不变的。理论上讲，一个理想的诊断试验，应该是灵敏度和特异度都达到 100%，即假阳性率和假阴性率均等于 0。其曲线特点若用正态分布曲线图表示，两个曲线之间不会出现重叠（图 13-1a）。但实际上这种情况是很少见的，而更多见到的却是正常人与患者分布处于重叠状态（图 13-1b），只是重叠程度不同而已。当试验结果呈连续数据时，区分正常与异常的临界点的确定将会出现不同临界点下试验的灵敏度与特异度，如图 13-1b 所示，分别选择 A、B、C 三点时的结果如下：

A：特异度最高 =100%，误诊率 =0，漏诊率最高；

B：灵敏度 = 特异度，漏诊率 = 误诊率；

C：灵敏度最高 =100%，漏诊率 =0，误诊率最高。

可见灵敏度和特异度一般呈反比关系，那么在临床诊断过程中，我们究竟应将诊断标准定在何处较理想呢？这需要依据疾病本身的特点及诊断的目的来加以确定。如果检查的目的是作为人群的筛选，则可选择灵敏度高的诊断标准，以减少漏诊。如果目的是为了化疗或决定手术方案，就应选用特异性高的诊断标准，以减少误诊，避免盲目施治。

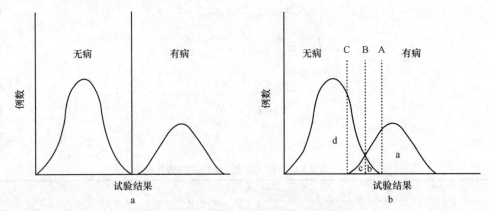

图 13-1　诊断试验灵敏度与特异度的关系

（二）准确性

准确性（accuracy）是诊断试验检出的真阳性和真阴性例数之和占总例数的百分率，又称符合率。

$$准确性 = \frac{a+d}{N} \times 100\%$$ （13-10）

该指标反映了上述两个诊断试验的基本特性：灵敏度、特异度。即准确性高的诊断试验，其灵敏度和特异度之和也高，但该指标不能反映灵敏度与特异度的单方面情况。

（三）预测值

预测值（predictive value）即诊断价值，也称验后概率（post-test probability），有阳性预测值（positive predictive value）与阴性预测值（negative predictive value）之分。预测值属于不稳定指标，它受诊断试验的灵敏度和特异度的影响，并随患病率的变化而变化。

1. 阳性预测值　是诊断试验检出的阳性结果中真正患病者所占的比例。

$$阳性预测值 = \frac{a}{a+b} \times 100\%$$ （13-11）

一个试验的阳性预测值，说明受试对象如为阳性时，他有该病的可能性有多大。

阳性预测值的高低，主要受患病率影响，因此研究诊断试验的阳性预测值，能在不同患病率情况下，指导临床医生合理地应用诊断试验，具有较大的实际意义。

2. 阴性预测值　是诊断试验检出的阴性结果中真正未患病者所占的比例。

$$阴性预测值 = \frac{d}{c+d} \times 100\% \tag{13-12}$$

一个试验的阴性预测值，说明受试对象如为阴性时，他没有该病的可能性有多大。阴性预测值的高低同样受其患病率的影响，表现为随患病率上升，阴性预测值下降。

（四）似然比

似然比（likelihood ratio，LR）是判断诊断方法好坏的指标，分为阳性似然比（positive likelihood ratio）和阴性似然比（negative likelihood ratio）两种。

1. 阳性似然比 系指诊断试验的真阳性率与假阳性率之比。即正确判断阳性的可能性是错判阳性可能性的倍数。此值越大，说明诊断方法越好。

$$阳性似然比 = 灵敏度 / （1 - 特异度） \tag{13-13}$$

本指标优点是稳定性好，不受患病率的影响，可同时反映灵敏度及特异度两者的特性，它优于阳性预测值，又较灵敏度及特异度稳定。

2. 阴性似然比 系指诊断试验的假阴性率与真阴性率之比，即错误判断阴性的可能性是正确判断阴性可能性的倍数。此值越小，说明诊断试验的方法越好。

$$阴性似然比 = （1 - 灵敏度） / 特异度 \tag{13-14}$$

似然比在临床诊断中有实用价值，为肯定诊断时，应选择阳性似然比高的诊断试验，为排除某项诊断时，则应选择阴性似然比低的诊断试验。

总之，诊断试验的评价指标中，稳定的指标有灵敏度、特异度、阴性似然比和阳性似然比，至于灵敏度和特异度要达到什么水平才有价值，须看临床实际情况而定，当然越高时意义越大。阳性预测值和阴性预测值都是随患病率而变化的，它们在指导临床医生选用诊断试验时很有帮助，但不能用来评价诊断试验本身的价值。

第二节 提出问题

提出一个好的、需要解决的临床问题是循证医学实践中查找证据的第一步，诊断试验的循证亦是如此。

一、提出临床问题

临床医师在为患者诊治中需要解决的一个重要问题是患者是否有病、患的是什么病，在肯定和排除诊断中，就需要合理地选用诊断试验；另外筛检无症状的患者、随访疾病、判断疾病的严重性、估计预后和对治疗的反应都需要根据诊断试验的精确性、准确性、患者的可接受性、安全性和费用等方面对其进行选择，还要合理地解释试验的结果。这些都是临床实践中最易碰到的问题。可见，诊断性研究问题的提出来自临床诊断实践。例如，一位十二指肠溃疡患者，胃镜检查已证实溃疡并发现 Hp 阳性，在给予 1 周三联的抗菌治疗后，患者又来求诊，并问医生 Hp 是否已经根除。考虑到患者并不一定需要再做胃镜了解根除情况，一位医生提出了做 ^{13}C 呼气试验，另一位医生提出在粪便中检查 Hp 抗原更方便而且价格便宜。根据这个临床问题，可以提出这样的问题：用 ^{13}C 呼气试验和粪便 Hp 抗原的检测来诊断 Hp 感染哪一个更有效？

二、构建临床问题

按照 PICO 原则构建临床问题。"P"表示患者或人群（population/patient），需要明确描述研究对象的特征，包括疾病、合并症以及其他有临床意义的症状等。"I"表示干预措施（intervention），诊断性研究中"干预"就是诊断技术和方法，需要明确你考虑为患者做何项检验，多长时间检验一次。"C"表示比较干预（comparison intervention），需要考虑是否还有其他可以取代当前这种干预措施的其他措施，即其他诊断性检验。"O"表示临床结局（outcome），诊断试验的最主要的临床结局就是诊断结果的准确性，可以通过一些定量指标来衡量。

案例 13-1 分析讨论：

案例 13-1 中，按照 PICO 原则，构建临床问题。

P：67 岁患有高血压且血压未得到控制的女性；

I：MRA、CTA；

C：肾动脉造影术（金标准）；

O：诊断肾动脉狭窄。

为此我们将问题进一步具体化，提出可回答的研究问题：对老年患高血压的女性，MRA 与 CTA 哪种方法诊断肾动脉狭窄更准确？

第三节　证据检索

随着诊断性研究的增多，更多的研究者开始关注诊断性研究可用的检索资源和检索策略的制定，因此本节重点介绍诊断性研究相关数据库资源和检索方法。

一、诊断性研究的检索资源

（一）主要或重点针对诊断性研究的数据库

这些数据库在收录有关诊断性研究的二次研究资源方面均具有特色，其中有的数据库也收录原始研究资源。

1. Medion 数据库　网址为 http：// www.mediondatabase.nl。该数据库由荷兰和比利时研究人员组成的小组对其进行维护和更新，该小组成员特别关注的领域是诊断性研究，他们系统地对与临床有关已发表的这方面文献进行收集和整理。Medion 数据库由以下 3 个数据库构成：①诊断性研究系统评价的方法学研究数据库（methodological studies on systematic reviews of diagnostic studies）；②诊断性研究的系统综述数据库（systematic reviews of diagnostic studies）；③遗传检测研究的系统综述数据库（systematic reviews of studies on genetic tests）。

在对 Medion 数据库进行检索时，可针对系统提供的临床领域选项进行检索，也可针对以下与诊断有关的选项进行检索，这些选项是 genetics、methodology、alternative medicine、divers、other、general、medical imaging、laboratory test、histology and cytology、electro…等。也可针对"标题"、"作者"和"摘要"字段进行检索。

检索 Medion 的优点是数据库的维护者已对诊断性研究进行了检索、筛选和分类，并且涉及诊断性研究的方法学和原始研究。

2. IFCC 循证实验医学数据库　该数据库的全称是"The database of the Committee on Evidence-Based Laboratory Medicine of the IFCC"（IFCC 是国际临床化学和实验医学联合会"International Federation or Clinical Chemistry and Laboratory Medicine"的缩写），它收集了与临床有关的实验室诊断方面的系统综述。

（二）重要的涉及诊断性研究的二次研究资源

1. CRD 数据库　该数据库网址为 http：//www.crd.york.ac.uk/crdweb。该数据库由英国国家卫生服务系统综述与传播中心（The Centre for Reviews and Dissemination）建立和维护。该数据库主要由 Database of Abstracts of Reviews of Effects（DARE），NHS Economic Evaluation Database（NHS EED）和 Health Technology Assessment Database（HTA）3 个数据库组成。

2. Bandolier 网上资源　网址为 http：//www.jr2.ox.ac.uk/bandolier。在 Bandolier 的主页上，点击"Knowledge Library"，可见按英文字母顺序排列的主题，在"Diagnostics"项下，可见有关诊断性研究的评论及术语注释、与诊断性研究有关的系统综述及实例、检测处理方法、肿瘤标志物、临床检测和预报、放射图像、实验室检测、来自美国卫生保健和研究质量管理机构（Agency for Healthcare Research and Quality，AHRQ）和 Bandolier 网站有关诊断检测方面的报告等。

3. 卫生技术评估网上资源　卫生技术评估项目（The HTA Programme）的网址为 http：//www.hta.ac.uk/project/htapubs.asp。其由英国国家卫生技术评估协调中心（The National Coordinating Centre for Health Technology Assessment，NCCHTA）建立和维护，收集了多个已出版的卫生技术评估报告。点击检索框下的"Advanced Search"，系统可提供以下 3 个主要的选项供用户选择：①根据"国际疾病分类（ICD-10）"选择；②根据研究类型选择；③根据研究领域、国际疾病分类和干预措施选择。

（三）循证医学证据检索系统

最重要的循证医学证据检索系统有 Cochrane 和 EBM Reviews。

1. Cochrane　Cochrane 中有多个数据库，其中 Cochrane 协作网的系统综述主要涉及治疗干预，涉及诊断性研究的系统综述尚少，但今后这方面的内容将有所增加。Cochrane检索系统融合了多个数据库，其中包括上面所提到的CRD数据库中的3个数据库。Cochrane不仅有二次研究资源，还有Cochrane协作网有关临床对照试验的中心注册数据库CENTRAL，该库是进行诊断性研究系统综述筛选临床研究的重要信息来源。

2. EBM Reviews 是Ovid公司的检索系统之一，该检索系统与Cochrane一样也由多个数据库构成，包括了Cochrane中的大部分数据库，此外还包括Cochrane中没有的ACP Journal Club。ACP Journal Club也是高质量的二次研究资源之一，从ACP Journal Club中也能检索到与诊断性研究有关的文献。

3.书目数据库 国外重要的书目数据库有MEDLINE、Embase等，国内重要的书目数据库有EBM等。书目数据库是将研究证据用于医学实践的重要资源，收录信息量大，但检索策略较难制定，在检索时选择好检索词、对检索策略进行优化尤为重要。

二、诊断性研究的检索方法

（一）熟悉与诊断性研究有关的检索词

1. 部分与诊断性研究有关的词 diagnostic test（s），diagnostic study（studies），diagnostic accuracy studies，diagnostic evaluation research，study of diagnosis等。

2. 部分与诊断性研究有关的主题词与副主题词 ①主题词：diagnosis，diagnostic tests，routine，sensitivity and specificity，differential，reference values，false positive reactions，false negative reactions，mass screen。②副主题词（与诊断有关）：diagnosis（诊断），pathology（病理学），radiography（放射摄影术），radionuclide imaging（放射性核素成像），ultrasonography（超声检查）。

3. 部分与诊断性研究有关的关键词 diagnos*（diagnosis，diagnose，diagnostic，diagnostics，…），sensitive*，specific*，predictive value*，reference value*，positive，negative，likelihood ratio*，monitoring，measure，examin*，determ*，acura*，assay*，scor*，assess*，analy*，detect*，evaluat*，reliab*…（注："*"为截词符，表示对该词进行右截断检索）。

有文献对检索诊断性研究出现频率高的词进行了研究，其中有的针对MEDLINE数据库进行研究，也有的针对Embase数据库进行研究，如Bachmann等认为上面所列的词中带下划线的词是检索Embase最常用的8个词汇。

（二）选择和优化检索策略

在已有的诊断性研究检索策略中，部分检索策略示例，如PubMed检索系统"Clinical Queries"中有关"诊断"的检索过滤器影响较大。该检索策略于2002年1月由Haynes等修订，其中"敏感性/检索范围宽"（sensitive/broad）的检索策略是：（sensitiv* [Title/Abstract] OR sensitivity and specificity [MeSH Terms] OR diagnos* [Title/Abstract] OR diagnosis [MeSH: noexp] OR diagnostic* [MeSH: noexp] OR diagnosis，differential [MeSH: noexp] OR diagnosis[Subheading: noexp]）；"特异性/检索范围窄"（specific/narrow）的检索策略为（specificity[Title/Abstract]）。（注：MesH表示医学主题词，Subheading表示副主题词，Title/Abstract表示限定在标题和摘要字段中进行检索，noexp表示不进行扩展检索）。

> **案例13-1分析讨论：**
>
> 案例13-1中，可选用renal artery stenosis、computed tomographic angiography、magnetic resonance angiography、diagnostic test、sensitivity、specificity、hypertension作为检索词。建立检索策略、实施检索。检出相关文献，仔细阅读题目和摘要，结合病案具体情况，选择"Vasbinder G Boudewijn C，Nelemans Patricia J，Kessels Alfons G H，et al. Accuracy of computed tomographic angiography and magnetic resonance angiography for diagnosing renal artery stenosis. Annals of Internal Medicine. 2004，141（9）：674-682"一文来进行评价（以下简称RADISH，即the renal artery diagnostic imaging study in hypertension）。

第四节 证据评价

借助检出的研究证据回答提出的临床问题时，必须考虑研究证据的结果是否真实、可靠，是否适合你的患者，为此需要评价研究证据真实性、临床重要性和结果适用性。

一、诊断试验的真实性评价

一个好的诊断试验的建立必须具备三个特点：真实性，能真实反映疾病的本质；先进性，比原有方法的特异性、灵敏性、准确性等均有所提高；实用性，即省钱、省时、省力，方法简便，患者易于接受，宜推广。对于诊断试验的科学性评价，依据以下 4 项原则：

1. 是否将诊断试验与金标准进行了"盲法"对比研究 评价诊断试验的准确性必须与金标准进行比较研究。一种新的诊断试验在临床推广应用之前，首先要与公认的、标准的诊断方法作对比，并且要采用盲法，即试验操作者、报告者及判断结果者都不知道病例和对照的分组情况。

诊断试验的准确性是诊断试验评价的核心，一个诊断试验如果不准确，其他就没有必要讲了。因此，在评价期刊上有关诊断试验的文章时，最重要的一条也是准确性，要看其是否与金标准进行了盲法比较，是否得到灵敏度、特异度和似然比等指标，否则就要怀疑其结论的准确性。

2. 是否每个被检者都经过金标准试验检查 研究者常常将被考核试验结果阳性者都送去做金标准试验，而阴性者只抽一部分人去做金标准试验，再根据检查的结果计算试验的灵敏度和特异度，结果夸大了试验的灵敏度，使其正确性受到影响，这样的文章的科学性就会受到很大的影响。

3. 所研究患者的样本是否包括临床实践中将使用该诊断试验的各种患者 即被考核的诊断试验中所检查的疾病谱是否与目前待测该试验的对象疾病谱相同。患者的样本应包括病变轻的和重的、治疗过的和未治疗过的。众所周知，终末期患者检查时，试验结果常有明显的异常，因此被考核（或新的）诊断试验很容易将晚期患者与正常人区分开来。但是诊断试验实际上最有价值的是区分有病变的早期患者和易与该病混淆（症状、体征相同）的其他病患者。因此，对照组需要包括正常人及临床表现与该病相同需要与该病做鉴别诊断的其他患者。如不是按照此标准报道的新的诊断试验，往往会夸大其灵敏度和特异度。

4. 诊断试验的精确性 又称可重复性，是指诊断试验在完全相同条件下，进行重复操作获得相同结果的稳定程度。

1960 年 Cohen 等提出用卡帕（Kappa）值作为评价判断一致性程度的指标，现已得到广泛的应用。Kappa 值是反映校正机遇一致率后的观察一致率指标。Kappa 值应在 0 到 1 之间，若 Kappa 值为 1，说明两次判断的结果完全一致；若 Kappa 值为 0，说明两次判断的结果完全是由机遇造成的。可见 Kappa 值愈大，表明一致性程度愈好，一般说来若 Kappa 值 ≥ 0.75，说明有极好的一致性，若小于 0.40，说明一致程度不够理想（表 13-2）。

表 13-2 Kappa 值的判断标准

Kappa 值	一致性强度
0 ～ 0.20	轻
0.20 ～ 0.40	尚好
0.40 ～ 0.60	中度
0.60 ～ 0.80	高度
0.80 ～ 1.00	最强

为了增加诊断试验的可重复性，作者应详细介绍诊断试验的具体实施操作方法。一般来说，经过严格设计的诊断试验研究，材料和方法以及具体的技术细节交代清楚，结论与结果可靠，其重复性必然好；如文中对此未作交代，对它的评价要慎重。

以上 4 项中若有一项不达标，就说明该诊断试验研究可能存在严重缺陷，作为证据使用时要慎重。

案例 13-1 分析讨论：

　　RADISH 中，所有研究对象在 3 个月内都先后接受了 MRA、CTA 和肾动脉造影检查。2 个小组，每组有 3 名观察者，对 CTA 和 MRA 图像数据进行了评估。所有观察者都有 3 年以上定期评价这种数据的经验。每个观察者独立进行评估，并且都不知道每个患者的其他临床信息和肾动脉造影检查结果。肾动脉造影图像由 4 位血管放射科医生进行评估，他们都有超过 10 年的相关经验。所有肾动脉造影观察者都不知道每个患者的其他临床信息以及 CTA 和 MRA 的检查结果。研究结果给出了 CTA 和 MRA 的灵敏度、特异度和似然比等指标（表 13-3）。根据上述描述，可判断该研究符合第 1、2 条评价原则：诊断试验（MRA、CTA）与金标准（肾动脉造影）进行了"盲法"对比研究。每个被检者都经过金标准试验检查。

　　该前瞻性研究在荷兰的 6 所医院进行，历时 3 年。年龄在 18～75 岁之间、舒张压大于 95mmHg 的高血压患者，经临床常规检查，至少表现出 1 项肾动脉狭窄的可疑临床指征，就可被纳入研究。排除标准：对造影剂过敏者；孕妇；有 MRA、CTA 或肾动脉造影禁忌证者。最终纳入 356 名研究对象。根据作者描述，纳入研究对象为连续性病例，包括了各种情况的患有高血压的肾动脉狭窄可疑患者，该研究符合第 3 条评价原则：所研究患者的样本包括临床实践中将使用该诊断试验的各种患者。

　　该研究作者详细描述了研究过程，包括患者的纳入、排除标准，MRA、CTA 和肾动脉造影的检查过程和质量控制方案；进行肾动脉造影检查时，如果前 3 名观察者对肾动脉狭窄程度的评估存在差异且差异＞10%，需要由第 4 名放射科医生做出最终诊断。CTA 的加权 Kappa 值为 0.59～0.64，MRA 的加权 Kappa 值为 0.40～0.51，这表明观察者间的一致性适中。可见该研究符合第 4 条评价原则：精确、可重复。

　　综上所述，该诊断性研究证据具有很好的真实性，其结果可信。因此下一步需要确定研究结果的临床应用价值。

表 13-3　MRA、CTA 诊断肾动脉狭窄的价值

诊断方法	灵敏度 /%	特异度 /%	阳性似然比	阴性似然比
MRA	62（54，71）	84（81，87）	3.9（2.8，5.5）	0.5（0.3，0.6）
CTA	64（55，73）	92（90，95）	8.0（5.5，14.6）	0.4（0.3，0.5）

注：括号内数字为 95% CI。

二、诊断试验的重要性评价

　　诊断试验的重要性是指该诊断试验能否正确诊断或鉴别该患者有无特定的目标疾病，即诊断试验结果能否改变试验前我们对患者患病概率（验前概率）的估计。临床上初步考虑将患者诊断患有目标疾病的可能性就是验前概率，通过诊断试验可得到阳性似然比，我们根据这些诊断试验结果能重新估计患者患病概率（验后概率），在此过程中诊断试验能起多大的作用，这就是该诊断试验改变我们诊断思维的能力。

　　诊断试验的重要性取决于它的灵敏度、特异度和似然比。

　　1. 验前概率　即诊断试验前该患者患有目标疾病的可能性（概率）有多大。应根据患者的病史和体征、医生临床经验进行推测，或从他人报告和实践资料中获得。正确估计验前概率是应用诊断试验的前提，已知验前概率，才能根据诊断试验结果准确估计验后概率，以便制定下一步的医疗决策。

案例 13-1 分析讨论：

　　案例 13-1 提及的肾动脉狭窄，其患病率在不同人群中有所不同，有研究报道普通人群肾动脉狭窄的患病率很低，1%～6% 的高血压患者存在肾动脉狭窄。但在有 1 个或 1 个以上的肾动脉狭窄临床指征的目标人群中，肾动脉狭窄患病率会明显升高。RADISH 中纳入了 356 名有肾动脉狭窄可疑临床体征的高血压患者，72 名确诊为肾动脉狭窄，患病率约为 20%。Benjamin 等的研究发现 285 例平均年龄为 72.5 岁的顽固性高血压患者（服用了至少 3 种降压药，但收缩压仍大于 140mmHg）的肾动脉狭窄为 24.2%。本病例中的患者为 67 岁女性，服用了 4 种降压药，她的血压还是未得到控制，收缩压高达 200mmHg，因此她存在肾动脉狭窄的可能性较大，保守估计发生肾动脉狭窄的验前概率为 25%。

2.验后概率　即诊断试验后，根据诊断试验结果判断该患者患有目标疾病的可能性（概率）有多大，验后概率的计算取决于验前概率和诊断试验似然比的大小。公式如下：

$$验前概率 = 患病率 \tag{13-15}$$
$$验后概率 = 预测率 \tag{13-16}$$
$$验前比 = 验前概率 / （1 - 验前概率） \tag{13-17}$$
$$验后比 = 验前比 × 似然比 \tag{13-18}$$
$$验后概率 = 验后比 / （1+ 验后比） \tag{13-19}$$

案例 13-1 分析讨论：

　　案例 13-1 中，女性患者肾动脉狭窄的验前概率估计为 25%，MRA 的阳性似然比为 3.9（表 13-3），验后概率的计算如下：

验前比 = 验前概率 / （1 - 验前概率）=0.25/（1-0.25）=0.33

验后比 = 验前比 × 似然比 =0.33×3.9=1.29

验后概率 = 验后比 / （1+ 验后比）=1.29/（1+1.29）=0.56（56%）

CTA 的阳性似然比为 8.0（见表 13-3），其验后概率的计算如下：

验前比 = 验前概率 / （1 - 验前概率）=0.25/（1-0.25）=0.33

验后比 = 验前比 × 似然比 =0.33×8.0=2.64

验后概率 = 验后比 / （1+ 验后比）=2.64/（1+2.64）=0.73（73%）

　　鉴于 CTA 检查的验后概率（73%）高于 MRA 检查的验后概率（56%），且较验前概率（25%）提高了近 2 倍，因此，可以对该患者进一步进行 CTA 明确诊断和及时治疗，没有必要选择费用较高的 MRA 检查。

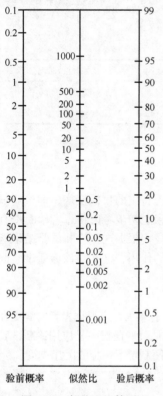

图 13-2　似然比运算图

另外，验后概率也可采用似然比运算图（图 13-2）直接获得。在左侧标尺上找到验前概率（25%），中间标尺上找到似然比（3.9），直线连接两点并将线延伸至与右侧标尺相交，相交点刻度即为验后概率（56%）。

三、诊断试验的适用性评价

　　将严格评价后的诊断试验，应用到自己的患者身上，要从以下 3 个方面考虑诊断试验证据的适用性。

　　1.试验结果是否适用于自己的患者　要确定所在医院是否具有条件和能力开展此项检测，其次是否能够达到文献报道的准确度和精确度，你的患者是否能够承担检查费用。

　　如某些基于症状和体征的诊断方法，不同医院或不同医生的检测结果可能差别较大，影响其重复性和临床应用。如不同医院检测血清铁蛋白的方法不同，影响结果解释。某些检测方法在晚期患者中准确度较高，而在早期或轻型患者中较低。需要结合医院具体情况合理选择和正确解释结果。

　　2.合理估计自己患者的验前概率　利用以下 5 方面信息估计患者验前概率。①临床经验：医生既往诊断类似患者的经验。但丰富的临床经验需要长期临床实践积累，每个人的经验有限，不同年资的医生经验不同。最好将临床经验与其他资料结合考虑。②地区或国家患病率资料：一般人群或亚组人群中目标疾病的患病率。就医患者均具有某些症状和体征，如能查寻到具有某些症状和体征人群的患病率，则能更好估计验前概率。③临床实践数据库：不同级别医院收集具有某症状和体征的患者并报告其某种疾病的患病率，但目前尚缺乏此类信息。④文献资料：检索并评价诊断性研究纳入研究对象的患病率作为验前概率，或在此基础上根据具体患者特点进行调整。⑤专门确定验前概率的研究：如果研究患者与临床患者相似，此方法提供的验前概率最准确。

　　3.验后概率的结果是否改变了对患者的处理　验后概率帮助我们决定对患者如何处理，是可以明确诊断并选择进行治疗，还是排除诊断，考虑其他处理措施，还是需继续其他检查，进一步明确是否存在初步诊断的疾病。

假设某病早期诊断，手术后 3 年生存率为 80%，疾病本身以及手术风险的死亡率为 20%，而如果不手术采取其他措施，可能的结果是生存率是 50%，死亡率是 50%。显然手术利大于弊，对于患者的收益为 80%-50%=30%，即生存率提高了 30%，死亡率下降了 30%，见表 13-4。

表 13-4　已确诊的疾病是否手术的结果

疾病状态	是否手术	生存率	死亡率
是	是	80%	20%
是	否	50%	50%

在疾病诊断明确的情况下，手术方案利大于弊。但当出现诊断错误时，情况又如何呢？患者误诊时，如果选择不手术，生存率也是 100%；相反，如果选择了手术，手术本身的风险及死亡率达 10%。此时，与不手术相比，风险为 100%-90%=10%，对于非患者手术增加了 10% 的死亡风险（表 13-5）。

表 13-5　尚未确诊的疾病是否手术的结果

疾病状态	是否手术	生存率	死亡率
是	是	80%	20%
是	否	50%	50%
否	否	100%	0%
否	是	90%	10%

对于不能确诊的疾病，临床决策还依赖于对疾病诊断的准确性大小，即验后概率（患病可能性）。如果该病的验后概率为 90%，选择手术治疗患者得到的收益是 90%×30%=27%，而可能出现的风险是 1%，即 10%（诊断错误可能性）×10%。此时，选择手术的收益大。

如果该病的验后概率只有 10%，选择手术治疗患者得到的收益是 10%×30%=3%，而可能出现的风险是 9%，即 90%（诊断错误可能性）×10%。此时，合理决策是不手术。

我们可以找到一个验后概率点，在这点上治疗的利弊相当。大于这一点，治疗的利大于弊，选择治疗；小于这一点，治疗的弊大于利，暂时不选择治疗。本例中验后概率 ×（80%-50%）=（1-验后概率）×（100%-90%），验后概率点为 25%，称为行动点。

上述例子中，假设的前提条件是没有进一步诊断该疾病的手段。而实际临床工作中，可能会有其他诊断方法供选择。当未确诊的疾病，还有其他诊断方法可用时，我们应该怎么办？是直接选择治疗措施，还是选择使用其他诊断方法进一步确诊，还是选择不做处理，暂时观察？

假设某诊断试验灵敏度为 90%，特异度为 70%，如果患者的基础患病率（验前概率）只为 1%，这时，你会选择对患者进一步做该诊断试验吗？

让我们先分析一下直接做该项检查的结果。如果检查结果阴性，患病可能性即验后概率会比验前概率（1%）减少，不支持手术治疗，没有改变仅根据验前概率做的选择；如果检查结果为阳性，疾病的可能性会增加。根据试验的灵敏度和特异度，阳性似然比 =90%/（1-70%）=3，验前比 =1/99，验后比 =（1/99）×3=3/99，验后概率 =3/（3+99）=3%。这一结果没高于行动点 25%，可见，无论该试验结果如何，都选择不手术，诊断试验对治疗决策没有影响，因此不须选择诊断试验。

如果基础患病率从 1% 逐渐增加，可以找到一点，在这点之下，无须进行该诊断试验，因为无论试验结果如何，都选择不手术，在这点之上，进行该诊断试验，如果试验结果为阳性，患病的概率（验后概率）可能上升至 25% 以上，将改变临床决策，这一点称诊断阈值（test threshold）。

诊断阈值比 = 行动点比 / 阳性似然比 =（1/3）/［90%/（1-70%）］=1/9

诊断阈值概率 =1/（1+9）=10%

本例中当患者的基础患病率小于 10% 时，对患者不手术，仅观察，不须进一步进行诊断试验。

如果患者的患病可能性（验前概率）为 90%，你会选择该诊断试验吗？同样我们先分析一下直接做该项检查的结果。如果检查结果阳性，患病可能性即验后概率会比验前概率（90%）增加，不须进一步进行诊断试验，直接选择手术治疗，没有改变仅根据验前概率做的选择；如果检查结果阴性，患病的可能性会减少。根据试验的灵敏度和特异度，阴性似然比 =（1-90%）/70%=1/7，验前比 =9/1，验后比 =（9/1）×（1/7）=9/7，验后概率 =9/（7+9）=56%。这一结果高于行动点 25%，可见，无论该试验结果如何，都选择手术，诊断试验对治疗决策没有影响，因此不需进一步做诊断试验。

如果患者的基础患病率（验前概率）从 90% 下降，可以找到一点，在这点之上，无须进行诊断试验，因为无论试验结果如何，我们都选择手术治疗；在这点之下，须进一步进行诊断试验，如果试验结果阴性，且患病的概率（验后概率）下降到行动点 25% 以下，将改变对患者的临床决策，这一点称为治疗阈值（treatment threshold）。

治疗阈值比 = 行动点比 / 阴性似然比 =（1/3）/（1/7）=7/3

则，治疗阈值概率 =（7/3）/（1+7/3）=70%

本例中当患者的基础患病率大于 70% 时，对患者直接选择手术治疗，不须进一步进行诊断试验。

将诊断性试验应用于患者，是期望所获得的验后概率改变对患者的处理。如图 13-3 所示，临床医生诊断时，先根据患者情况估计验前概率，如果验前概率很低，低于诊断阈值，则排除诊断，不需要进行试验。如果估计的验前概率高于治疗阈值，则开始治疗，也不需要进行试验。如果验前概率介于二者之间，则需要进行试验。理想的试验应能使验后概率提高到治疗阈值之上或降低到诊断阈值之下，如果诊断试验后验后概率仍在诊断阈值和行动点之间，需要进一步诊断；若没有其他诊断试验可选，这时采取治疗措施的风险大于收益，采取治疗要慎重。如果验后概率在行动点与治疗阈值之间，也需进一步诊断，若没有其他诊断试验，这时采取治疗措施的收益大于风险，可以采取治疗。

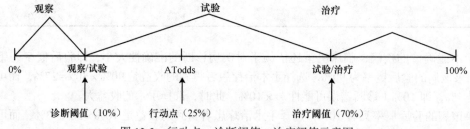

图 13-3　行动点、诊断阈值、治疗阈值示意图

总之，我们在选择做某项诊断试验前应考虑验前概率是多少，对患者的诊断还有多大的疑问，根据诊断阈值、治疗阈值判断是否需要做这项检查，该项检查如果误诊或漏诊会对患者带来多大危害，这项检查的验后概率能否改变对患者的临床决策，还应考虑到该项检查给患者带来的危害、费用等。通过这些对问题的权衡，医生对患者的处理更科学、有效。

四、诊断性研究证据的分级

由于研究设计、研究对象选择、金标准确定、结果评估等方面的差异，诊断性研究结果真实性也存在差别。

2001 年英国牛津循证医学中心将证据分级与推荐级别相结合，提出一套证据分级方法，可用于预防、诊断、治疗、预后和危险因素等领域的研究证据（表 13-6）。可以参考这一标准来评价证据的质量。

表 13-6　诊断性研究证据的分级和推荐级别

推荐级别	证据级别	诊断性研究
A	1a	联合具有同质性*的 1 级诊断性研究所做的系统综述；来自不同临床中心的 1b 级研究所做的临床决策规划（clinical decision rule，CDR）
	1b	纳入研究对象适当，且与金标准进行了独立、盲法比较的诊断性研究；或 CDR 在一个临床中心测试
	1c	绝对 SpPins（特异性很高的检测手段，根据阳性结果即可确诊某病）和绝对 SnNouts（敏感性很高的检测手段，根据阴性结果即可排除某病）

续表

推荐级别	证据级别	诊断性研究
B	2a	联合具有同质性的 2 级以上诊断性研究所做的系统综述
	2b	与金标准进行独立、盲法比较的解释性队列研究；从 CDR 衍生，或经拆分的样本或数据库中验证
	3a	联合具有同质性的 3b 和更好诊断性研究所做的系统综述
	3b	非连续病例研究；或未采用一致的金标准
C	4	病例对照研究，金标准不恰当或非独立的研究
D	5	未经严格评估的专家意见或基于生理、基础研究

注：* 同质性指单个研究结果的方向一致和效应值大小相似。

第五节　证据应用

诊断性研究的循证实践，首先要将临床工作中遇到的有关诊断的问题构建成一个可以回答的临床问题，其次是检索收集该诊断试验评价的正确性证据，并了解证据的重要价值和临床意义，最后确定该诊断试验能否用于当前你的患者。具体的实践步骤归纳在表 13-7 中。

表 13-7　诊断试验的循证医学实践步骤

1	提出需要解决的临床诊断问题
2	根据临床问题找出最恰当的、高度相关的研究文献（证据）
3	评价诊断试验（证据）的真实性
	①是否将诊断试验与金标准进行了"盲法"对比研究
	②是否每个被检者都经过金标准试验检查
	③所研究患者的样本是否包括临床实践中将使用该诊断试验的各种患者
	④诊断试验的精确性如何
4	估计临床应用的重要性
	①估计疾病的验前概率
	②说明和评估有关试验的灵敏度、特异度、预测值和似然比资料
	③评估应用该试验似然比估计的验后概率
5	临床研究结果是否适用于自己的患者并取得预期的结果
	①结果是否适用于自己的患者
	②诊断试验结果是否改变了对患病率的估计
	③诊断试验结果是否改变了对患者的处理

（宋桂荣）

第十四章 疾病治疗证据的循证评价与应用

案例 14-1：

　　魏某，男，39 岁，糖尿病 12 年，BMI 32.5kg/m²，目前应用胰岛素 64U/d 皮下注射控制血糖，空腹血糖 12.8mmol/L，餐后 2 小时血糖 16.4mmol/L。魏某，女，16 岁，为该男性患者的侄女，否认糖尿病病史，BMI 37.2 kg/m²。目前叔侄二人因多种原因减重效果不佳而来代谢肥胖门诊就诊。

　　面对这两位被肥胖困扰的叔侄，医生告知他们：代谢手术目前被公认为是治疗肥胖症及相关代谢病的有效方法，能带来持续稳定的减重效果，还能显著地缓解肥胖相关的代谢疾病。但是叔侄二人对于代谢手术这种治疗方法，目前还有以下疑问：

　　对于伴有糖尿病、血糖控制不达标的肥胖患者，代谢手术可能的获益和风险如何？对于糖代谢正常的青春期患者，代谢手术的有效性和安全性如何？

第一节 概　述

　　在日常的临床医疗实践中，疾病的防治往往是临床实践的核心任务。因此，疾病的治疗问题是临床问题中最常见的问题。同时，治疗性问题也是患者在明确诊断后最为关心的问题。也正因为如此，多年以来，治疗性研究一直是临床研究和临床实践活动的重点领域，证据的数量也是各类研究中最为丰富的。在临床医学期刊发表的所有文献中，治疗性研究占到了 30% ~ 40%。但研究的质量与水平参差不齐，即使是一些已经发表且标榜有应用价值的临床研究结果，实际上在研究设计、资料收集、统计分析等方面也存在着明显的缺陷。因此，在循证治疗实践中，如何选择及应用最新的、最佳的证据，从而形成对患者的最终临床治疗决策，将是当前及今后临床工作的核心要务。

　　本章主要通过 1 例治疗性临床实践案例，介绍疾病治疗证据的循证实践过程，尤其是证据评价与临床决策形成的具体过程。

第二节　提出问题

一、提出临床需要回答的问题

　　提出临床需要回答的问题，是循证的第一步，也是最为关键的一步。构建一个或数个好的临床问题是解决问题的重要先导，提出一个好的问题，才能有助于制定证据收集的策略，才能提高解决临床问题的针对性。首先，问题应该是焦点问题，应该是医生和患者所关心的。其次，问题应该是能够回答的问题，问题不能太大或太小，一定要具体。

案例 14-1 分析讨论：

　　针对案例 14-1 中这对叔侄，结合医生的专业知识和临床技能，同时综合考虑本单位的资源、条件、可行性以及临床应用价值等，提出以下 2 个临床问题：

　　1. 肥胖的 2 型糖尿病患者是否应当接受代谢手术治疗？代谢手术的疗效如何？又会给患者带来哪些不良反应和危害？

　　2. 糖代谢正常的青少年肥胖者进行代谢手术能否获益？有何风险？

二、将临床问题转换为可以回答的问题

　　依据 PICOS 的原则，将上述临床问题转化为可以回答的问题，应分别包含以下要素：患者（participant）、干预措施（intervention）、对比措施（comparison）、结局（outcome）和研究设计（study design）。问题构建如表 14-1 所示。

表 14-1　依据 PICOS 原则构建临床问题

P 患者	I 干预措施	C 对比措施	O 结局	问题类型	S 设计类型
2 型糖尿病的肥胖患者	代谢手术	传统降糖药物	血糖 血脂 血压	治疗问题	随机对照试验或系统综述
无糖尿病的肥胖青少年	代谢手术	饮食运动治疗	体重下降	治疗问题	随机对照试验或系统综述

第三节　证据检索

一、防治性问题的最佳证据

涉及临床治疗问题，证据检索顺序依次为临床实践指南、系统综述和 Meta 分析及原始研究证据。原始研究证据的论证强度按照研究质量和可靠性，从高到低依次为随机对照试验、队列研究、病例对照研究、病例系列分析、专家意见等。目前认为基于随机对照试验的系统综述或者 Meta 分析以及设计良好的随机对照试验研究结果是证明某种治疗手段有效性和安全性的最可靠的证据。

二、数据库选择

治疗性研究证据的检索策略应根据"6S"原则，首先检索临床实践指南，其次检索系统综述数据库，以上均为二次研究数据库，我们确定临床问题后，首先检索二次研究证据，可以节约时间精力，得到较高质量证据。如果未得到高质量的二次研究证据或证据仍无法回答临床问题，则继续进行原始研究文献数据库的查询。

（1）首先使用美国国立临床诊疗指南数据库、中国临床指南协作网、医脉通临床指南。

（2）其次使用二次研究文献数据库，主要包括 Cochrane Library、UpToDate、APC Journal Club、Clinical Evidence、Best Evidence 等。

（3）原始研究文献数据库主要包括 MEDLINE（从 PubMed 的 Clinical Queries 进入）、Embase。

三、确定关键词和制定检索策略

依照 PICOS 提出问题后，检索时首先将 P 和 I 两项包含的重要特征作为检索词进行初步检索，得到初步的检索结果后，通过阅读题目和摘要，可以发现检索词的同义词、近义词、相关疾病或药名词汇，此时可进一步补充检索词。同时可参考各数据库词典，将检索词转换成主题词，调整检索策略，再次进行检索。

> **案例 14-1 分析讨论：**
> 案例 14-1 中，我们的将检索词分别设定为"obesity with type2 diabetes" and "metabolic surgery" or "bariatric surgery"、"obese adolescents" and "metabolic /bariatric surgery"。

四、检索过程

（一）临床实践指南

基于循证医学基础上建立起来的循证临床实践指南是指导临床实践的最佳证据。针对治疗问题进行证据检索，首选的证据当属循证临床实践指南。临床实践指南（clinical practice guideline，CPG）是系统开发的指导性文件，一般是以随机对照试验和系统综述为依据，经专家讨论后由专业机构或学会制定，具有权威性，用于帮助医生和患者做出恰当处理的指导意见。当临床医生遇到一个具体的临床问题时，首先应当寻找和使用 CPG，如果 CPG 无推荐则寻找系统综述，如也无系统综述证据则寻找原始研究证据或者进行临床研究。

针对本案例，若是能检索出代谢手术的指南，可以节省临床医生查找证据的时间，如指南中标明了证据的级别，还可以节省评价证据的时间。

案例 14-1 分析讨论：

检索出代谢手术的国内外指南共 7 篇，其中国外 5 篇，国内 2 篇，结合案例 14-1 的患者的情景，将指南相关推荐简要摘录如下：

1. 国外的临床实践指南

（1）2016 国际糖尿病组织联合共识：代谢手术治疗 2 型糖尿病。指南推荐Ⅲ级肥胖者（BMI 为 > 40 kg/m² ）和血糖控制不佳的Ⅱ级肥胖者（BMI 为 35 ～ 39.9 kg/m² ）进行代谢手术治疗，同时对血糖控制不佳的Ⅰ级肥胖者（BMI 为 30 ～ 34.9 kg/m² ）考虑进行代谢手术治疗。由于亚洲人群与欧美人群的体脂分布特点不同，亚裔人群上述 BMI 应减少 2.5kg/m²。由于缺乏青少年 2 型糖尿病患者代谢手术疗效的Ⅰ级证据，目前不建议在这部分人群中开展胃肠道代谢手术。

（2）2016 IFSO 立场声明：同 2016 国际糖尿病组织联合共识。

（3）2016 年 ADA 指南肥胖管理部分：该指南指出，BMI > 35 kg/m² 的 2 型糖尿病患者可考虑行减重手术，术式选择上无论是胃束带术、袖状胃切除术还是 Roux-en-Y 胃旁路手术，均可有效减轻重度肥胖患者的体重。

（4）2017 TES 临床实践指南：儿童肥胖的评估，治疗和预防。指南指出，减重手术应作为肥胖最后的控制手段，仅推荐用于伴有严重肥胖相关合并症的青春期成熟患者。

（5）2018 ASMBS 指南：儿童代谢和减重手术。对于 19 岁以下青少年，指南推荐代谢手术的适应证为：① BMI ≥ 35kg/m² 或体重超过第 95 百分位数的 120% 同时伴有肥胖相关并发症；② BMI 超过 40 kg/m² 或体重超过第 95 百分位数的 140%。

2. 我国的临床实践指南

（1）中国肥胖和 2 型糖尿病外科治疗指南（2014）：手术适应证：① 2 型糖尿病病程 ≤ 15 年，且胰岛仍存有一定的胰岛素分泌功能；②患者的 BMI ≥ 32.5kg/m² 可积极考虑手术；③男性腰围 ≥ 90cm、女性腰围 ≥ 85cm 时，可酌情提高手术推荐等级；④建议年龄为 16 ～ 65 岁。

（2）中国 2 型糖尿病防治指南（2017 年版）：年龄在 18 ～ 60 岁，BMI ≥ 32.5 kg/m²，一般状况较好，手术风险较低，经生活方式干预和各种药物治疗难以控制的（HbA1c > 7.0%）、有或无合并症的 2 型糖尿病，可行代谢手术。

通过阅读以上指南，我们发现对于案例 14-1 中的叔叔所面临的问题国内外指南的观点是一致的，代谢手术可能为他带来获益。但是对于 16 岁不伴有糖尿病的青春期女性而言，不伴有糖尿病，目前指南的推荐尚未达成一致，而且目前中国的指南尚未涉及青少年代谢手术问题，所以我们继续检索系统综述和 Meta 分析的证据。

（二）系统综述证据

临床实践指南没有得到解决的问题，需要进一步检索系统综述证据。系统综述是一种科学、客观、系统地总结和整合原始研究结果的研究方法，具有规范、透明和可重复性的特点，因而被公认为高质量证据。系统综述检索的常用资源有 Cochrane Library、Clinical Evidence 和 PubMed 中的系统综述，其中前二者更是具有高度的可信性和实用性。

案例 14-1 分析讨论：

系统综述检索过程及结果：

1. Cochrane 系统综述　使用 "bariatric surgery" 为主要关键词检索 Cochrane Library 时，检索到针对青少年肥胖者代谢手术的系统综述 1 篇，这篇系统综述仅纳入 1 项随机对照试验（50 名受试者），对比了腹腔镜可调胃束带手术和生活方式干预的效果及不良反应。通过阅读这篇系统综述，发现目前已发表的关于青少年肥胖外科手术的随机对照试验文献相对较少且结果可能带有偏倚，但手术效果可能与成年人肥胖手术治疗相似，应当进一步寻找原始研究的证据。

2. PubMed 检索系统综述　PubMed 上检索出系统综述过程如下：进入 PubMed-Clinical Queries，设置 Clinical Study Categories 中条目 Category（种类）为 therapy，Scope（范围）为 narrow，并在搜索框中输入 " 'adolescents' and 'bariatric surgery' or 'metabolic surgery' " 作为关键词，检索到的结果中系统综述栏列出 46 篇，按照标题及摘要进行初筛，其中密切相关的系统综述 14 篇，选取其中发表时间最近的 2 篇为例，进一步阐述。

笔记栏

Karasko D.Weight loss in adolescents after bariatric surgery：a systematic review. J Pediatr Health Care. 2018 Sep 14. Doi：10. 1016/j. pedhc. 2018. 05. 010.

　　该系统综述共纳入 23 项观察性研究文献。原始研究分别报告了手术治疗所致的体重减轻、肥胖合并症的改善和手术相关的并发症。但是原作者认为原始研究的结果没有以标准化的方式报告，在解释和比较结果方面造成了很大的困难，作者亦认为需要进一步的研究来得出关于青少年接受减肥手术的长期结果的更明确的结论。

　　Pedroso F E，Angriman F，Endo A，et al.Weight loss after bariatric surgery in obese adolescents：a systematic review and meta-analysis. Surg Obes Relat Dis. 2018 Mar；14（3）：413-422. Doi：10.1016/j. soard. 2017. 10. 003.

　　该系统综述纳入的 24 项研究均为非随机对照试验研究，共 29 个手术亚组，对每个手术亚组的 4 个术后时间点（6、12、24 和 36 个月）的 BMI（kg/m²）的绝对变化和超重减轻百分比进行了估计。结果显示，肥胖青少年患者的减肥手术在术后短期和 36 个月是有效的；然而，术后长期的数据仍然是不充分的，仍然需要更多的研究用以评价术后的长期疗效。

（三）原始研究证据

　　当针对的临床治疗问题未能检索到高质量的以随机对照试验为基础的系统综述及Meta分析时，临床实践的下一个步骤应为原始研究证据的检索和评价。如前所述，设计良好的随机对照试验研究结果是证据级别最高、最优质的证据。

案例 14-1 分析讨论：

　　原始研究证据检索过程及结果：

　　以"'adolescents' and 'bariatric surgery' or 'metabolic surgery'"为关键词，检索 PubMed，利用 PubMed 的 Clinical Queries 制定检索策略。首先进入 PubMed-Clinical Queries，设置 Clinical Study Categories 中条目 Category（种类）为 therapy，Scope（范围）为 narrow，并在搜索框中输入关键词，检索到原始文献 40 篇。

　　通过初步阅读文献的题目及摘要，排除其中针对成人的研究及合并糖尿病等并发症的研究，筛选出 1 篇文献与我们的临床问题相关，进一步详细阅读并评价。

　　O'Brien P E，Sawyer S M，Laurie C，et al. Laparoscopic adjustable gastric banding in severely obese adolescents：a randomized trial. JAMA. 2010 Feb 10；303（6）：519-26. Doi：10.1001/jama.2010.81.

第四节　证据评价

　　随着医学科学的飞速发展，每天均有许多医学论文发表，有许多新的研究证据产生。我们面对如此数量庞大而又良莠不齐的临床研究证据，必须从真实性、重要性、适用性三个方面对其进行严格评价，方能选出可靠的研究证据用于指导临床决策。

一、临床实践指南的评价

　　近年来，临床实践指南的开发、制定和更新速度惊人，其制定程序也日趋规范。好的临床指南，必须使用循证医学的原则和方法，建立在证据的基础上，根据证据的可信程度对推荐意见进行分级，并应进行周期性的回顾、完善和更新。

　　对于发表的指南，临床医生应具有评价和鉴别其质量的能力，从而可以从众多的指南中选择质量最好的应用于临床。目前 AGREE Ⅱ 已成为国际公认的评价指南的金标准，具体的条目参见第十一章。

案例 14-1 分析讨论：

　　本案例应用 AGREE Ⅱ 量表对以上指南进行评价。由 2 名评价员独立完成，分别通过 6 大领域共 23 个条目进行评分，然后根据公式将各评价员的评分进行综合，得到指南 6 个领域评分的标化百分比，综合判断被评指南的质量，从而决定是否应用其进行决策，见表 14-2。

表 14-2 应用 AGREE Ⅱ 量表对指南进行评价

指南	范围与目的	参与人员	制定的严谨性	表达的清晰性	应用性	编撰的独立性	推荐级别
2016 IDO	88.9%	77.8%	75%	88.9%	58.3%	50%	强烈推荐
2016 IFSO	100%	55.6%	20.8%	88.9%	25%	16.7%	推荐
2016 ADA	100%	100%	54.2%	75%	58.3%	83.3%	强烈推荐
2017 TES	100%	88.9%	83.3%	100%	83.3%	100%	强烈推荐
2018 ASMBS	88.9%	44.5%	75%	88.9%	50%	100%	强烈推荐
2014 CSMBS	55.6%	33.3%	25%	55.6%	33.3%	16.7%	不推荐
2017 CDS	33.3%	55.6%	29.2%	55.6%	33.3%	16.7%	不推荐

注：IDO（International Diabetes Organizations），国际糖尿病组织；IFSO（International Federation for the Surgery of Obesity and Metabolic Disorders），国际肥胖与代谢外科联盟；ADA（American Diabetes Association），美国糖尿病学会；TES（The Endocrine Society），美国内分泌协会；ASMBS（American Society for Metabolic and Bariatric Surgery），美国代谢与减重手术学会；CSMBS（Chinese Society for Metabolic & Bariatric Surgery），中国医师协会外科医师分会肥胖和糖尿病外科医师委员会。CDS（Chinese Diabetes Society），中华医学会糖尿病分会

二、系统综述的评价

以随机对照试验为基础的系统综述及 Meta 分析通常被认为是临床治疗的最佳证据，但系统综述是对原始研究的二次综合分析和评价，其结论受原始研究的质量、系统综述的方法及综述者本人专业知识、认识水平和观点的影响，并非所有系统综述的结论均绝对真实、可靠。因此，在应用系统综述指导临床决策时，应采取审慎的态度，同样应对其进行严格的评价以避免临床决策受到误导。对于治疗性研究系统综述的评价，同样应从真实性、重要性及适用性三个角度去进行。

（一）系统综述的真实性评价

系统综述的真实性应从以下方面进行评价：①对所关注的问题是否做了清楚的描述；②纳入的研究类型是否合适，是否根据随机对照试验进行系统综述；③对文献的检索过程是否有详尽的描述，是否采用广泛和详细的检索策略检索相关文献；④对纳入文献的研究质量是否做了严格的评价；⑤是否采用单个病例资料进行 Meta 分析，或是每个研究的合成结果。详见第六章。

案例 14-1 分析讨论：

案例 14-1 中，PubMed 所检索到的两篇系统综述并非随机对照试验的系统综述，故此处以 Cochrane 系统综述为例展示如下：

这篇系统综述检索了 Cochrane Library，MEDLINE，PubMed，Embase，LILACS，ICTRP 和 Clinical Trials 临床试验登记库，纳入标准为手术干预治疗儿童和青少年肥胖症（年龄＜18 岁）的随机对照试验，随访至少 6 个月。排除了饮食失调、2 型糖尿病、继发性肥胖的治疗及怀孕的女性。最终纳入 1 项随机对照试验（50 名受试者），对比了腹腔镜可调胃束带手术和生活方式干预的效果及不良反应。这项研究未采用盲法，随访 24 个月，手术组 BMI 平均变化为 12.7[95% CI:（11.3, 14.2）]，对照组为 1.3[95% CI:（0.4, 2.9）]。干预组报告的不良事件为 12 例（共 25 例受试者），对照组为 11 例（共 25 例受试者）。

对于本例系统综述的真实性评价如下：

该综述明确地提出了临床问题，并囊括了干预措施、受试人群和结局指标等基本要素，纳入的研究是真正的随机对照试验，没有涉及其他类型的研究，如非随机对照试验、队列研究等。检索的过程有详尽的描述，检索策略制定合理、检索范围是广泛全面的，囊括了主要的医学文献数据库，关键词运用是合理的，语种上并非只局限于单一语种。但是除了计算机检索外，并未采用手工检索期刊、会议记录、各种论文以及联系已发表文章的相关作者等其他检索手段。

该系统综述采用 Cochrane 协作网提出的评估偏倚风险工具，由 2 名评价员对纳入的文献质量进行了独立评价，内容包括偏倚风险，其包括随机序列产生、分配方案隐藏、盲法实施、结果数据的完整性、选择性报道报告结果、其他偏倚来源，见图 14-1。

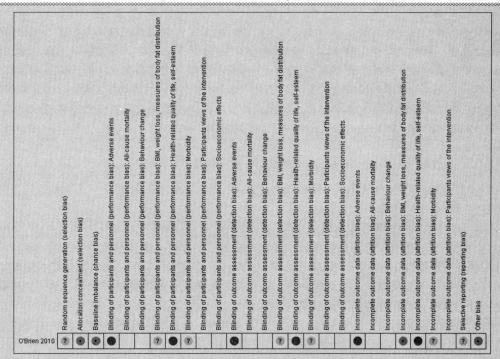

图 14-1 系统综述的真实性评价

由于该系统综述只纳入了 1 篇随机对照试验研究，合并结果的过程相对简单，无须考虑研究结果间的异质性，对原始研究可能存在的偏倚及其对结果的影响做了估计。总之，该系统综述具有完整、明确的方法学内容，通过真实性评价认为真实性存在。

同时，这一系统综述显示了在这一领域的随机对照试验研究仍然是缺乏的，仍需进一步开展研究评估代谢手术和术后护理的效果及不良反应，同时长期随访对于评估受试者成年后的影响也是至关重要的。虽然这篇系统综述提供了所包含的研究所引发的考虑的概述，但是该研究没有提供足够的证据来充分地指导实践。

（二）系统综述的重要性评价

如果系统综述存在真实性时，接下来需要评价其结果的重要性。系统综述的重要性评价主要包括：

（1）系统综述的结果是什么，系统综述中是否清楚表述了效应结果，是否采用了明确的效应指标，如 *NNT*、*RRR*、*OR*、*RR* 等，对总体效应估计值是否做出了有效、无效或者尚无法确定的判断。

（2）证据效果的精确性如何。可采用 95% *CI* 评价系统综述结果的精确性，以表述结果所在范围和效果强度。

案例 14-1 分析讨论：

本例中系统综述的结果比较清楚，但是效应指标未采用 *NNT*、*RRR*、*OR*、*RR* 等明确的效应指标，而是采用了体重下降的平均值、BMI 变化的绝对值，且因其为小样本研究，95% *CI* 提示效应强度的精确性一般。

（三）系统综述的适用性评价

系统综述的适用性评价应从以下几个方面进行：①研究结果对我的患者是否有用，主要考虑系统综述的研究条件与当地情况是否存在明显差异，证据所纳入的患者与我们自己治疗的患者是否相似，根据此证据结果有无可能改变临床决策，患者对治疗结局和提供的治疗方案的态度和期望如何；②是否考虑到其他重要的结局指标，合并估计值是否包括重要的结局指标，这些结局指标是否能满足患者的决策需要，是否清楚地给出不同患者或不同情况下各亚组的证据结果，是否有其他重要问题尚未考虑到；③是否考虑结果利弊大小，成本效果如何，治疗对患者的潜在利益和损害有哪些，引入新的干预措施是否真的使患者受益。

案例 14-1 分析讨论:

针对本例,因该系统综述仅纳入 1 项随机对照试验研究,适用性评价详见本章原始研究的适用性评价部分。同时,我们发现目前在针对肥胖青少年外科干预的其他非随机对照试验系统综述中,报告了更多的不良事件。由此我们认识到,与成人不同,儿童和青少年的代谢手术需要更充分的考虑,如适当的多学科团队的讨论,对患者青春期状况和身体、心理成熟度以及营养状态的评估,并应充分地获取家庭支持和监护人的同意。今后尚需更多的设计良好的研究论证代谢手术在青少年人群中的有效性及安全性。

三、原始研究证据的评价

针对治疗性原始证据的评价,同样有严格的评价标准和指标,同样是从三个方面进行,即真实性、重要性以及适用性评价。

(一)原始研究证据的真实性评价

治疗性原始研究的真实性评价是指就该证据本身而言,其研究设计是否科学严谨、研究方法是否合理、统计分析是否正确、结论是否可靠等。治疗性原始研究首选的设计方案为随机对照试验,故而其真实性评价主要从以下几个角度评价:证据是否源于真正的随机对照试验;纳入的所有研究对象是否随访完整,研究对象的随访时间是否足够;是否对随机分组的所有研究对象进行了意向性治疗分析;是否对研究对象、医生和研究人员采用了盲法;除试验方案不同外,各组患者接受的其他治疗措施是否相同。

1. 证据是否源于真正的随机对照试验 针对这一点,需要重点关注以下方面:①纳入随机对照试验的研究对象是随机抽样还是非随机抽样的连续纳入;②采用什么随机方法进行分组;③随机分配方案是否采用隐藏措施;④试验各组间基线指标是否均衡可比。

患者是否真正随机分配是决定临床研究科学性最关键的问题,真正的随机化分配治疗方案才能保证试验组与对照组的可比性。随机化应符合下列原则:患者进入各组是在试验前就通过统计方法确定的,有清楚、可核查的操作过程;医生和患者事先不知道或不能决定患者将被分配到哪一组;医生和患者不能从上一个入组患者推测出下一个患者将分配到哪一组。

随机化隐藏即研究者只按随机化设计的顺序号纳入患者,执行者不知道患者将接受何种治疗,分配患者入组者(医生、研究者)事先不知道随机表的内容,不知道下一位入选的患者将接受何种治疗,从而可以避免分配入组者有意或无意地破坏随机分配的方法。实现的方法包括:编码、不透光、密封的信封;中心随机系统;编号或编码的瓶子或容器;中心药房准备的药物等。

基线情况不一致,说明治疗前两组可比性差,可能对结论有影响,一般通过严格的随机化分组可保证两组的可比性。

如果收集的文献缺乏随机对照试验结果,则应调整检索策略以防漏检。若最终确实没有随机对照试验研究证据,则要考虑是否纳入非随机对照试验研究文献。在分析与评价非随机对照试验的研究证据时,宜注意以下几点:①凡研究所获得的证据为阴性结果者,即无效或有害,或者弊大于利者,则可信度为高,因为绝大多数非随机对照试验往往是假阳性结果远较假阴性结果高,也就是说其报道的有效率往往被高估。②如果是对难治的且预后很差的疾病所做的非随机对照试验,其结果(证据)显示佳,经分析而不像假阳性结果,则当属可信。如重症肝炎肝功能衰竭,选用中西医结合治疗降低了病死率;急性细菌感染导致的败血症,采用敏感有效的抗生素治疗而使患者痊愈。这种情况符合"全"或"无"的规律。③有些疾病本身发病率很低,无法实施随机对照临床试验,其证据只可能源于临床系列报道或病例报道。有些慢性非根治性疾病患者,若同时接受多种药物治疗,需要进行弃弊保利的用药决策时,可以考虑单个患者的随机对照试验(an individual randomized trial, n-of-1)的研究证据。

2. 纳入的所有研究对象是否随访完整,研究对象的随访时间是否足够 随机分组后任何观察病例的丢失,都会直接影响最后的结果和证据的真实性。倘若疗效差的患者退出或者失访,可能会导致治疗效果高估;有的患者因为药物或者干预措施的副作用从治疗组中退出,可能会低估其危害性;若以死亡作为结局观察指标,且随访中的失访者多为与研究相关的死亡者,则可能会夸大治疗效果。理想的情况是所有纳入的研究对象在研究过程中都没有失访,但这一点在实际临床研究中是很难保证的。一般要求将失访率控制在 10% 以内，若失访率超过 20%，研究质量会变差，结果的真实性会降低。判断失访率对研究结果的影响程度，常用敏感性分析，即将试验组失访的全部病例，当作无效病例处理，而对照组丢失的病例，则全部计入有效病例内。若仍与原有结论一致，则可接受原来的结果；倘若不一致，则需要考虑失访对本研究结果的影响。同时，应确保随访期足够长，能够观察到重要的临床效应结果。随访时间的长短取决于目标疾病的病程特点，通常临床观察的疗程至少数月，有的甚至需要 1 年以上方能充分显示防治措施的重要效果。

3. 是否对随机分组的所有研究对象进行了意向性治疗分析　被随机分配入组的病例，随访期间可因各种原因出现退出、失访或不依从。例如，因发生治疗副作用而中途停药者、患者依从性差而未认真按医嘱服药者以及发生沾染或者干扰者，还有主动撤回知情同意书及因搬迁而无法联系者等。如果这部分研究对象不被纳入结果分析，必然会破坏随机化原则和基线的可比性，最终影响结果的真实性。为消除此类影响，要求采用意向性治疗分析（ intention to treat analysis，ITT ），即按最初随机分配入组的病例，无论其是否接受治疗药物，全部都纳入最后的结果分析。目前，ITT 在疗效分析中已被广泛采用并且成为疗效真实性评价的一个重要方面。举例如下，表 14-3 为随机对照试验中随机分组及完成情况的设定。

表 14-3　随机对照试验研究中随机分组及完成情况设定

随机分组情况	实际接受治疗方案	序号
A 治疗方案	未完成 A 治疗或改为 B 治疗	①
	完成 A 治疗	②
B 治疗方案	完成 B 治疗	③
	未完成 B 治疗或改为 A 治疗	④

效力分析或称完成治疗分析（ efficacy analysis，per protocol，PP ）：②与③比较，只把完成了指定治疗的患者进行比较，去除实际已改变了原先随机对照试验分组指定的治疗内容的患者。所回答的问题是在完全接受该治疗的患者中治疗措施本身效力是否更优。此分析方法可能夸大试验效应，低估不良事件的发生。

实际治疗分析（ treatment received analysis ）：①＋③与②＋④比较，根据患者实际接受的治疗措施进行分析，无论其原来的分组是什么。所回答的问题是是否治疗措施本身效果更好，可着重治疗效果的机制解释。应用此方法时组间可比性破坏，可能扩大疗效，低估不良反应事件的发生。

ITT：①＋②与③＋④比较，所有研究对象都按预先随机分配的分组进行分析，无论最终是否接受了原有的治疗措施。虽然应用 ITT 时，如果未遵循给定的随机分组的患者较多，则两组之间的差异将缩小，导致假阴性结果的可能性增加。但是，ITT 可以最大程度地维护随机化的效果，防止了违背方案、失访而引起的偏倚。

4. 是否对研究对象、医生和研究人员采用了盲法　通过随机分组可以最大限度地控制选择性偏倚，但在资料收集过程中还会产生较大的测量性偏倚。如受试者知晓自己接受的是治疗措施或对照措施，研究者或结果测量者知晓受试者的分组情况，这往往会高估疗效。实施盲法的宗旨在于减少测量性偏倚以确保观察结果的真实性。当无法对患者和医生实施盲法时（如外科手术），可以请其他医生评价临床记录、检查结果或使用客观指标评价治疗效果。在评价时，应去除所有可能涉及破盲的信息，使盲法得以真正实施。盲法可以是单盲、双盲或三盲，以双盲较为常用。鉴于在不同的研究中研究者对"盲"的理解有所不同，在严格评价时不能只关注作者是否提及采用盲法，还要关注其对盲法实施过程的具体描述，以判断其正确性。

5. 除试验方案不同外，各组患者接受的其他治疗措施是否相同　如果受试者除了接受规定的治疗方案外，还有意或无意接受了其他类似的干预措施，必然影响结果的真实性。因此，除了研究因素之外，随机对照试验应保证其他任何治疗包括支持疗法在组间均衡一致，这样才可能排除各种偏倚的影响，以确保研究结果的真实性。

案例 14-1 分析讨论：

案例 14-1 中，我们评价了一个随机对照试验（共纳入 50 名受试者，1∶1 随机分配后，干预组和对照组各 25 名）。干预组采用腹腔镜可调胃束带手术，对照组接受多元生活方式控制，两组进行为期 2 年的随访观察。受试者为 14～18 岁的澳大利亚青少年（女孩的比例高于男孩），两组平均年龄分别为 16.5 岁和 16.6 岁，分别在私人医院进行胃束带手术和生活方式干预。阅读全文后认为，该研究为一项随机平行开放的优效性试验，随机方法采用计算机产生的随机数进行简单随机，并进行了随机方案隐藏，手术干预组及对照组生活方式两组间基线均衡可比。因干预组涉及手术治疗，未采用盲法。干预时间为 2 年，随访期间，手术干预组失访 3 例，生活方式干预组失访 5 例，总体失访率为 16%。本研究仅对主要结果（体重变化）进行 ITT，所有次要结果（与健康相关的生活质量结果）通过完成治疗分析评估。对于选择性报告而言，因评估过程发现研究出版物和试验登记册中的协议信息存在一些差异，因此报告偏差被判断为"不清楚"。其他潜在的偏倚来源还包括这项研究接受了胃束带制造商方所提供的资助，其中一位共同作者声明了自己为赞助商咨询委员会的一名成员，尽管作者申明赞助者没有参与研究设计、实施、数据收集和分析以及文章撰写。

综合而言，本研究存在实施偏倚和测量偏倚的高风险，也存在潜在的随访失访偏倚和报告偏倚，根据 GRADE 分级，本证据的总体质量较低。

（二）原始研究证据的重要性评价

当治疗性证据满足真实性的评价标准之后，则应当对其临床价值即重要性进行分析与评价，只有具备一定的临床价值的治疗方可用于临床实践。治疗性研究证据的重要性评价主要注重两个方面：正面的有效性和负面的不良反应。只有疗效佳、负效小者才具有临床应用价值。

1. 治疗性研究证据的疗效强度　疗效强度通常用率表示，即有效率、治愈率、病死率、病残率等。有些计量的疗效指标，也多转换为"有效率"等计数资料。然而，这些"率"对临床重要程度的量化表达还不够全面，因此，在循证临床实践中，需进一步使用如下指标：

（1）相对危险度降低率（RRR）：是绝对危险度降低率占对照组事件发生率的比值，表示某事件发生率下降的相对水平。

（2）绝对危险度降低率（ARR）：是对照组事件发生率与试验组事件发生率之间的绝对差值。该值越大，说明治疗产生的临床效果越大。

（3）需要治疗人数（NNT）：与对照组比较，应用治疗措施需要治疗多少例患者，才可以预防 1 例不良结局事件的发生。

上述 3 个指标的计算公式见第五章。

某疗法的 NNT 越小，说明其治疗效果越好，临床价值就越大。

NNT 在一定程度上反映了治疗措施的作用和效果。但 NNT 是点估计值，因此，在临床决策时，最好同时计算 NNT 的 95% CI。

NNT 计算方便，适用于各种疗法的评价。但 NNT 也有其局限性。NNT 不宜进行不同疾病间比较，特别是使用了不同的效应量表达。如用链激酶+口服阿司匹林治疗急性心肌梗死患者，防治其死亡的 NNT 等于 19，而预防脑卒中复发的 NNT 也为 19，但两者意义是不同的，不宜直接比较。一种干预措施的 NNT 不仅依赖于治疗本身还取决于基线危险度，即在基线时患者出现该结果的可能性。因此，在应用时要考虑基线的可比性。

NNT 与时间因素有关。由于 NNT 是在特定时间的研究结果，因此，只有在同一时间内检测时，比较才有意义。另外，如果 NNT 的获得与随访时间有关，在比较不同观察时间治疗措施的 NNT 时需要对时间进行调整。

在疗效指标的选择上，很多临床研究结果采用 RRR 表述，然而 RRR 表示相对改变量，并不反映试验组疗效的实际值。假如试验组和对照组事件的发生率降低至原来的 1/1000，RRR 保持不变，但 ARR 变小，NNT 变大，举例如下：

A 试验中，试验组某病发生率为 39%，对照组某病发生率为 50%，则 RRR=（50%-39%）/50%=22%。

B 试验中，试验组某病发生率为 0.00039%，对照组某病发生率为 0.0005%，则 RRR=（0.0005%-

0.00039%）/ 0.0005%=22%，与 A 试验相同。

A 试验的 ARR=50%-39%=11%，NNT=1/ARR=1/11%=9，表明只需要处理 9 个病例，就可以获得 1 例最佳效果。

B 试验的 ARR= 0.0005%-0.00039%=0.00011%，NNT=1/ARR=1/0.00011%=909090，表明需要处理近百万个病例，才可以获得 1 例最佳效果。

可见，在参考循证证据制定临床决策的过程中，我们不能单纯依据相对指标的大小判定治疗措施效果的水平，而应重点参照基础发生率，才能分析其临床价值。

2. 治疗性研究证据的负效值的强度 通常某种新药的临床试验，特别是与安慰剂比较时，新药的不良反应往往较对照组明显，也许还可能发生较重的药物不良反应（adverse drug reaction，ADR），因此，在评价治疗性研究证据时，要注意不良反应在各组的发生率及其强度，如正面疗效一样，需要评价。

（1）相对危险度增加率（RRI）：指与对照组比较，试验组不良反应事件增加的百分比。

（2）绝对危险度增加率（ARI）：指试验组和对照组不良事件率的绝对差值。

（3）致成危害需要治疗的人数（NNH）：指与对照组比较，应用治疗措施多发生 1 例不良反应所需治疗的病例数。

上述 3 个指标的计算公式见第五章。

3. 治疗性研究证据精确度的估计 上述有关疗效和负效的指标，仅表示效应强度的点估计值大小，需要进一步估计 CI，反映研究结果的精确性。通常用 95% CI 表示效应强度的精确度或范围，可信区间越窄，研究结果的精确性越好。进而再根据可信限的上下限值判断研究结果是否有临床意义。如某药物治疗心肌梗死的 OR 值为 0.7，95% CI 为（0.35，0.85），上限小于 1，说明该药物对心肌梗死的治疗是有效的且有统计学意义。样本量对精确性的影响显著，样本量越大，可信区间越窄。

案例 14-1 分析讨论：

案例 14-1 中，研究作者报告在 2 年内胃束带术干预组体重平均减少 34.6kg［95% CI：（30.2，39.0）］，BMI 变化 12.7kg/m² ［95% CI：（11.3，14.2）］；而生活方式组体重平均减少 3.0kg［95% CI：（2.1，8.1）］，BMI 变化为 1.3kg/m² ［95% CI：（0.4，2.9）］。24 个月观察期内两组间体重差异有统计学意义（P < 0.001）。在手术干预组中不良事件发生率为 48%（12/25），而对照组不良事件发生率为 44%（11/25）。手术干预组中 28% 的青少年需要修订手术。研究中没有关于所有原因的死亡率、行为变化、参与者对干预措施的看法和社会经济影响的数据报告。在 2 年观察结束时，用含 8 项生活质量条目的儿童健康问卷对于受试者进行评分，胃束带术干预组在其中的两项中优于生活方式组，分别为身体机能评分（94 比 78，群体标准为 95）和健康评分的变化（4.4 比 3.6，群体标准为 3.5）。

本研究疗效结果报告了两组体重的下降情况，腹腔镜胃束带术带来了更大的体重减轻，确定了外科手术的可能益处，但因其结果为体重及 BMI 的计量资料，未定义有效的概念，未报告两组的有效率，无法计算疗效强度的 RRR、ARR 和 NNT，目前缺乏足够的证据来对疗效做出明智的判断。负效反应方面，通过计算 ARI=EER-CER=48%-44%=4%，RRI=（EER-CER）/CER=4%/44%=9.09%，NNH=1/ARI=11。这意味着，每 11 例接受胃束带术治疗的青少年患者将会有 1 例发生不良反应。

（三）原始研究证据的适用性评价

对于原始研究的适用性评价，我们需要考虑以下方面：①被评价的证据与患者情况是否相符合；②医疗环境对拟定的治疗方案是否适合；③该证据可能对患者产生的利弊；④患者对治疗措施的价值取向与期望。

案例 14-1 分析讨论：

本例中，我们的患者是 16 岁的中国女孩，无糖代谢异常，无其他肥胖相关合并症，而上述研究人群是基于小样本的澳大利亚人，年龄分布为 14～18 岁，原文未提及是否合并肥胖相关代谢紊乱，研究对象的特征不同可能导致研究结果的外推性受限。而目前并未检索到针对中国青少年的相关研究，所以，提示我们今后仍需开展更多的研究，针对不同国家、社会经济和种族背景的人群，来证实代谢手术在青少年人群中的疗效及安全性。另外，代谢手术目前在本地区未被医保列入报销范围，总费用约 6～8 万元，经济支出较大，但由于患者本人满 16 岁，心智相对成熟，她本人有强烈的愿望，希望通过手术治疗实现体重的下降，所以在为患者及其家属充分介绍代谢手术可能为她带来的获益及可能出现的不良反应后，经过患者的充分思考及与其家庭成员的充分讨论，患者本人愿意接受代谢手术。

第五节　证据应用及后效评价

案例 14-1 分析讨论：
经过证据的检索、评价，医生将以上所查到的证据及代谢手术可能的获益和风险告知这一对叔侄：叔叔有糖尿病，血糖控制不佳，同时他的 BMI 是 32.5kg/m^2，按照亚裔人群下降 2.5kg/m^2 的标准，属于 Ⅱ 级肥胖的范围，目前有较多研究支持代谢手术可能为他带来获益，同时胃旁路术可以带来更多的体重下降和代谢改善，结合他的意愿，叔叔接受了胃旁路手术；16 岁的小姑娘因为有强烈的手术愿望，考虑到她年龄较小，在充分告知手术风险的前提下，外科医生为她进行了袖状胃切除术。

后效评价：
叔叔手术治疗后 1 年，体重下降到了 80kg，血糖、血压、血脂都正常了，小姑娘手术后体重也降到了 70kg，除了术后食量下降之外，叔侄二人目前没有发生手术相关的其他不适。

本章通过介绍一对叔侄是否适合代谢手术及术式选择的案例，通过循证实践的五部曲，从提出临床问题、检索证据、评价证据，并基于证据给患者制定临床决策，解决临床的常见问题，通过高质量证据，真实而又确切地提供给医生和患者代谢手术可能的获益和风险，为临床决策提供依据。后效评价也进一步支持了临床决策的正确性。

世界著名的循证医学开拓者、"evidence-based medicine" 概念的提出者、GRADE 工作组首席科学家、McMaster 大学的 Gordon Guyatt 教授常常这样说："One of my favorite talks to give is that evidence-based medicine is patient-centered medicine." 面对各种临床疑问时，我们需要循证，形形色色的证据能够帮助我们解答临床的各种疑问。但是证据同样是良莠不齐的，我们应用循证医学这把利器，用批判的眼光对各种证据进行审视，确保其真实性、重要性及适用性。循证医学帮助我们谨慎看待研究结果，但可能最为重要的是证据本身从来不能告诉你要做什么，解读证据必须结合患者的价值观和喜好，最好让患者共同参与决策。

（贾国瑜）

第十五章 疾病预后证据的循证评价与应用

案例 15-1:

李某，女，45岁，主因"发现甲状腺结节2个月，手术治疗后"于门诊就诊。患者于2个月前体检时行颈部超声检查发现甲状腺结节，局部无疼痛，无声音嘶哑，无吞咽困难及饮水呛咳，无呼吸困难，无咯血，无发热等症状。甲状腺超声：甲状腺右叶下极实质性占位，约1.0cm×1.0cm，伴有沙砾样钙化，考虑恶性病变，TIRADS 分级为4b级，左侧甲状腺及颈部未见明显异常；甲状腺细胞学穿刺活检：甲状腺右叶见有核异型细胞团，考虑上皮源性肿瘤，疑为恶性。甲状腺功能未见异常。全身骨扫描、纤维支气管镜及胃镜检查未见异常。初步诊断：甲状腺癌。其后，患者接受了甲状腺癌手术治疗，术式为甲状腺右侧叶＋颈部切除术＋中央组淋巴结清扫。术中肉眼所见：甲状腺右叶肿物，多结节状，实性，灰白色，直径约1cm，边界欠清。术中右叶冰冻病理示：甲状腺恶性肿瘤，考虑乳头状癌。术后病理：可见乳头状结构形成，侵及甲状腺周围组织，细胞中度异型，可见砂粒体，周围淋巴结未见转移。病理诊断：甲状腺乳头状癌。

李女士对于自己的病情还有以下疑问：

她的病情严重吗？会引起死亡吗？能活多少年？甲状腺癌会转移吗？做了手术能好吗？会复发吗？生活质量会到什么影响？选择什么样的治疗方式可以延长生存时间？

第一节 概　述

一、预后的定义

预后（prognosis）是指疾病发生后，对疾病未来病程和结局的预测或估计，出现某种结局（痊愈、复发、恶化、伤残、并发症、死亡等）的可能性大小，通常以概率表示，如治愈率、缓解率、复发率、5 年生存率等。循证临床预后实践（evidence-based medicine clinical prognosis）是关于对疾病各种结局发生概率及其影响因素的研究。通过临床预后实践，可以了解疾病的发展趋势和后果，为临床医师的治疗决策提供依据；可以了解影响预后的各种因素，通过改变预后因素改变预后结局；还可以通过预后分析，比较不同干预措施的效果。

二、预后因素

预后因素是指影响疾病结局的一切因素，若患者具有其中的某些因素，其病程发展过程中出现某种结局的概率可能发生改变。预后因素多种多样，包括筛检、早期诊断、积极治疗、改变患者的不良行为等，可以影响到疾病的转归和结局。针对预后因素的研究可以帮助临床医生早期实施医学干预，从而改善疾病预后。预后因素与危险因素不同，预后因素在已经患病的患者中，存在预后因素会影响疾病的结局；而危险因素是指作用于健康人，能增加患病危险的因素。尽管某些因素可以同时是某种疾病的危险因素和预后因素，但两者概念不同。例如，中老年、男性、高血压、吸烟、糖尿病、高血清胆固醇为急性心肌梗死的危险因素，是指在健康人中如果伴有以上因素，会增加急性心肌梗死的患病危险，而年龄在 50 岁以上、女性、低血压性休克、充血性心衰、室性心律不齐、心前区梗死为急性心肌梗死的不良预后因素，是指在发生了急性心肌梗死的患者中，合并上述因素会增加不良预后（如死亡、再发心肌梗死、心梗后心衰等）的风险，见图 15-1。

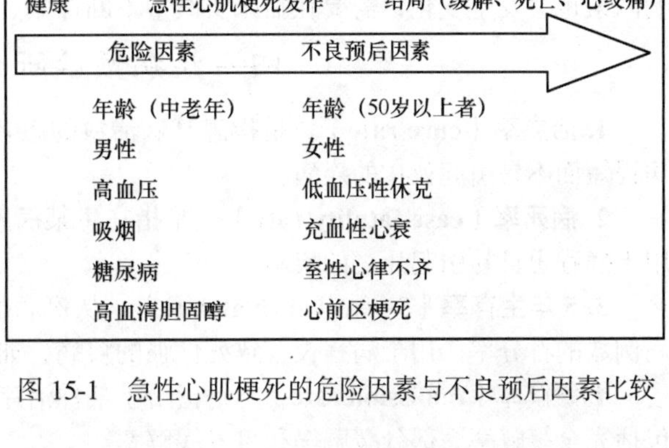

健康	急性心肌梗死发作	结局（缓解、死亡、心绞痛）
危险因素	不良预后因素	
年龄（中老年）	年龄（50岁以上者）	
男性	女性	
高血压	低血压性休克	
吸烟	充血性心衰	
糖尿病	室性心律不齐	
高血清胆固醇	心前区梗死	

图 15-1　急性心肌梗死的危险因素与不良预后因素比较

三、影响预后的常见因素

在临床医疗实践中，常常见到罹患同一疾病且病情相似的患者，但是预后的结局可能存在较大的差异。影响疾病预后的因素多种多样，常见的预后因素有以下几个方面的因素：

1. 疾病本身特征 主要包括疾病的病情、严重程度、分期、病程、临床类型，是否存在并发症等。疾病的自身特征是影响疾病预后的重要因素。例如，急性胰腺炎有水肿型和出血坏死型，后者较前者预后更差。肝硬化的患者肝功能状态有代偿和失代偿之分，可以按 Child-pugh 分级积分不同分为 A、B、C 三级，Child A 级患者预后比 C 级要好。结肠癌患者肿瘤浸润深度、分化程度不同，以及是否存在远处脏器转移，也提示不同的预后。一般来说，浸润越深、分化程度越差，则分期越晚，预后也越差，合并远处脏器转移的患者预后也会更差。糖尿病患者病程越长，存在微血管病变越严重，并发症越多，预后越差。

2. 患者的机体状况 主要包括年龄、性别、营养状况、体重、体质、精神心理状态等。例如，患者的年龄对疾病的预后影响十分明显，对多数疾病而言，青壮年患者的预后要好于患同种疾病的婴幼儿及老年人。机体状态还包括患者是否合并其他疾病，如糖尿病、高血压、冠心病、慢性阻塞性肺疾病、慢性乙型肝炎等，很多急性疾病患者在合并上述慢性疾病时往往预后不良。例如，肿瘤患者合并冠心病、肺部疾病常给手术治疗增加风险，自身免疫性疾病合并慢性乙型肝炎时常给应用免疫抑制药物带来困难等。

3. 干预措施的有效性 很多疾病随着人们对疾病认识的不断深入、医疗技术水平的提高以及新型药物的临床应用得到了有效的治疗，预后也随之改变。例如，急性心肌梗死，在溶栓治疗、介入治疗、旁路移植手术甚至心脏移植手术开展后预后得到了明显改善。恶性实体肿瘤在早期发现和手术治疗、介入治疗、新型化疗药物与生物治疗广泛用于临床后，其 5 年、10 年生存率都有了大幅提高。

4. 医疗条件 包括医疗设备的条件不同和临床医生的医疗水平差别。大型医院医疗设备精良，监护仪器配备齐全，能随时发现患者的病情变化；病房具备空气过滤装置，能更好地控制院内感染；一些感染的患者在基层医院治疗时，医生常常仅凭临床经验用药，或按习惯顺序更换药物进行试验性治疗，效果往往较差；而在医疗条件好的大型医院，可结合细菌培养及药物敏感试验的结果有针对性地选用抗生素，临床疗效较好。

5. 患者的依从性 依从性是指患者对医生医嘱的执行程度。疾病的治疗的过程中，常需医生和患者间的相互理解和合作，患者有良好的依从性才能实现好的治疗效果，否则医生的诊断及治疗方案再正确，也达不到预期的治疗效果。例如，慢性乙型肝炎抗病毒治疗，中途停药可能导致预后不良；高血压患者间断服药，可能导致血压控制不稳定，容易增加脏器损害等并发症的发生率。

6. 社会及家庭因素 医疗制度、社会保障制度、家庭成员间的关系、家庭经济状况、家庭文化教养等因素都会影响到疾病的预后。

总之，疾病预后与疾病本身特征及所处状态有关，与患者机体状况及是否有合并疾病有关，与干预措施有效性及是否接受有效干预措施有关。患者及家属因素、医师及医疗环境因素、医疗保障及社会因素都可能在预后中起重要作用。随着时间、医疗条件和医疗技术手段的变化，这些预后影响因素也会发生变化，需要在临床实践中不断探索、评价。

四、疾病预后研究常用的指标

1. 治愈率（cure rate） 是指患某病治愈的患者人数占该病接受治疗患者总数的比例，常用于病程短而不易引起死亡的疾病。

2. 病死率（case-fatality rate） 是指在患某病患者总人数中，死于该病的患者所占的比例，常用于病程短且易引起死亡的疾病。

3. 5 年生存率（5-year survival rate） 从疾病某时点开始，到达 5 年时存活病例占该病总观察病例数的百分率。用于病程长、致死性强的疾病，如各种癌症。

4. 缓解率（remission rate） 是指给予某种治疗后，得到缓解的病例数占总治疗例数的百分比，包括完全缓解率、部分缓解率和自发缓解率。

5. 复发率（recurrence rate） 是指疾病经过一定的缓解或痊愈后又重复发作的患者数占观察患

者总数的百分比。

6. 致残率（disability rate）　是指发生肢体或器官功能丧失者占观察患者总数的百分比。

缓解率、复发率、致残率多用于慢性非传染性疾病，该类疾病病程长、病死率低，预后多样。

五、预后评价方法——生存分析

生存分析是将研究对象的随访结果和随访时间结合在一起的统计分析方法，利用随访资料的信息，判断某病患者在某一时点发生某种结局的可能性，是疾病预后的主要评定方法。

生存分析中生存率的计算有直接法和间接法两种。

1. 直接法　也称粗生存率法，如 5 年生存率＝生存满 5 年的例数／总随访例数。如果病例数多，没有失访，则结果可靠，计算简单。但一般生存数据均存在删失值（censored data），也称为终检值、截尾数据，需要用间接法计算生存率。

2. 间接法　通过估计累积的时点生存率获得，一般用生存曲线描述。有寿命表法和 Kaplan- Meier 法两种，原理相似。寿命表法的基本步骤是先分别计算出患者进入观察后各年的生存概率，再将各年生存概率相乘，即得出患者进入观察后活过各年的生存率（累积生存率）。Kaplan-Meier 法由 Kaplan 和 Meier 于 1958 年提出，直接用概率乘法定理估计生存率，故又称乘积极限法，是一种非参数法，其基本思想是利用某一时刻之前各时点上生存概率的乘积来估计在该时刻的生存率，不需要对被估计的资料分布作任何假设。

目前有多种统计软件可以进行生存分析，不需手工计算。生存曲线是以随访时间为横坐标，累积生存率为纵坐标作图所产生的曲线，常用的 Kaplan-Meier 曲线，为表示时间与生存关系的函数曲线。随访时间单位越小，则精密度越高。小样本获得的曲线为阶梯形，而大样本就形成光滑的曲线。生存曲线分析能获得有关疾病过程任何时刻的生存率，信息量远远超过点估计值。根据不同的生存曲线，可以评价有关疾病的预后状况，见图 15-2。

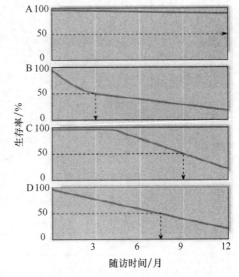

A 生存曲线：到观察期结束，不良事件发生率极低，意味着该病预后良好；B 生存曲线：中位生存时间为 3 个月，12 个月生存率为 20%。C 生存曲线：中位生存时间为 9 个月，12 个月生存率为 20%。D 生存曲线：中位生存时间为 7.5 个月，12 个月生存率为 20%。

可见 B、C、D 三种疾病在不同时点的预后：第 12 个月的生存率均相同，但中位生存时间不同，表明 C 病预后要优于 B 和 D。这些可用作比较预后因素的重要性。

图 15-2　4 种不同的生存曲线显示不同的预后

此外，还可以应用有关事件发生率来评价预后因素效应的重要性。

第二节　实践步骤

一、提出问题

作为循证医学实践的第一步，找准患者存在的需要回答和解决的临床问题至关重要。以案例 15-1 为例，我们此次的临床问题形成过程分为 4 个步骤：

案例 15-1 分析讨论：

第一步：梳理病例相关基础知识。

甲状腺结节是一种临床常见疾病，近 30 年来甲状腺结节的检出率明显增高。随着高分辨率 B 超检查的广泛应用，1973 ～ 2002 年，统计的甲状腺癌的年发生率大约增加了 2.4 倍，而且这种趋势仍然在逐年增长。甲状腺癌中，绝大部分（90%）为分化型甲状腺癌（DTC），包括乳头状癌和滤泡癌。

DTC 一旦诊断，首选的治疗手段为手术治疗，DTC 的甲状腺切除术式主要包括甲状腺腺叶＋峡部切除术和全／近全甲状腺切除术。全／近全甲状腺切除术即切除几乎所有肉眼可见的甲状腺组织。与全/近全甲状腺切除术相比，甲状腺腺叶+峡部切除术更有利于保护甲状旁腺功能、减少对侧喉返神经损伤，也利于保留部分甲状腺功能；但这种术式可能遗漏对侧甲状腺内的微小病灶。

DTC术后的内科治疗主要包括131I治疗和促甲状腺素（TSH）抑制治疗。131I治疗可以清除DTC术后残留的甲状腺组织及手术不能切除的DTC转移灶，最佳适应证为接受全/近全甲状腺切除术的复发高危患者，本患者的术式为甲状腺腺叶+峡部切除术，术后应用131I清甲和清灶治疗能否改善预后结局尚需循证实践进一步支持。DTC术后TSH抑制治疗是指手术后应用甲状腺激素将TSH抑制在正常低限或低限以下，从而抑制DTC细胞生长而减少复发。但患者长期处于亚临床甲亢状态，可能引发心律失常、增加患者心血管病相关事件的发生风险、增加绝经后妇女骨质疏松症的发生率等。

第二步：总结病例特点。

中年女性，明确诊断为甲状腺乳头状癌，已行甲状腺右侧叶+峡部切除术+中央组淋巴结清扫，甲状腺癌TNM分期为1期（T1aN0M0）。

第三步：分析影响预后的因素。

这一步，我们结合掌握的理论知识、临床经验，进一步分析不同干预措施对疾病转归的影响。该患者明确诊断为甲状腺乳头状癌，疾病本身会有自然的预后结局，但是患者目前已经接受了手术治疗，那么我们需要知道的是术后患者预后结局将会发生怎样的变化，并进一步探讨改善预后的措施，即针对该患者，甲状腺腺叶+峡部切除术后碘治疗、TSH抑制治疗能帮助她降低今后的复发率和死亡率么？能下降多少呢？

第四步：形成循证医学问题。

临床问题：对于该患者术后的131I治疗及TSH抑制治疗对其预后有何影响？

首先应将该问题转化成可以检索（即包含关键词）和可以回答的问题。该问题采用PICO原则将"临床预后问题"转换成可以明确检索和回答的标准的"循证预后问题"，见表15-1。

已行腺叶+峡部切除术的甲状腺微小乳头状癌患者，术后131I治疗与术后不做131I治疗相比，其预后（生存率、复发率、死亡率）是否不同？

已行腺叶+峡部切除术的甲状腺微小乳头状癌患者，术后TSH抑制治疗与术后不做TSH抑制治疗相比，其预后（生存率、复发率、死亡率）是否不同？

表 15-1　依据 PICO 原则构建预后问题

患者特征	干预措施	对照	结局
已行腺叶+峡部切除术的甲状腺微小乳头状癌患者	术后131I治疗	术后不做131I治疗	复发率 生存率 死亡率
已行腺叶+峡部切除术的甲状腺微小乳头状癌患者	术后TSH抑制治疗	术后不做TSH抑制治疗	复发率 生存率 死亡率

二、检索文献

（一）预后研究证据的类型

预后研究的检索也应该遵循由循证临床实践指南、二次研究证据至原始研究证据的顺序。原始研究证据按质量和可靠性分级依次为随机对照研究、分析性研究和描述性研究。然而，针对预后问题，随机对照试验因可行性差不适合采用，疾病预后证据主要来源于观察性研究，其中又以分析性研究为主，如队列研究和病例对照研究。疾病预后研究类型除了上述队列研究、病例对照研究外，还有纵向描述性研究、病倒分析、专家意见以及个案报道等。按照研究设计方案的论证强度以及偏倚风险的大小，疾病预后证据可以分为5个级别（表15-2）。

表 15-2 疾病预后证据的分级

级别	研究设计
I	队列研究
I a	前瞻性队列研究
I b	历史性队列研究
II	病例对照研究
III	纵向描述性研究
IV	系列病例分析
V	专家意见、个案报道

由表 15-2 可以看出，高级别的疾病预后证据主要来源于队列研究和病例对照研究。证据级别最低的是专家意见以及个案报道等。

1. 队列研究（cohort study） 可以比较两组或两组以上的预后研究因素。预后研究结果以前瞻性队列研究可靠性最高，它将研究对象按暴露情况分组，并有同期对照，进行长期随访，纵向调查获得研究资料，观察各组成员预后结局发生的情况。队列研究用于预后研究有以下特点：①可以观测一个或多个队列；②有明确的疾病诊断标准、纳入标准和排除标准；③有明确的起始点即零点时间（zero time），根据不同的研究目的，明确在病程的哪一点进行观察，如起病日、确诊日、手术日或治疗开始时间等；④研究对象入组时，没有临床关注的结局和并发症；⑤研究采用客观明确的统一判定标准，必要时采用盲法进行判定；⑥研究的随访时间（follow-up time）足够长。

2. 病例对照研究（case-control study） 根据疾病的不同结局，将病例分别作为病例对照研究的病例组和对照组，进行回顾性分析（retrospective analysis），追溯产生该种结局的影响因素，是由果到因的研究。病例对照研究仅能提供预后因素的研究证据，而不能提供生存率研究的证据。它只适用于不良结局发生少，疾病结局需要长时间才能发生的慢性疾病。证据质量可能存在一定的质量偏倚，如选择病例和对照时可能存在选择性偏倚，收集资料时会发生回忆性偏倚。研究结果只提供事件的比值比（OR），而非相对危险度（RR）。

我们可以根据预后研究设计将 "cohort study" 或 "case-control study" 等作为关键词加入检索式中进行检索，这样可以更快地找到需要的证据。

（二）数据库的选择

1. 国内外的临床专业指南数据库 美国国立临床诊疗指南数据库（NGC）等。

2. 经过整理的二次医学文献数据库 Cochrane Library、UpToDate、PubMed-Clinical evidence、Best evidence（ACP journal club and evidence based medicine）。

3. 原始文献数据库 可选择 PubMed；对临床医生而言，最简单、实用的检索原始文献的途径是进入 PubMed 后，选择 Clinical Queries 频道。

> **案例 15-1 分析讨论：**
>
> 1. 指南的检索 在 http//www.medlive.cn 的 "指南" 频道进行搜索，输入关键词 "分化型甲状腺癌"，搜索到 15 篇指南，逐一阅读后挑选符合我们要求的 3 篇进行解读，分别为：
> ① 2015 ATA《成人甲状腺结节与分化型甲状腺癌诊治指南》；
> ② 2019 NCCN《NCCN 临床实践指南：甲状腺癌（2019.V1）》；
> ③ 2018《中国甲状腺癌诊疗规范（2018 年版）》。
> 2. 原始研究文献的检索 首先进入 PubMed- Clinical Queries，设置 Clinical Study Categories 中条目 Category（种类）为 prognosis，Scope（范围）为 narrow，并在搜索框中输入与该患者所患疾病甲状腺微小乳头状癌相关的关键词 "Papillary thyroid carcinoma, thyroid micro carcinoma" 检索到原始文献 21 篇（图 15-3）。

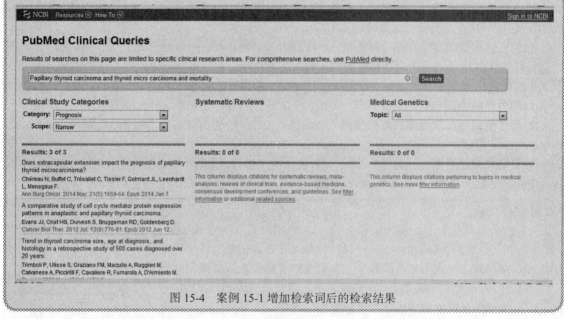

图 15-3　案例 15-1 原始研究的检索结果

为了使检索结果更加精准，继续增加与预后相关的检索词 "mortality"，检索到原始文献 3 篇（图 15-4）。

但是，这 3 篇文献均不符合我们的需要，这样，我们回到上一步应用 "Papillary thyroid carcinoma, thyroid micro carcinoma" 检索到的 21 篇原始文献。接下来逐一阅读这些文献的摘要，筛选出我们需要的文献。在本案例中，我们将重点分析下面的原始文献。

Jonklaas J，Sarlis N J，Litofsky D，et al. Outcomes of patients with differentiated thyroid carcinoma following initial therapy. Thyroid，2006，16（12）1229–1242.

图 15-4　案例 15-1 增加检索词后的检索结果

三、评价证据

在我们的临床实践中，为正确评价患者的预后和改善预后，对带着问题所收集的相关文献与证据，必须从真实性、重要性、适用性三个方面进行严格评价（critical appraisal），表 15-3 为循证医学对于预后证据的评价原则。

表 15-3　循证医学对于预后证据的评价原则

序号	评价内容
一	预后研究的证据是否具有真实性
	1. 被确诊患者的代表样本，是否处于疾病病程中的一个共同起点
	2. 随访时间是否足够，是否随访了全部的病例
	3. 是否采用了客观的预后指标，对结局的判断是否采用了盲法
	4. 如在亚组中预后的结果有所不同，是否调整了影响预后的其他因素
二	预后研究的证据是否具有重要性
	5. 预后的结果能否合理表达全时效应，是否报道了整个病程预后的结局
	6. 预后估计的精确度如何，是否用 95% *CI* 报道了预后结局
三	预后研究的证据是否具有适用性
	7. 我们的患者情况与被评价证据中的患者情况是否相同
	8. 研究结果是否有利于确定临床决策，是否有助于对患者进行解释

以上评价预后证据的 3 条 8 单项原则，是在循证医学疾病预后临床实践中正确识别、掌握与应用真实而重要的证据的基本原则与方法。

同时在预后研究原始证据评价的过程中，应注意识别可能影响预后证据质量的因素，包括如下几方面：

1. 集中性偏倚（assembly bias）　所谓集中性偏倚乃是对预后证据研究报道的医疗单位，由于级别的高低不同，导致就诊的患者病情轻重各异。通常病情轻者多就诊于一般水平的医院，病情重且复杂的患者往往到高级别医院就诊，在对同一疾病的患者进行预后总体评估时，一般医院患者的预后指标（如治愈率）往往优于高级别医院，这就是纳入观测的患者的"集中性偏倚"造成的。

2. 存活队列偏倚（survival cohort bias）　纳入医院观测预后的证据，往往仅是到医院救治病例的结果，无论病情的轻重，全部病例在就诊时尚存活，即使病逝于医院急诊室，仍有据可查。然而，当同一疾病未到医院即已死亡者，则无据可查，所以，在医院研究的预后证据中往往就没有院外死亡病例的信息，从而可能导致对预后证据的过好估计，这就是由存活队列偏倚所引起的。

3. 回忆性偏倚（recall bias）　鉴于回顾性的队列研究或病例对照研究所获得的有关预后证据，除了依靠病例资料外，往往还会涉及患者或亲属的回忆。这种回忆也许涉及遥远的过去（如过去是否接触某种危害因素），因此，受着回忆是否准确或完整的若干影响，难免有丢失信息的现象。这会直接影响证据的真实性。

4. 失访偏倚（lost to follow up bias）　对预后证据的分析与评价，要高度重视病例的失访偏倚，追踪率越高（即失访率越低），则预后评估的证据越可信。严格的标准为追踪率达 90% 以上，但至少不应低于 80%，即失访率应低于 20%，否则证据的质量会受到严重的影响。

5. 测量偏倚　预后证据资料的来源，无论是前瞻性的观测或回顾性从病历中收集的信息，除了明确的死亡或存活的证据外，对于另外若干与预后相关的定性或定量的指标，如生化指标、影像资料，往往存在着研究者主观的测试或舍弃之可能，这类情况属于测量性偏倚，可影响证据的真实性。

6. 零时不当偏倚　判断预后的患者，彼此不在同一病程或自然史的同一时点，故造成的差异。

上述 6 种偏倚，常见于对预后证据质量的影响，在分析与评价的时候应予以注意。

（一）证据质量评价工具

观察性研究的质量评价工具常用的有纽卡斯尔 - 渥太华量表（the Newcastle-Ottawa Scale，NOS）、英国牛津循证医学中心文献严格评价项目（critical appraisal skill program，CASP）清单、美国卫生保健质量和研究机构（agency for healthy research and quality，AHRQ）横断面研究评价标准、STROBE 及 STREGA 声明等，其中推荐 NOS 量表作为评价队列研究和病例对照研究的标准。

NOS 是目前用于评价队列研究和病例对照研究的重要工具。NOS 通过三大方面共 8 个条目的方法评价队列研究（表 15-4）和病例对照研究（表 15-5），具体包括研究人群选择（selection）、组间

150 循证医学

可比性（comparability）、暴露（exposure）评价或结果（outcome）评价。

表 15-4 队列研究的 NOS 评价标准

栏目	条目#	评价标准
研究人群选择	暴露组的代表性如何（1分）	①真正代表人群中暴露组的特征*；②一定程度上代表了人群中暴露组的特征*；③选择某类人群，如护士、志愿者；④未描述暴露组来源情况
	非暴露组的选择方法（1分）	①暴露组来自同一人群*；②与暴露组来自不同人群；③未描述非暴露组来源情况
	暴露因素的确定方法（1分）	①固定的档案记录（如外科手术记录）*；②采用结构式访谈*；③研究对象自己写的报告；④未描述
	确定研究起始时尚无要观察的结局指标（1分）	①是*；②否
组间可比性	设计和统计分析时考虑暴露组和未暴露组的可比性（2分）	①研究控制了最重要的混杂因素*；②研究控制了任何其他的混杂因素*（此条可以进行修改用以说明特定控制第二重要因素）
结果评价	研究对于结果的评价是否充分（1分）	①盲法独立评价*；②有档案记录*；③自我报告；④未描述
	结果发生后随访是否足够长（1分）	①是（评价前规定恰当的随访时间）*；②否
	暴露组和非暴露组的随访是否充分（1分）	①随访完整*；②有少量研究对象失访但不至于引入偏倚（规定失访率或描述失访情况）*；③有失访（规定失访率）但未行描述；④未描述随访情况

注：#给分条目；*给分点。

表 15-5 病例对照研究的 NOS 评价标准

栏目	条目#	评价标准
研究人群选择	病例确定是否恰当（1分）	①恰当，有独立的确定方法或人员*；②恰当，如基于档案记录或自我报告；③未描述
	病例的代表性（1分）	①连续或有代表性的系列病例*；②有潜在选择偏倚或未描述
	对照的选择（1分）	①与病例同一人群的对照*；②与病例同一人群的住院人员为对照；③未描述
	对照的确定（1分）	①无目标疾病病史（端点）*；②未描述来源
组间可比性	设计和统计分析时考虑病例和对照的可比性（2分）	①研究控制了最重要的混杂因素*；②研究控制了任何其他的混杂因素*（此条可以进行修改以说明特定控制第二重要因素）
暴露评价	暴露因素的确定（1分）	①固定的档案记录（如外科手术记录）*；②采用结构式访谈且不知访谈者是病例或对照*；③采用未实施盲法的访谈（即知道病例或对照的情况）；④未描述
	采用相同的方法确定病例和对照组暴露因素（1分）	①是*；②否
	无应答率（1分）	①病例和对照组无应答率相同*；②描述了无应答者的情况；③病例和对照组无应答率不同且未描述

注：#给分条目；*给分点。

■ （二）指南的评价和解读

对于发表的指南，临床医生应具有评价和鉴别其质量的能力，从而从众多的指南中选择质量最好的应用于临床。AGREE 评价工具是目前国际上评价临床实践指南使用的基本工具。评价员可通过6个方面共23个条目对指南进行评分，然后根据公式将所有参评人的评分进行综合，可以得到指南6个方面的标化百分比，根据百分比可以综合判断所评指南的质量，从而决定是否应用其进行决策。

> **案例 15-1 分析讨论：**
> 评价：两名评价员分别采用 AGREE 量表对以上指南进行评价，各方面的标化百分比如表15-6所示。

表 15-6　采用 AGREE 量表评价的指南标化百分比

指南	范围和目的明确	参与人员	指南的开发的严格性	指南的清晰性与可读性	指南的适用性	指南编撰的独立性
2019 NCCN	92.5%	100%	100%	95%	88%	95%
2015 ATA	100%	88.9%	100%	100%	100%	88.9%
2018 中国	55.6%	22.2%	16.7%	88.9%	44.4%	0%

　　对于本案例患者这样直径小于 1cm、低风险、单个病灶、甲状腺内的乳头状癌且无头颈部放射线暴露史或无颈部淋巴结转移的患者不推荐应用放射性碘治疗，推荐等级为 E。推荐对于没有接受放射性碘治疗的低危组患者也应保持 TSH 水平为 0.1 ~ 0.5mU/L，推荐等级为 B。

（三）原始研究文献的证据评价

　　预后证据的评价应从真实性、重要性和适用性三个方面评价：

　　1. 评价证据的真实性　以原始性研究队列研究的真实性评价为例，需要有以下 4 条原则：

　　（1）被纳入各患者的代表样本，是否处于疾病病程中的一个共同起点：疾病预后的研究多为观察性研究，往往无法纳入所有患病者，只能选择部分病例进行观察。因此，研究者纳入的研究对象应当为具有代表性的部分病例，首先在疾病的诊断方面，要采用公认的诊断标准，其次纳入病例有明确的纳入标准与排除标准，再者要有足够的样本量，这样才能保证纳入的病例具有一定的代表性，并可减少混杂因素的存在。

　　研究对象组成的队列，应处于疾病病程中的一个共同起点，或者在疾病的早期阶段，故称为起始队列（inception cohort），然后开始治疗和随访观察，这样所得到的预后结论则具有真实性。

　　此外，文献的病例是否具有代表性，除病例的数量外，应说明病例来源，并做好病情（期）的分层，然后进行治疗和预后的研究，否则会存在选择性偏倚或混杂因素，使预后的结论不太可靠。

案例 15-1 分析讨论：

　　选择以下原始研究进行评价：

　　Jonklaas J，Sarlis N J，Litofsky D，et al. Outcomes of patients with differentiated thyroid carcinoma following initial therapy. Thyroid，2006，16（12）：1229-1242.

　　本案例采用的原始研究文献为一个大的前瞻性的非随机队列研究，来自 11 个北美机构提供的 DTC 患者的注册登记信息。该队列研究清晰地报告了纳入的研究对象及排除标准，纳入了自 1987 年 1 月 ~ 2001 年 6 月在 11 个中心的共 2936 例甲状腺癌患者，研究对象样本量大，时间及地域分布广，11 个中心的病例分布均衡，每个中心的患者所占比例不超过 15%，降低了集中性偏倚。采用注册登记的连续病例，减少了选择性偏倚。且所有参与者甲状腺癌均由活检证实，并有包括临床症状、体格检查、影像学和实验室检查的支持；均以接受手术的时间作为随访的起点，在临床病程的相同阶段。

　　（2）研究对象的随访时间是否足够，是否随访了全部的病例：在预后研究中，最理想的是对同期队列研究中的每一个病例，都能进行全程随访，直到他们痊愈或者发生了结局中的某种结果。如果随访时间短，只有少数病例发生了某种结局，则肯定不能把这少数病例的结果视为是这种疾病的预后。

　　随着随访时间的延长，数年或数十年，这时失访病例的问题，将是我们面临的最大问题，随访时间越长，失访病例就会越多，结论的真实性将会受到影响。假定失访病例是由于迁居、工作调动等与疾病预后无关的因素，加之失访例数不多，则对研究结论的真实性影响不大。但如果失访原因是死亡，或病情加重、丧失行动能力不能来随访，文献中对失访原因又未加陈述，这种与疾病有关的不良后果造成的失访，将严重影响预后真实性的判断。

　　如何判断失访是否影响了研究的真实性？可以通过以下 2 个原则判断：第一是"5 与 20"的原则，当失访率在 5% 以下时，失访对结果产生的影响较小；而大于 20% 则会严重影响预后结果的真实性；在 5% 与 20% 之间，影响真实性的程度，可根据疾病本身特点做具体分析。第二是敏感性分析，如某项预后研究，共纳入患者 100 例，在 2 年后随访的 84 例中死亡 4 例，失访 16 例，则病死率＝ 4/84 ＝ 4.8%。假定失访的 16 例，全部为致残或死亡病例，可算作 "最差病例"（worst case）；如失访是迁移或工作调动可认定为 "最佳病例"（best case）。假设以最差病例计算，可得出最差预后的病死率＝（4 例死亡 +16 例失访）/（随访 84 例 +16 例失访）= 20%。也就是说，假定失访者均为死亡，则病死率为 20%；如果以最佳病例计算，则最佳预后的病死率＝（4 例死亡）/（随访 84 例 +16 例失访）= 4%，该病死率与实际随访 84 例的病死率 4.8% 甚为相近，而与最差预后的病死率相比则相差4 倍之多。说明在预后不良好的疾病中，如失访病例过多，对预后结果的真实性会产生较大的影响。

> **案例 15-1 分析讨论：**
> 　　在该项原始研究中，随访的时间最长为 14 年。共有 152 例失访，失访率为 5.18%，追踪率＞90%。该项研究随访时间长，失访率较低，真实性好。

　　（3）是否采用了客观的预后指标，对结局的判断是否采用了盲法：为了使预后的判断指标具有可比性，在预后研究的文献中应采用公认的判断指标，有利于医生之间在判断疾病结局时取得一致的意见。

　　临床医生往往喜欢采用一些直观的科学指标来表达预后。例如，某研究试图明确某个降胆固醇的药物是否可以减少心血管事件的发生，那么心血管事件的发生就是最终结局指标。但是如果以心血管事件为结局指标，可能所需的随访时间很长，导致研究的可行性下降。所以研究者往往选择使用血浆胆固醇水平作为替代指标。因为血浆胆固醇水平被公认为心血管事件的主要危险因素，因此，只要血浆胆固醇水平下降了，我们就有理由相信心血管事件的发生率会下降。所以这个研究就可以转换为使用这个降胆固醇的药物后是否可以降低血浆胆固醇的水平。这样这个研究就不需要随访很长时间。在临床情境中这些中间指标的改善往往不能被患者所感知，也不是疾病的终点，只有当这些生化指标结果被确定与临床结局有关时，这些生化指标才能替代临床的结果。

　　对疾病结局的判断要有明确的定义，疾病结局的两个极端（痊愈、死亡）很容易确定，不会发生意见分歧。但是在疾病不同恢复的阶段，如部分缓解、好转、致残等判断方面，常会发生意见分歧，故对某些疾病预后的判断应采用盲法，请不知情的其他医生对患者的预后做出判断，以避免疑诊偏倚（检查者尽力寻找有关证据，来证实假定因素对预后的影响）和期望偏倚（受医生的主观印象对预后判断发生偏倚）。

　　此外，在死因判断上应尽力查清原因是否与目标疾病有关，以免影响预后结局发生的概率。

> **案例 15-1 分析讨论：**
> 　　研究的观察指标包括总生存率（OS），疾病特异性生存率（DSS）和无病生存期（DFS），均为客观的预后指标。

　　（4）如果亚组的预后不同，是否调整了影响预后的其他因素：疾病的结局可由多种预后因素影响，在研究疾病某个单项预后因素时，必须要考虑到有无别的因素影响预后，以免结论发生错误。也就是说，要比较两组患者预后，除被研究的预后因素外，其他临床特征在两组中应当是相似的，若存在差别则应进行调整，这样才能确定所研究的因素是否为真正的预后因素，并可确定其影响的大小。例如，Framingham 的一项有关风心病合并心房纤颤与非风心病合并心房纤颤患者发生脑卒中的预后研究中，初步结果显示，风心病合并心房纤颤的脑栓塞率为 41/1000 人年，与非风心病合并心房纤颤患者的脑栓塞率相似，但在进一步比较两组的资料时发现，有风心病的患者偏年轻，同时两组在性别、血压等方面均不平衡，经过调整年龄、性别与血压后显示，风心病合并心房纤颤患者并发脑栓塞的危险性是非风心病合并心房纤颤患者的 6 倍，说明存在着多种因素均会对预后产生影响。

　　即使在阅读系统评价有关预后文献中，也要考虑作者在综合评估时是否调整了影响预后的其他因素。

> **案例 15-1 分析讨论：**
> 　　该项研究按照不同的病理类型、疾病分期、治疗方式（包括术式、是否应用放射性碘治疗、是否采用 TSH 抑制治疗）分别进行了亚组分析；采用 Cox 比例风险回归模型进行多因素分析，从而矫正多个混杂因素的影响。
> 　　以上真实性评价结果认为，该项研究真实性好。

2. 评价证据的重要性 同样以队列研究为例，有以下 2 条标准：

（1）预后的结果能否合理表达全时效应：在预后研究中，不仅要了解某一时点的生存率，还要了解生存曲线，在任何时点的生存率有何不同，如图 15-2 中 B、C、D 疾病的 1 年生存率均为 20%，但在不同时点的生存率并不相同，中位生存时间也各不相同，代表了 B、C、D 三种疾病在不同时点的预后不同。

（2）预后估计的精确度如何：预后研究的结局危险度和生存曲线均应附以相应的 95% *CI*，用以表示预后估计的精确性。并通过 Cox 比例风险模型，采用倾向性评分校正混杂因素，精确度较高。

预后研究结果应进行统计学分析，以了解预后结果的精确性。因为所研究的病例仅仅是在部分患者中进行，而不是整个患病人群，当由样本推测总体时，可能存在选择性偏倚或机遇造成的影响。在统计学处理上，必然要考虑抽样误差造成的样本与总体之间的差异，常用 95% *CI* 来估计总体的参数，而总体参数不在该 *CI* 内的概率 α 值仅为 5%，95% *CI* 范围越小，表示对预后的估计越准确，如 *OR* 的 95% *CI* 不包括 1，则代表研究的结果具有统计学意义，也即说明这项结果具有临床的重要性。

案例 15-1 分析讨论：

1. 1 期患者中显示术后放射性碘治疗的总体生存率更差，1 期患者的 5 年、10 年生存率分别为 94% 和 92%，而应用放射性碘辅助治疗后显示出了更差的预后，5 年、10 年生存率分别为 87% 和 86%。采用倾向性评分校正混杂因素，术后是否采用放射性碘治疗的 OS、DFS 无显著差异。

2. TSH 抑制治疗同样对于 2 期及更高风险患者的 OS、DSS 是有获益的，但是对于 1 期患者无相应获益。

3. 生存曲线（图 15-5）：

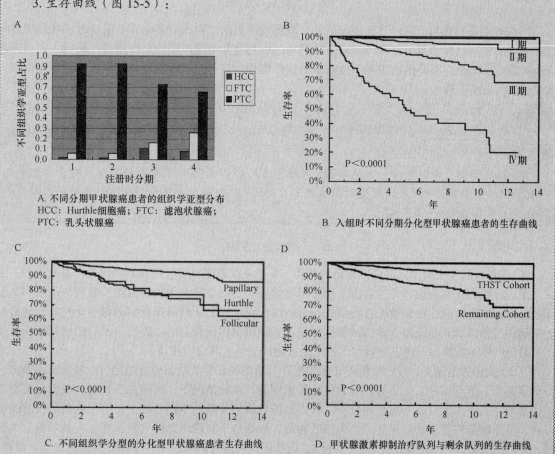

A. 不同分期甲状腺癌患者的组织学亚型分布
HCC: Hurthle 细胞癌；FTC: 滤泡状腺癌；
PTC: 乳头状腺癌

B. 入组时不同分期分化型甲状腺癌患者的生存曲线

C. 不同组织学分型的分化型甲状腺癌患者生存曲线

D. 甲状腺激素抑制治疗队列与剩余队列的生存曲线

图 15-5 生存曲线

可以看到该研究的生存曲线结果可以合理表达全时效应。但是研究结果中所显示的 95% *CI* 包括 1，则代表研究的结果不具有统计学意义，尚不能得出患者能从该治疗中改善预后结局的结论。

3. 评价证据的适用性

（1）我们的患者情况与被评价证据中的患者情况是否相同：研究中纳入病例的诊断、病情、治疗方法，如果与我们临床的病例相似，则该研究的预后结局可作为借鉴，来判断我们临床病例的预后。

> **案例 15-1 分析讨论：**
> 　　预后研究证据中研究对象纳入了自 1987 年 1 月～2001 年 6 月在 11 个中心的共 2936 例甲状腺癌患者，女性占 72%，其中 20～45 岁的患者占 53%，按照术后 AJCC TNM 分期和复发危险度低、中、高危分层，其中 73% 为低危组患者。
> 　　我们的患者为女性，42 岁，病理检查证实为甲状腺乳头状癌，直径为 1cm；术式为腺叶切除，TNM 分期为 I 期（T1aN0M0），DTC 的复发危险度分层为低危。与研究人群特征相符。

（2）研究结果是否有利于确定临床决策，是否有助于对患者进行解释。

> **案例 15-1 分析讨论：**
> 　　预后研究证据表明，对于癌灶直径 ≤ 1 cm，无腺外浸润、无淋巴结和远处转移的甲状腺微小乳头状癌患者，是否进行术后 ^{131}I 清甲治疗和 TSH 抑制治疗在 OS、DFS 上无显著临床获益。这一结果有助于临床决策和病情的解释。

此外，在预后评价的文献中，除原始研究资料外还有系统综述的文章，对系统综述的文章进行评估时，还要注意四方面的问题：①作者对原始研究的纳入标准是否严格；②原始资料是否选用了起始队列研究方案；③原始资料中的随访率是否 ≥ 80%；④结论对我们临床工作有无适用价值。如果是具有真实性、重要性和适用性的系统综述，那就很值得我们临床医生参考和应用。

四、形成决策

当患者明确诊断后，在经过循证预后的实践证明不做治疗对预后影响并不明显时，我们就要向患者或家属说明这种情况，并介绍备选治疗药物的作用及其可能产生的副作用等，最后决定是否进行药物治疗。但是，有些疾病如果不做积极的治疗则预后较差，这时就要动员家属支持患者治疗，以改善患者的不良预后。

> **案例 15-1 分析讨论：**
> 　　1. 经过上述循证过程，我们了解到 1 期患者中显示术后放射性碘治疗的总体生存率更差，故该患者目前不需要进行 ^{131}I 清甲治疗。
> 　　2. TSH 抑制治疗同样对于 2 期及更高风险患者的 OS、DSS 是有获益的，但是对于 1 期患者尚有争议，指南推荐对于没有接受放射性碘治疗的低危组患者也应进行甲状腺激素替代治疗，使 TSH 水平保持在 0.1～0.5mU/L。

五、经验总结

（1）对于有关疾病预后事件概率值的获得，是建立在临床科学长期观测和研究的基础上的。因此，预后证据的正确与否，必然取决于预后研究的质量。由于影响预后的因素（有利与不利的）多伴随患者的本身，故往往只能进行观察性与分析性的研究，如队列研究及病例对照研究等，通常对于疾病的自然预后是不能做人体的试验性研究（如随机对照试验）的。因而，预后的研究证据，受有关偏倚的影响就要多一些，分析与评价预后证据的时候尤其应当注意。

（2）大多数情况下，预后分析需要采用生存分析的统计学方法，研究结局可以是死亡、痊愈、完全缓解等，不管以什么为结局，时间往往是重要的；少数情况下，时间并不重要，我们只关心的是他能否存活下来，可以不用生存分析，只直接推导因果关系。生存分析主要用于队列研究的随访资料，其原理是将整个随访期分成许多小的时段，根据每个时段内总的人数、终点人数和删失人数等，推算删失资料中有多大的比例归入终点，以校正该时段内的死亡率。生存分析围绕着这个精神，有多种计算方法，如寿命表法、Kaplan-Meier 法、指数模型法等可以计算生存率，并可画出生存曲线，一目了然地估计不同时间的生存率。时序检验（logrank test）是一种常用且较为理想的比较生存曲线的方法，其主要原理是运用符号（卡方）检验，分析实际观察值与理论值之间的差值意义的大小，从而对各组之间的差异做出有无显著性的结论。

（3）在文献检索时，建议临床工作中应用 PubMed 数据库中的"Clinical Queries"进行检索，因为它是专为循证医学实践而设定的，根据病因、诊断、治疗、预后将文献分类，使我们能够更精准地锁定我们所需的文献。我们应该试用不同的关键词进行检索，以获取更全面的证据文献；此时应考虑查全率比查准率更重要，如将 PubMed 数据库"Clinical Queries"中"Strobe"这一栏由"Narrow"切换为"Broad"，扩大检索范围，便能够查找到我们需要的文献。

（4）医务工作者在面对各种各样的预后问题时，凭借经验草率地下结论不可取，此时应该充实循证预后实践的知识及经验，让循证医学成为临床医务工作者手中的一把利剑。

（邱阜生 贾国瑜）

第十六章 药物不良反应的循证分析与评价

案例 16-1:

在过去的几十年里，儿童计划免疫工作在全球进行了推广，我国于 70 年代中期将儿童免疫纳入国家卫生计划，对 7 周岁及以下儿童进行基础免疫及加强免疫接种，使儿童获得对特定传染病的免疫。随着医学研究的进步，计划免疫范围也逐渐扩大，从最初的"四苗防六病"扩大为现在将十几种传染性疾病纳入计划免疫范围。但近些年就疫苗注射的问题出现了争议，一些儿童家长认为这种疫苗的注射对孩子是有害的，尤其是对免疫系统的影响，认为儿童可能会因为过多的注射疫苗给免疫系统增加了负担，使得儿童更容易患上其他感染性疾病。

一名患儿，3.5 岁，据父母主诉，最近半年几乎每个月都要感冒 1～2 次，每次患病都伴有咳嗽、发热，此次来院也是因当天晨起发热，查体：患儿哭闹，体温 38.5℃，脸色潮红，脉搏 165 次 / 分，营养良好，心腹无异常，肺部听诊可闻及湿啰音伴肺泡呼吸音。急诊血尿便常规检查除血白细胞总数略高外，其他未见异常，胸部 DR 片显示肺纹理增强，呈支气管肺炎影像学表现，后经补液给予退热药后，患儿体温恢复正常。

问题：患儿反复感染肺炎是否与注射疫苗有关？

第一节 概　　述

在与疾病长期斗争的过程中，药物的两面性早以为人类所认知，即药物有治疗疾病、减轻痛苦、保障健康的一面，也有引起机体组织器官功能性或器质性损害、发生不良反应的一面。药物滥用、不合理搭配用药、药品质量问题等均可以引起药物的不良反应。多年来随着新药物的研发与信息技术的不断发展，药物监测机制的日趋完善，药物不良反应也越来越引起医生与患者的重视，是影响患者依从性的常见原因之一。但是由于发生率低，研究影响因素较多，药物不良反应的试验性研究相对较少，已有的相关临床研究多数质量不高，样本量小，观察时间短，研究设计及资料收集方面存在缺陷。因此，在药物不良反应循证实践中，如何选择与应用最新、最好的证据指导临床用药，科学地做出药物不良反应的判断，将是循证药物不良反应研究的核心任务。

一、药物不良反应的概念与分类

药物不良反应（adverse drug reaction，ADR）是指合格药品在正常用法用量下出现的与用药目的无关的有害反应。我国制定的药物不良反应监察报告中规定了药物不良反应包括的具体范围：①所有危及生命、致残直至丧失劳动能力或死亡的不良反应；②新药投产使用后所发生的各种不良反应；③疑为药品所致的畸形、突变、癌变；④各种类型的过敏反应；⑤非麻醉药品产生的依赖性；⑥疑为药品间的相互作用导致的不良反应；⑦其他一切意外的不良反应。因误用和滥用药物以及服药自杀所造成的后果均不属于药物不良反应范围。

药物不良反应从不同角度有很多分类方法，一般按现代药理学知识分为 3 种类型：

1. A 型药物不良反应　又称为量变型不良反应，主要是因为药物的药理作用增强所致，常与药物剂量有关，发生率高，但病死率低，可以预测。如螺内酯长期用药引起的男性乳房增大，口服阿司匹林剂量过大引起的耳聋。

2. B 型药物不良反应　又称质变型不良反应，是一种与正常药理作用及剂量无关的异常反应，属于机体特异性反应，一般很难预测，发生率低，但病死率高。如系统性红斑狼疮患者服用布洛芬后过敏反应增加，葡萄糖 -6- 磷酸脱氢酶缺乏者服用磺胺类药物引起的溶血反应。

3. C 型药物不良反应　是指那些不能简单归于 A 型或 B 型的不良反应，特点是发生率高，用药史复杂或不全，没有明确的时间关系，潜伏期较长，难以预测，有些发生机制尚在探讨中。

二、药物不良反应发生的相关因素

由于药物的种类繁多，用药途径和方法不同，又存在个体差异，致使药物不良反应的原因非常复杂，常见的影响因素包含药物和患者机体因素两方面。

1. 药物方面引起的药物不良反应因素

（1）药物的理化性质和化学结构：口服药物脂溶性越强，在胃肠道越容易吸收，短时间内即达到较高浓度，容易产生 A 型药物不良反应。

（2）药物的剂量、剂型和给药途径：用药量大易引起中毒反应，甚至死亡，同种药物也可因剂型不同产生不同的不良反应，将药物制成缓控释制剂，避免体内药物浓度出现峰谷现象，既可维持疗效还可减少不良反应。

（3）药物的长期应用：对于药理作用强、毒性大、易在体内蓄积的药品要特别注意避免长期连续服药。

（4）药物的质量问题：因为制药工艺和原辅料的不同导致去除杂质的程度不同，是引起药物不良反应的常见原因。

（5）药物的相互作用：联合用药的种类越多，药物不良反应发生率越高。

2. 患者机体方面引起的药物不良反应因素 主要包括种族差异、性别因素、年龄因素、血型、用药者病理状态、饮酒和饮食及个体差异。

第二节 提出药物不良反应相关临床问题

一、与药物不良反应相关问题的提出

提出和构建一个可以回答的临床问题，能够帮助临床医生进一步明确解决问题的方向和目标，是开展循证临床实践的第一步，有利于证据的查询和使用，帮助临床医生抓住其中的疑难要点，更加清晰理解临床问题，提高发现问题、解决问题的能力，提升医疗服务质量及临床决策水平。提出与药物不良反应相关的关键和重要问题，是做出后续科学的诊治决策的重要前提。

涉及药物不良反应的问题一般很明确，一定是一个具体的临床问题，集中于某种或某类药物不良反应的某一方面，如：

- 应用小剂量球蛋白治疗血小板减少性紫癜是否会增加脑卒中发生率？
- 母亲孕期服用抗抑郁药是否会增加子代患自闭症的风险？
- 长期服用阿司匹林是否会引起缺铁性贫血？
- 应用西咪替丁治疗胃溃疡是否会引起男性乳房发育？
……

案例 16-1 分析讨论：

案例 16-1 提到的患儿，其家长想知道反复感染肺炎是否与注射疫苗有关，这即属于药物不良反应研究的范畴。明确接种计划免疫疫苗是否与非靶向性感染性疾病相关，对于消除患者家属顾虑，提高后续疫苗接种的依从性至关重要。

二、药物不良反应循证问题的构建

基于患儿家长提出的这个问题，为了能够准确检索相关证据，需要将其构建成一个药物不良反应相关的循证问题。

目前，构建循证问题通常采用 PICO 原则明确构建问题的 4 个要素：患病人群（population/participant）、暴露因素或干预措施（exposure/intervention）（在药物不良反应研究中，常常表示暴露因素）、比较措施（comparison/control）、主要研究结果及不良反应（outcome）。

案例 16-1 分析讨论：

根据该原则将案例问题进行重新构建和转化：接受计划免疫的儿童（P），多次接种计划免疫疫苗（E），未按计划接种计划免疫疫苗（C），反复感染非疫苗保护的其他感染性疾病（O）。由于本例中很难找到未接种计划免疫疫苗的对照组（C），所以此项缺如。由此将患儿家长提出的问题转化为可以回答的临床问题：学龄前儿童按程序接受计划免疫是否会引起非疫苗保护的其他感染性疾病？

第三节　药物不良反应证据检索

要快速准确获取所需要的证据，需要掌握文献检索的方法和技巧，包括选择数据库及检索平台、确定检索词及编制检索策略、检索证据的注意要点等。基于不同的检索目的采用的证据检索方法也会不同。在临床循证实践中，首先要检索药物不良反应相关的优质证据（二次研究），强调查准率，有效率地解决临床问题；如果该类证据检索不到，临床医生就要依据于现有的原始研究证据自己制作系统综述，以此为目的的检索要求尽可能全面地检索当前所有的相关研究，强调查全率。

一、选择数据库及检索平台

在检索药物不良反应研究证据时，在策略上可以根据"6S"原则，首先检索二次研究文献数据库，以期发现高质量的二次研究证据，主要包括 UpToDate、Clinical Evidence、Best Practice、Cochrane Library 系列数据库等循证证据检索常用数据库；如未检索出所需要的信息，再进一步检索未经评估和筛选过的数据库，如 Medline、Embase、Springerlink、CNKI、CBM 等。另外，除了常用的循证医学检索资源，国际权威的药物不良反应数据库包括世界卫生组织不良反应数据库（WHO adverse reaction database）、FDA 药物批准数据库（FDA Drug Approvals and Databases）、欧洲药物管理局警戒指导方针和文件（EMEA Pharmacovigilance guidelines and documents）、英国药物和健康产品管理局安全信息（Safety information：MHRA）、加拿大卫生部药物不良反应时事通讯（Canadian Adverse Reaction Newsletter）、中国国家食品药品监督管理局药品评价（Center for Drug Reevaluation，CDR）等。

二、确定检索词及编制检索策略

检索药物不良反应证据的关键词可以根据 PICO 的原则进行，并通过"AND"或"OR"进行逻辑组配，具体方法可以参见本书相关章节。

> **案例 16-1 分析讨论：**
>
> 以"childhood immunization"、"vaccine"、"non-vaccine targeted infections"（中文数据库以"计划免疫"、"儿童"、"非疫苗保护感染"）为检索词进行检索，检索截止日期为 2018 年 10 月 6 日，如在 Medline（Pubmed）中进行检索，检索式为：（"Childhood"[Journal] OR "childhood"[All Fields]）AND（"immunisation"[All Fields] OR "vaccination"[MeSH Terms] OR "vaccination"[All Fields] OR "immunization"[All Fields] OR "immunization"[MeSH Terms]）AND（"vaccines"[MeSH Terms] OR "vaccines"[All Fields] OR "vaccine"[All Fields]）AND（Non-Vaccine[All Fields] AND Targeted[All Fields]）AND（"infection"[MeSH Terms] OR "infection"[All Fields] OR "infections"[All Fields]），我们检索到一篇有助于回答这个问题的文章：Glanz J M，Newcomer S R，Daley M F，et al. Association Between Estimated Cumulative Vaccine Antigen Exposure Through the First 23 Months of Life and Non-Vaccine-Targeted Infections From 24 Through 47 Months of Age. JAMA，2018，319（9）：906-913.

三、检索证据的注意要点

1. 注意检索目的　在以检索当前最佳的证据以指导临床实践为目的时，力求快速准确找到临床问题的答案，从而有效地解决临床问题，建议以主题词检索为主，在选择数据库时以循证证据整合库、系统综述精要数据库、系统综述数据库为首选，其次再考虑原始研究数据库。如果检索结果未找到需要的高质量证据，再以制作基于原始研究的系统综述为目的进行更全面系统的证据检索。

2. 注意药物不良反应的临床试验性研究的局限性　在临床研究中，鉴于药物可能引起不良反应的特点，考虑到伦理和安全性问题，一般很难进行独立的药物不良反应的试验性研究。虽然完整的治疗性研究评价既包括了干预措施（药物）的治疗效果评价内容，又对药物的不良反应情况进行了安全性评估，但安全性评价结果并不是其主要结局指标，对于不良事件的观察在样本量和观察时间等方面都存在一定的问题。所以在进行证据检索时，在检索不到试验性研究结果时，应扩大检索范围，考虑纳入病例报告、病例分析、病例对照研究、长期随访的大样本队列研究等观察性研究证据，更好地保证检索的结果是全面准确的。

3. 注意证据的质量　药物不良反应研究证据既可以来自临床试验性研究，又可以来自观察性研究。由于各类型研究方法论证强度差别很大，结论会出现不一致，证据检索时应以高质量的临床试验性研究为优先，并进一步考虑研究对象的特征、样本量的大小、盲法实施的质量、随访时间及失访等因素。如果研究证据来自观察性研究，那么在证据检索时要优先考虑相对质量较好的前瞻性队列研究、病例对照研究，其次再考虑其他描述性研究，并结合相应的观察性研究的质量评价标准进行证据的选取。

4. 注意文献的时效性　在检索证据质量相近的情况下，可能会同时有多个研究证据存在，此时要注意证据产生的时间。产生证据当时的疾病特征、人群特征及医疗条件等目前是否已经发生改变，进行证据检索时要尽可能采用新近的优质证据。

5. 注意文献的重复发表问题　在进行药物不良反应证据检索时，要注意检索结果的重复发表问题，相同人群的不同时期研究以近期结果及观察时间长的结果为准，多中心研究结果以全体研究结果为准。

第四节　药物不良反应证据评价

在应用药物不良反应证据之前，需要对检索到的研究证据进行客观系统的评价，经评价之后的证据才能指导临床应用。药物不良反应证据评价同样从3个方面进行，即真实性评价、重要性评价及适用性评价，具体的评价标准和评价指标如下。

一、药物不良反应证据的真实性评价

评价药物不良反应证据时首先要判断其真实性，只有真实的研究结果，才能准确判断该不良反应是否与用药有关。

1. 证据是否源于论证强度高的研究设计方案　不同的药物不良反应研究方法，其论证强度不同。本质上药物不良反应研究属于因果关系研究范畴，在论证因果关系强度方面，随机对照试验最强，队列研究论证强度次之，病例对照研究较弱，描述性研究论证强度最弱（表16-1）。但如果有病例报告、病例系列研究等描述性研究提示该药物在人群中有严重不良反应出现，仍继续在人群中进行药物的不良反应临床试验研究，显然违背了伦理学要求，不具备可行性；另外，在研究药物的少见、严重和潜伏期长的不良反应时，需要非常大的样本量和较长的观察期，这都限制了试验性研究的实施，所以，多数药物不良反应研究证据来自观察性研究，其中以队列研究和病例对照研究为最常见。史上"反应停"事件就是典型不良反应研究的例子，研究结果首先来自病例报告，之后在人群中开展了病例对照研究和前瞻性队列研究，最终证实了海豹肢畸形儿这种严重的不良反应来自孕期妇女用于怀孕初期止吐药物"反应停"。虽然不能在人群中继续开展随机对照试验进行进一步证实研究结果，但是可以采用去除可能的试验药物方法来进行干预性研究设计，如果去除掉可疑的致病药物后，患者的不良反应发生率下降，那么对于药物导致的不良反应也具有非常重要的肯定意义。

> **案例 16-1 分析讨论：**
> 　　最后我们找到的证据是一篇巢式病例对照研究的文章。巢式病例对照研究是将队列研究与病例对照研究相结合的一种研究设计。在队列研究的基础上，收集队列成员的暴露信息及有关资料并进行随访，以队列中发现的病例作为病例组，对照组来自同一队列未患病者，进行病例对照研究。其暴露、发病时序同队列研究，符合因果关系推论要求，同时又具备了病例对照研究节约样本的特点，无须长期随访。其论证强度近似于队列研究，是一种低偏倚、高效益的研究方法。

对于药物不良反应研究证据首先考虑以患者群体为研究对象的临床研究结果，动物实验研究及体外实验结果仅作为能否进行人体临床试验的安全性和初始剂量的参考。

表 16-1　药物不良反应研究的各种设计方案的论证强度

设计类型	时序性	优势	不足	可行性	论证强度
随机对照试验	前瞻性	组间可比性好，偏倚控制能力强	很难进行长期、大样本观察；违背伦理学要求	差	++++
队列研究	前瞻性	直接获得药物不良反应的发生率，分析因果关系，高质量地收集不良反应事件的相关资料	需要长期随访，容易造成研究对象失访；各队列间其他重要特征的可比性不易控制，罕见不良事件研究不适用	较好	+++

续表

设计类型	时序性	优势	不足	可行性	论证强度
病例对照研究	回顾性	需要样本量较小，不需要长期随访，快速得到研究结果，易实施	偏倚较大，不能确定不良反应的时序关系	好	++
描述性研究	不确定	方法简单易行	无对照组，真实性较差	好	+

2. 除了可疑药物外，是否施加了其他的治疗措施，这种治疗措施在各组间使用情况是否一致 不良反应可能来自研究药物，也可能是其他影响临床结局治疗方法的共同作用，因此，在拟探索研究药物之外，还应该注意在治疗期间是否有意或无意采取了其他的治疗措施（药物）。除了对于治疗效果有沾染和干扰的影响，其他药物对于不良反应的产生也可能存在作用或者协同作用，对于病情复杂的疾病，临床上联合用药比较常见，在研究过程中要特别注意识别不良反应是由研究药物引起的，还是由其他药物引起的，或者是共同作用的结果。另外，需注意这种联合用药在不同组间应用是否一致，药物间的相互作用机制及产生的不良反应的可能性是否具有可比性。

案例 16-1 分析讨论：
上文中我们检索到的关于接种计划免疫疫苗与感染非疫苗保护疾病的文章中提到病例组与对照组在年龄、性别、医疗机构及慢性病状态等方面进行了匹配，保证了这些可能的混杂因素在组间的均衡性分布。另外，考虑到纳入研究的部分儿童可能接受了计划免疫外的其他疫苗，为了说明潜在的对暴露的错误分类，文章对可能影响药物不良反应关系的偏倚进行了定量偏倚分析以确定暴露的敏感水平，结果合理的暴露误分类对于结局没有影响。

3. 对于不同比较组的药物不良反应测量方法是否一致，药物不良反应判定有无客观指标，是否采用盲法进行测量 在药物不良反应研究中，对各比较组研究对象发生的不良反应，应采用同样的观察和调查方法，对不良反应的结果应当使用相同的测量手段和指标，只有测试方法一致、尽可能采用客观的评价指标，才能使各组具有很好的可比性，同时评价不良反应结果应采用盲法进行测量，防止测量偏倚的影响，提高结果的真实性。随机对照试验和队列研究应注意干预组（暴露组）与非干预组（非暴露组）组间药物不良反应的测量方法是否一致；病例对照研究应注意病例组与对照组对暴露药物的测量方法是否一致。有关药物暴露和不良反应结局测量方法的信息一般我们可以在文章的方法和结果部分找到。

案例 16-1 分析讨论：
上文中我们检索到的文章，关于接种计划免疫疫苗抗原数量与感染非疫苗保护疾病的信息来自美国疫苗安全数据链和所住医院及急诊病历。因此对于疫苗的接种情况测量可靠。

4. 随访观察时间是否足够长，随访是否完整，是否分析了所有纳入随访的研究对象 任何暴露因素作用于人体引起发病都需要一定的致病时间，药物作用引发不良反应也是如此。不同作用机制的药物及引起的不同类型不良反应的时间长短不一致，有的需要的作用时间短，用药后不久就能引起不良反应，如青霉素类药物引起的皮疹、过敏性休克可以在注射后数分钟就发作，而应用阿司匹林可能引起的缺铁性贫血要在用药持续数年后才能显现出来。因此，研究慢性的药物不良反应效应时，一般需要较长时间才能观察到结果，观察期过短易得到假阴性的结果。

另外，在随访期内研究对象失访过多也会影响研究结果的真实性，因为有的失访研究对象与随访到的研究对象在某些重要研究特征上可能存在很大差别，以留在研究中的研究对象进行分析，不仅破坏了研究的基线可比性，其结果也可能与全部研究对象分析的结果出现不同。所以为了保证研究结果的真实性，一般随机对照试验或前瞻性队列研究随访率不应低于 80%，资料分析要采用 ITT，即最初分配入组的全部病例都纳入到最后的分析中，无论其是否接受了确切的治疗药物；病例对照研究不涉及失访。

案例 16-1 分析讨论：
上文中提到的关于接种计划免疫疫苗与感染非疫苗保护疾病的文章是巢式病例对照研究，不存在失访问题。在确定疫苗暴露水平时，以出生至 23 个月接种计划免疫疫苗的水平作为是否暴露的标准，以出生后 24 ～ 47 个月是否发生非疫苗保护的感染性疾病为结局，随访时间最长 47 个月，通过专业知识分析是合理的。

5. 药物不良反应与药物的应用是否存在合理确切的时间顺序　因果关系判定原则要求一定是因在前，果在后，时序性是构成因果关系成立的必备条件。在评价药物不良反应研究时，明确可疑用药的时间早于不良反应的发生，且具备发作的充分时间，是判断是否为药物不良反应的前提。横断面研究、回顾性研究很难确定因和果的时间顺序，而前瞻性队列研究、试验性研究则可以确定时序性。

> **案例 16-1 分析讨论：**
> 上文中检索到的关于接种计划免疫疫苗与感染非疫苗保护疾病的文章是巢式病例对照研究，虽然对出生至 23 个月的接种计划免疫疫苗情况进行了记录调查，但对因果时相关系的确定只是有所提示而已，论证强度仍较低。

6. 药物不良反应与给药剂量或体内血药浓度是否存在剂量－效应关系　如果能够选用敏感、特异的测量指标，准确测量给药剂量或体内血药浓度，证明随着可疑药物的用药时间越长，累积剂量越大，不良反应越明显，损害越严重，就可以肯定存在剂量－效应关系，更有助于提高研究结果的真实性。

> **案例 16-1 分析讨论：**
> 关于接种计划免疫疫苗与感染非疫苗保护疾病的文章显示，无论是计算出生至 23 个月单个疫苗累计最大抗原数量还是比较单日抗原最大数量的各十分位数，与出生后 24～47 个月的非疫苗保护的感染性疾病的发生均无相关性，提示不存在剂量－效应关系。

7. 药物致不良反应发生的生物学依据是否充分　依据药物的化学组成成分，结合分子生物学、细胞生物学、分子病理学、组织学、遗传学和免疫学等基础医学研究，探索药物导致不良反应发生的生物学依据，将会对更加清晰地认识药物不良反应的发生的作用机制起到促进作用，充分的生物学依据提高了对药物不良反应判定的真实性。

> **案例 16-1 分析讨论：**
> 上文中我们检索到的文章讨论中提到，一些研究对于疫苗的非特异性作用生物学机制进行了研究，但是这种机制的合理性尚未被建立。

8. 不同的研究结论是否一致　对于药物不良反应的研究结果，如果在不同地区、不同人群中，采用不同的研究方法所得的结论一致性越高，那么该药物与不良反应相关的结论就越可靠。

> **案例 16-1 分析讨论：**
> 我们的检索发现，来自不同人群，不同国家及不同研究者的多个研究都提示相似的研究结果。但多数研究为观察性研究，没有高质量的随机对照试验研究提示相似的结果。

二、药物不良反应证据的重要性评价

如果药物不良反应的证据经过评价后有很好的真实性，那么就要进一步评价研究结果是否有重要的临床意义。重要性方面采用量化的指标进行评价。

1. 相对危险度（RR）　表示暴露组（试验组）不良事件发生率是非暴露组（对照组）的多少倍。可以用来反映药物与不良反应之间的关联强度，是前瞻性研究常采用的因果强度判定指标。RR 值越大表示药物与不良反应之间的关联强度越强。

2. 归因危险度（AR）　指暴露组（试验组）不良事件发生率与非暴露组（对照组）不良事件发生率的差值。也用于前瞻性研究关联强度的判定，AR 值表示暴露组（试验组）中完全由用药所致的不良反应发生率。

3. 比值比（OR）　也称优势比，是不良反应发生组可疑药物的用药比与对照组药物的用药比的比值，是回顾性研究中用来反映药物与不良反应之间关联强度的指标。

4. 致成危害需要治疗的人数（NNH）　指发生 1 例不良反应在用药组的人数比不用药的人数多多少人。NNH 为 AR 的倒数，即 NNH=1/AR。

为了评价药物与不良事件的关联强度，除了点估计强度指标外，还需要计算其可信区间，用于评价其精确度。

案例 16-1 分析讨论：
上文我们检索到的研究中，出生至 23 个月内估计累计抗原暴露数量与非疫苗保护感染性疾病的发生无相关性［*OR*=0.94；95% *CI*：（0.84，1.07）］；估计单日抗原暴露数量与非疫苗保护感染性疾病的发生也无相关性［*OR*=1.07；95% *CI*：（0.81，1.41）］。

三、药物不良反应证据的适用性评价

在评价了药物不良反应研究结果的真实性和重要性后，那么应该联系自己患者的实际情况来探讨药物不良反应，解决患者的实际问题。

1. 你的患者与文献中的研究对象是否存在较大的差异，以至于研究结果无法应用　如果想要评价你的患者与文献中的研究对象是否相似，证据是否有适用价值，就需要文献中详细汇报研究对象的人口学特征、社会学特征及疾病的临床特征，否则不能进行比较。如果存在重要的影响结局的差异，那么可能该研究证据就不能用于解决你的患者的问题。

案例 16-1 分析讨论：
上文中我们检索到的研究证据中的研究对象为 24 ~ 47 个月的儿童，与本例患儿年龄相符，但是研究对象来自美国，最早的研究对象纳入时间是 2003 年 1 月 1 日，计划免疫疫苗种类覆盖面更广，疫苗的制剂公司与我国疫苗生产公司可能不同，所以在引用该证据时要慎重。

2. 你的患者发生药物不良反应的危险性有多大　可以依据证据中提供的 *NNH* 来评估你的患者发生药物不良反应的危险性，但前提是你的患者各方面与文献中的患者特征都很相似。如果参照的是文献中亚组的 *NNH* 要特别慎重，因为一般亚组样本量较少，结果受到随机误差的影响而不一定准确。

案例 16-1 分析讨论：
上文中我们检索到的研究证据属于回顾性病例对照研究，文中未给出计算 *NNH* 所需的未暴露接种计划免疫疫苗的儿童感染疾病的危险性等相关指标，所以没有准确估计出 *NNH*。如果想要估计我们的患者发生非疫苗保护的感染性疾病的危险性，需要给出相应的参数估计。

3. 你的患者对于治疗药物有无喜好，他们希望解决的问题和目标是什么　循证医学特别强调尊重患者的选择，医生在提供证据、分析治疗的利弊基础上，应了解患者对自身疾病的关心程度，对治疗药物的期望值，对不良反应的耐受性等，不同的患者的选择会有差别。

案例 16-1 分析讨论：
结合文章的结论，目前尚无证据证明儿童接种计划免疫疫苗可能影响儿童免疫系统功能，增加其患其他感染性疾病的风险。对于解释患儿家长的顾虑给出指导性意见。

4. 如果停止可能引起不良反应的药物是否有其他治疗措施　对于不良反应研究结果，即使证据显示药物与不良反应间关联强度不是太强，但如果有其他药物可以选择，医生就应该告知患者，并与患者讨论不同药物的各种利弊，决定最后采用何种药物。

四、药物不良反应的常用评价工具

药物不良反应研究的评价工具可以根据不同的研究方法进行选择。如果研究证据来自系统综述，可以采用 GRADE 系统、AMSTAR 等评价工具；如果研究证据来自试验性研究，可以采用的证据质量评价工具有 Cochrane 协作网提供的偏倚风险评估工具、Jadad 评分等；如果研究证据来自观察性研究，可以采用 NOS 系列、STROBE 等评价工具。具体内容详见相关章节。

第五节　药物不良反应证据的临床应用

一、药物不良反应证据临床应用的基本原则

目前，临床研究证据数量较多，来源多样，质量参差不齐，在应用药物不良反应证据解决临床实践问题时，要把握以下基本原则。

（1）首先选择质量高的二次研究证据，其中以系统综述为主，如果二次研究证据不足或质量不

高，可以选择高质量大样本的随机对照试验或者基于随机对照试验自行制作系统综述。

（2）临床应用证据前需要进行证据的真实性、重要性、适用性的全面系统评价。

（3）应采用个体化原则处理药物不良反应的决策问题。

二、注 意 问 题

在临床应用药物不良反应证据时，首先应掌握所用证据的特点和局限性；应将证据和医疗条件、患者的实际情况结合起来；依据证据中的资料准确预测患者发生不良反应的危险性；充分了解患者的喜好和对药物不良反应的耐受性，可能发生不良反应的条件和时间，了解患者的预期；充分准备停药后的备选治疗方案，取得患者的积极配合。

（周 波）

第十七章 循证医学实践的决策分析

案例 17-1：

　　患者张某，男，60岁，农民，家庭经济状况一般，因"反复咳嗽、咳痰、喘息7年余，近期症状加重，偶有痰中带血，伴双下肢水肿20天余，无胸痛、呼吸困难、发热等不适"收住呼吸内科。胸部CT示：左肺上叶舌段肿块。

　　治疗方案：手术治疗。术中发现左肺上叶后段包块，质硬，行左上肺叶切除，第4、5、6、10、11组肿大淋巴结清扫。术后病理诊断：非小细胞肺癌。第4、5组淋巴结1/2枚癌转移，其余淋巴结未见转移。术后治疗方案：针对本例患者，后续治疗方案有观察、化疗、放疗或放化疗。此时哪种治疗方案最适宜？

　　临床背景知识：非小细胞肺癌（non-small cell lung cancer，NSCLC）是肺癌的一种主要类型，约占全部肺癌的80%。非小细胞肺癌具有高发病率、高死亡率和预后差等特点，其5年生存率不足20%。

问题：手术治疗仍然是治疗非小细胞肺癌的首选方式，但是术后如何选择后续治疗方案尚无定论，因此需要探讨几种常用的术后治疗方案（观察、化疗、放疗、放化疗）的优劣，进行方案优选。

第一节 概　　述

一、临床决策分析的定义

　　决策分析（decision analysis）是一种权衡各种备选方案的利弊，从而选择最佳方案的分析方法。20世纪70年代，决策分析被引入医学领域，为解决临床决策问题提供了一种有效手段。临床决策分析（clinical decision analysis）是决策分析和临床实践相结合的产物，是指在疾病的诊断和防治过程中，由医务人员针对风险（risk）和收益（benefit）的不确定性（uncertainty），在充分调查已有证据，特别是最新最佳证据的基础上，结合临床经验和患者的实际情况，通过建立模型，分析比较两个或多个可能的备选方案，从中选择最优者进行临床实践的过程。

　　在临床实践中，为实现某一目标，如更准确地诊断或更有效地治疗，往往可以有多种行动方案，这些方案孰优孰劣？如果仅凭直觉或经验，往往很难做出准确判断，因此有赖于科学的分析方法。临床决策分析作为一种科学决策方法，能够提供一个分析的框架和思路，帮助医生权衡利弊，做出医学实践方案的科学选择——选定最佳诊治方案。什么是最佳诊治方案？就是相比较之下能获得准确的诊断和好的治疗效果的方案，同时还应考虑方案实施的时间短、花费低、给患者带来的痛苦少。

　　临床决策分析可以显示和比较各种方案的预期结果，充分展现所有的临床决策因素，便于探讨和修正。临床决策分析与传统决策的主要区别在于循证确定并评价备选方案。在临床决策分析中，涉及决策分析、多元分析、预测建模、临床流行病学、循证医学、认知心理学、社会医学、卫生经济学、药物经济学、医学信息学、卫生法学等诸多学科。

二、临床决策分析应遵循的原则

　　在临床决策分析过程中应该遵循以下原则：

　　1. 真实性　即用于制定及评价决策方案的依据必须是真实的，经过科学实验验证的。

　　2. 先进性　决策的全过程必须充分利用现代信息手段，必须是在尽可能全面收集并严格评价国内外证据的基础上进行决策，使得决策摆脱个体经验的局限性。

　　3. 可行性　即决策的目标和拟采取的措施合理可行。

　　4. 最优性　即决策过程中应遵循汰劣选优的原则。

　　5. 互动性　在临床决策中，医生无疑是重要的决策者，但是由于方案实施后的结局是由患者承担的，因此治疗效果必须取得患者的认同，在决策中与患者互动，让患者参与决策。

　　6. 动态性　决策分析和方案实施过程中，如果情况发生变化，或出现新的证据，或需要修正目标时，就应该重新分析，必要时要对决策进行调整。

三、临床决策分析的类型

根据方案实施后某结局发生的可能性（概率），可以将结局分为 3 种类型：确定型、不确定型、风险型，其决策过程也相应地分为确定型决策（decision making under certainty）、不确定型决策（decision making under uncertainty）和风险型决策（decision making under risk）。

1. 确定型决策 方案实施后只可能出现一种结局，即该结局发生概率是 1。其特点是只有一种选择，决策没有风险，只需要通过分析各种方案最后的得失来做出选择。其分析技术包括微分法求极大值、数学规划、差量分析法等，确定型决策主要模型有盈亏平衡分析模型和线型规划模型。确定型决策最为简单，结论最肯定。

2. 不确定型决策 方案实施后可以出现不同的结局，实施之前不能确定出现哪一种结局，且无法预先估计各种结局的发生概率。例如，医生遇到了过去未曾经历且文献中也未报道过的新疾病，对这个问题可以提出多个决策方案，但是却无法知道每个决策方案出现各种结局的概率，只能凭决策者的主观倾向进行评价。结局的不确定性导致决策具有很强的不确定性，因此决策的风险最大，下结论应更慎重。

3. 风险型决策 方案实施后可以出现不同的结局，实施之前不能确定出现哪种结局，但是可以利用既往研究或工作经验预先估计各种结局的发生概率。在临床工作中，对结局发生的可能性一无所知的情况是极为少见的，因此不确定型决策应用较少，临床绝大多数决策属于风险型决策，进行这类决策也要承担一定的风险。风险型决策是本章介绍的重点。

四、临床决策分析的基本程序

1. 提出决策目标 根据患者情况确定临床决策问题，即需要解决的问题，并分析问题所处的环境和制约条件。可以构建基于 PICO 的四要素，即患者、措施、比较、结局。

2. 收集和筛选信息 这是决策中最为核心的一步。没有充分信息和证据支持的决策是站不住脚的，因此要检索相关的临床证据，包括各种结局的发生概率、结局的量化（如采用合理的效用值来量化结局）。

3. 拟定决策备选方案 应充分考虑到各种可能的备选方案。

4. 评估备选方案 用数学语言描述问题，建立模型，并确定有关参数。

5. 选择最优决策方案 通过公式或模型的分析和运算，计算各种方案的期望值，求出最优解。决策分析方法主要包括：模型法，如决策树模型、Markov 模型；阈值决策法，如诊断阈值决策、治疗阈值决策等；利害比分析法、分类与回归树分析、成本 - 效果 / 效用 / 效益分析等。在进行复杂的决策分析时，常常需要借助计算机及相关软件。在医学领域应用最为广泛的专业决策分析软件是 TreeAge（www.treeage.com），该软件功能强大简便易学，可以建立复杂的决策模型，并可完成各种烦琐的敏感性分析。

6. 敏感性分析 分析在改变模型中的某些参数（如概率或效用值）时当前决策的稳健性。由于决策所依据的主要参数存在不确定性，因此要分析这些参数在一定范围内变化所引起的决策结论发生变化的程度。如果在合理范围内改变数据而结论不发生明显变化，则决策分析是可靠的。

7. 决策的实施与反馈 拟定实施步骤并予以实施，并根据实施效果对决策进行反馈调整。

案例 17-1 分析讨论：

1. 首先按照 PICO 原则，构建临床问题。P：60 岁非小细胞肺癌手术切除后的男性患者；I：放疗、化疗、放化疗 3 种治疗方案；C：观察疗法；O：患者的生存质量、生存时间、治疗成本。为此我们将问题进一步具体化，提出可回答的研究问题：针对手术后的非小细胞肺癌男性患者，4 种后续治疗方案（观察、化疗、放疗、或放化疗）中哪种方案最适宜？

2. 本例中需要通过检索文献，获得以下信息：4 种治疗方案的生存率或死亡率、4 种治疗方案患者的生存质量（常用效用值来评价，详见本章第二节）和生存时间，以及 4 种治疗方案的治疗成本。

3. 决策是"众中择优"的过程，所以要全面考虑到所有可能的"众"，本例中考虑有 4 种治疗方法是此类患者术后的主要可能备选方案。

4. 决策分析的基础数据来自文献证据，存在不确定性，如本例中不同研究报道的生存率不同，因此在决策分析中使用某个点估计值，结果并不完整，因此需要分析生存率在某个合理范围内变动时结论是否稳定，即敏感性分析。

五、临床决策分析的主要用途

众所周知,许多临床诊疗措施既可给患者带来好处,也可能给患者带来风险和伤害,即所谓"双刃剑效应"。面对患者的复杂病情,合理的临床决策有时并非易事。只有对各种决策的可能结局及其发生概率有比较清晰的了解,或能做出近似的估计,对各种可能决策方案的利弊得失经过权衡比较,才能做出合理决策。

临床决策分析可以实现从经验决策到科学决策的转变,有文献报道80%以上的临床难题可通过临床决策分析解决。目前该方法已被广泛应用在临床经济学、药物经济学的研究实践中,可以辅助疑难病例的诊断及最佳治疗方案的选择,尤其是应用于风险大或费用高的治疗措施的评价。

第二节　概率与效用值的估计

结局的主要测量指标包括临床测量(功能状态、生存或死亡概率、并发症风险、预期寿命)、经济测量(各种方案的成本-效果/效用/效益分析)和效用测量(生命质量测量)。

一、概　　率

概率(probability)是指结局发生的可能性,是对结局不确定性的一种估计,是在风险型决策分析中需要收集的信息。临床决策分析所需的概率通常来自于临床干预试验、预后研究等。可以是复发率、病死率、死亡率、有效率、好转率、生存率等指标。概率可以是一个点值,也可以是一个区间;可以来自一篇或多篇独立的文献,也可以来自Meta分析,其中后者往往是更可靠的证据来源。在收集证据时,必须要对证据的可靠性进行系统评价,其评价方法参见相关章节。

二、效　用　值

效用值(utility)是一种表述结局相对优劣的数量化指标,反映结局的严重程度或患者对健康状况的满意度或主观价值判断,是对患者健康、生命得益的人为标定值。效用值没有计量单位,将各种结局中最好的赋值为1,最坏的赋值为0,中间的依据好坏依次赋予1到0之间的值。例如,在医学中常将身心完全健康赋值为1,死亡赋值为0。

常用的测量效用的方法包括:尺度评分法(visual analog scale)、标准赌博法(standard gamble)、时间权衡法(time trade-off)。另外还有相应的量表,以简化效用的测量,如应用最为广泛的健康质量量表(quality of well-being scale)、健康效用指数量表(health utilities index scale)、欧洲五维度生活质量问卷(EQ-5D)。这些量表均为普适量表,既可用于一般健康人群,又可用于各种疾病的患者。这些量表均建立了将生活质量评分转换为效用的模型,因此在获得了生活质量评分后可以间接地获得效用。

三、质量调整寿命年

效用值没有计量单位,实际应用中对于得出的结果较难理解和解释。在临床决策分析中,质量调整寿命年(quality adjusted life year, QALY)是目前更常用的评价效果的指标。该指标将生命长短和生活质量有机结合,能全面反映诊治方案对患者的终身影响。其中生命长短即为期望寿命,计算可以采用寿命表法,生活质量的测量可以利用上面介绍的效用值,完全健康效用值为1,死亡效用值为0,此时常称其为生活质量指数。用生活质量指数调整后的期望寿命即为QALY。具体计算方法为首先确定个体在各种健康状态下的生存时间和生活质量指数,然后将每个状态下生存时间和生活质量指数相乘,最后将各状态下的乘积相加。例如,假设一名患者感染乙型肝炎病毒后无症状携带8年,随后发生慢性肝炎6年,之后肝硬化生存3年、肝癌1年。每一种状态下的生活质量指数分别为0.98、0.9、0.75和0.52,该患者感染乙型肝炎病毒后共存活了18年,经生活质量指数调整后的QALY为8×0.98+6×0.9+3×0.75+1×0.52=16.01年。计算QALY等的过程比较烦琐,可以借助相关软件进行,如TreeAge,较简单的可以运用Excel,在此不作详细介绍。

在临床研究中,成本-效用分析常常被视为成本-效果分析的特殊情况,即不采用单一临床效果指标,而使用质量调整寿命年这个综合指标时的成本-效果分析。在比较多种干预措施的效果时，常常需要同时提供平均成本效果比（average cost-effectiveness ratio，CER）和增量成本效果比（incremental cost-effectiveness ratio，ICER），尤其后者是评价结果最常用的方法。CER 表示产生单位健康产出所需的成本，通常用于评估单个治疗方案的效率高低，ICER 指增量成本除以健康产出，表示增加一个单位的健康产出所消耗的增量成本，可用于评价 2 个及以上替代治疗方案之间的相对经济性。

第三节　决策树模型

一、决策树模型的定义

决策树（decision tree）是按照逻辑和时间顺序，将临床决策中的各种备选方案及相应结局，绘制成一张箭线图，犹如一棵由左至右不断分支的树，故称为决策树。决策树模型（decision tree model）通过严密的逻辑推导和逐级逼近的数据计算，从决策点开始，确定决策树上各分支发生的可能性大小以及发生后导致的成本效果等，计算出各分支的成本效果值，然后期望值中最大者作为最佳决策。该方法为决策制定和方案选择提供了一种形象化的、基于数据分析和论证的科学方法。通常用于不同方案多种结局的比较。

二、决策树的构成

决策树由节点（node）和分支（branch）组成。节点有 3 种：决策节点、状态节点和结局节点，见图 17-1。决策节点、决策分支、状态节点、状态分支、效用值等层次，构成逐层逐级分支的决策树。

（一）决策节点

用"□"表示，是决策者可以进行抉择的部分，由决策节点引出的分支表示各个备选方案。例如，图 17-1 中有一个决策节点，即针对非小细胞肺癌术后患者，医生可以选择采取哪种后续治疗方案。

（二）状态节点

用"○"表示，是医生无法直接控制或选择的，如图 17-1 中，在采用某种治疗方案后，发生死亡的概率是医生无法控制的。从状态节点引出的分支称为状态分支，可在分支上标明状态的名称和该状态可能出现的概率，概率通常来自临床或流行病学研究。

（三）结果节点

用"△"表示，是指各个状态分支的终结，在决策树的每一条分支的末端给出数值化的结局，如成本、效果、效用等。在图 17-1 中，标注的为成本和效用值。

三、决策树模型的分析过程

下面以案例 17-1 为例说明决策树模型的分析过程。

（一）绘制决策树图

首先根据可供选择的诊治方案或决策，绘制决策树图，见图 17-1。要尽量考虑到所有可能的分支。

（二）标注相关参数

根据文献证据或自身经验，并结合患者的实际情况，标出决策各分支发生的概率，并根据研究目的，标注各种结局所需成本、各种结局的效用值或效益。

案例 17-1 分析讨论：

案例 17-1 中的结局指标包括 5 年生存率（通过 Meta 分析获得）、QALY 和医疗成本（元）3 类。QALY 的计算参见本章第二节，QALY= 生存时间 × 生活质量指数，其中，生存时间为 5 年，效用值借鉴其他研究报道：4 种治疗方案存活者的效用值依次为观察 0.85，化疗 0.73，放疗 0.80，放化疗 0.70，死亡的效用值为 0。医疗成本的计算依据某三级甲等医院医疗成本，包括床位费、护理费、化疗药物费、检查费，并假定接受同一种治疗的患者的成本基本一致，4 种治疗方案的成本分别为观察 2450 元、化疗 20 628 元、放疗 19 255 元、放化疗 29 628 元，见图 17-1。

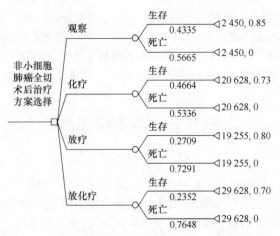

图 17-1　非小细胞肺癌全切术后治疗方案选择的决策树
注：状态分支尾部标注数据为医疗成本（元）、效用值。

（三）计算每一种备选方案的期望值

根据概率论原理，采用回乘法（folding backward），从"树尖"开始向"树根"的方向进行计算，得到每一种备选方案的期望值，选择期望值最高的备选方案为决策方案。具体计算方法是将每一个分支的概率和 QALY 分别相乘，再将属于同一节点的多个分支的上述乘积相加，作为该节点的期望值，以此类推，直至得到每一种备选决策方案的期望值。

> **案例 17-1 分析讨论：**
>
> 首先计算每一个状态分支的期望效用值，如化疗且 5 年存活者的期望效用值为 0.73×5×0.4664=1.702，化疗死亡者的期望效用值为 0×5×0.5336=0。两者的和即为化疗法的合计期望效用值，即生存和死亡两个分支的期望效用值之和，1.702+0=1.702。同理，可以计算观察疗法的合计期望效用值为 0.85×5×0.4335+0×5×0.5665=1.842，放疗为 0.80×5×0.2709+0×5×0.7291=1.084，放化疗为 0.70×5×0.2352+0×5×0.7648=0.823。4 种疗法合计期望效用值的排序为观察法＞化疗＞放疗＞放化疗。
>
> 在本例中，除了 QALY 外，还需要考虑治疗的成本问题，故进一步计算单位 QALY 下的成本，即成本效用比，见表 17-1，结合各治疗方案的成本和患者的生存质量，结果发现观察疗法的单位成本最低（1330 元），明显优于化疗、放疗和放化疗。
>
> **表 17-1　非小细胞肺癌全切术后治疗方案选择的成本——效用分析**
>
> | 方案 | 成本 / 元 | 增量成本 / 元 | QALY/ 年 | 增量 QALY/ 年 | 成本效用比 /（元·年⁻¹） |
> | --- | --- | --- | --- | --- | --- |
> | 观察 | 2 450 | — | 1.842 | — | 1 330 |
> | 化疗 | 20 628 | 18 178 | 1.702 | -0.140 | 12 120 |
> | 放疗 | 19 255 | 16 805 | 1.084 | -0.758 | 17 763 |
> | 放化疗 | 29 628 | 27 178 | 0.823 | -1.019 | 36 000 |
>
> 数据来源：夏佳、李晓松.非小细胞肺癌全切术后治疗方案的临床决策研究，2006，略有改动。

（四）敏感性分析

基于估计参数（概率、效用值）的不稳定性，变动有关参数，观察其对决策结果的影响，即敏感性分析。

> **案例 17-1 分析讨论：**
>
> 进一步分析了在各种治疗成本、结局发生概率和效用值等参数改变的情况下，结论的稳定性，结果发现在化疗成本为 12 159 ～ 39 282 元 / 人，或观察法的效用值大于 0.75 时，结果是稳健的，即观察法始终为最优方案。
>
> 总之，综合成本 - 效用分析和敏感性分析的结果，观察疗法是非小细胞肺癌患者术后的最佳治疗决策。

四、决策树模型的优缺点

决策树模型具有简单、直观、计算相对简便等优点，受到广大临床工作者的欢迎，是临床决策分析中最常用的分析模型。

如果在决策分析中，某些临床结局可能反复发生，或临床结局的种类很多，整个决策树就非常繁杂而不便于分析。另外决策树不能考虑事件发生的时间因素。

第四节 Markov 模型

一、Markov 模型的定义

Markov 模型是模拟随时间发生的随机事件的过程，其原理是将所研究的疾病按照其对健康的影响程度划分为几个不同的健康状态（Markov 状态），根据各状态在一定时间内（Markov 循环）相互间的转换概率，模拟疾病的发展过程，并结合每个状态上的健康效用值和资源消耗，通过多次循环运算估计疾病发展的结局及费用。

用 Markov 模型可以模拟疾病过程并进行决策分析，特别是针对慢性疾病。因为慢性疾病过程中不良事件在何时发生通常是不确定的，且可能不止出现一次，而事件发生的早晚和次数直接影响到干预结果的效用值。

目前 Markov 决策树模型已逐渐应用到医学决策与卫生经济学评价中，通过以 Markov 模型作为决策树结果节点，结合疾病的各种健康状态，最终计算过程中的成本和效用，以此帮助决策者做出科学决策。许多研究者提出用 Markov 模型来模拟疾病的过程并进行决策分析要比用一般的决策树模型更合适。

二、Markov 模型的分析过程

以案例 17-2 为例说明 Markov 模型的分析过程。

案例 17-2：

采用 Markov 模型评价甲状旁腺激素（特立帕肽）治疗绝经后妇女骨质疏松、预防再发骨折的成本 - 效果（瑞典）。

研究对象为曾发生过脊椎骨折的瑞典女性队列，患者平均年龄为 69 岁，骨密度的评价采用股骨颈 t 分。两种治疗方案分别为钙制剂 + 维生素 D（对照组）、钙制剂 + 维生素 D+ 特立帕肽（试验组），比较两种治疗方案的成本和效果。将所有研究对象分为既往骨折队列和新发骨折队列，并按照年龄和骨密度得分进行分层，以确定符合成本 - 效果的目标人群。

（一）Markov 状态的确定及转换概率

根据研究目的和疾病的自然病程设立 Markov 状态，确定循环周期、确定在每个循环周期内各状态的分布概率和各状态间的转换概率。循环周期的时间长短通常根据临床意义设定，对大多数慢性疾病而言，其在整个寿命周期内都可能发生，但发生的频率相对较低，常以 1 年为一个循环周期。转换概率依据相关文献或专家意见等。

案例 17-2 分析讨论：

假定对研究对象随访直至死亡或 100 岁。以 6 个月为一个循环周期，在每个周期中患者存在发生一次或多次脊椎、髋部或手腕骨折或死亡的危险。相应的 Markov 模型见图 17-2。基线骨折或死亡概率、再发骨折或死亡概率来自相关人群数据。服用特立帕肽的患者在服药 18 个月内脊椎骨折和非脊椎骨折的相对危险度较对照组分别下降 65% 和 53%，而治疗结束后其功效逐渐接近对照组。

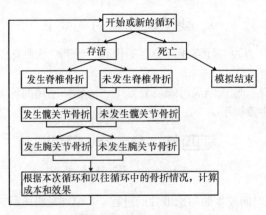

图 17-2　女性骨折的假设 Markov 模型结构

（二）确定各状态的健康效用指数（U_s）及成本（C_s）

计算出每个循环周期内的质量调整寿命年和成本。累积分析期内所有循环上的值，即可得到研究对象在整个过程中的 QALY 或费用。

$$整个过程的全部效用 = \sum_{s=1}^{n} t_s \times U_s \qquad （17-1）$$

$$整个过程的全部成本 = \sum_{s=1}^{n} t_s \times C_s \qquad （17-2）$$

t_s 为非死亡状态 s 上的时间，各状态的健康效用指数用 U_s 表示，费用用 C_s 表示。

在每个循环中估计相应的成本和效用，其值取决于在本循环和上一个循环中事件的发生情况。发生骨折者在随后的所有循环周期中的效用都下降，而成本在骨折后的所有或部分循环周期中有所增加。估计总的累积成本、QALY。

案例 17-2 分析讨论：

案例 17-2 中一般瑞典女性人群的效用值为 0.87（60～69 岁）、0.70（70～79 岁）和 0.6（80 岁及以上）。在脊椎、髋部、腕部骨折后 1 年内的效用值分别为正常同龄女性的 62.6%、79.1% 和 87.0%，骨折 1 年后效用值分别为正常同龄女性的 92.9%、90% 和 100%。腕部骨折后健康效用的损失只限于最初的 6 个月。

骨折的成本分成急性成本（骨折当年）和长期成本（1 年之后），详见表 17-2。如果在一个循环周期内发生 1 次以上的骨折，则使用费用最高那次骨折的成本。钙制剂和维生素 D 的成本和效果不包括在模型中，因为试验组和对照组接受上述两种药物的剂量相等。

表 17-2　不同年龄女性骨折成本和效用下降比例

项目	年龄组 / 岁			
	50 ～＜ 65	65 ～＜ 75	75 ～＜ 85	≥ 85
骨折当年的急性成本 / 欧元				
脊椎	3 312	3 312	3 312	3 312
髋部	9 206	9 968	17 565	24 552
腕部	2 104	2 104	2 104	2 104
随后年份的长期成本 / 欧元				
脊椎	543	543	543	543
髋部	5 450	5 450	5 450	5 450
腕部	—	—	—	—

续表

项目	年龄组 / 岁			
	50 ~ < 65	65 ~ < 75	75 ~ < 85	≥ 85
骨折当年的急性效用下降百分比 /%				
脊椎	37.4	37.4	37.4	37.4
髋部	20.8	20.8	20.8	20.8
腕部	13.0	13.0	13.0	13.0
随后年份的慢性失效用下降百分比 /%				
脊椎	7.1	7.1	7.1	7.1
髋部	10.0	10.0	10.0	10.0
腕部	0.0	0.0	0.0	0.0

（三）不同干预措施的比较

估计和比较不同干预措施下的患者的期望寿命、QALY 或成本，并进行相关的成本 - 效果分析、增量分析等。

案例 17-2 分析讨论：

研究者计算了不同特征人群（年龄、骨密度得分、骨折时间）的增量成本效果比，即每增加一个单位 QALY 相应需要的成本，该值越低越符合成本收益原则。从图 17-3 可见，单位 QALY 的增量成本差异很大，在新近骨折队列和低骨密度人群中，增量成本效果比较低，提示骨密度得分 ≤ -3.0 是最符合干预成本效果的目标人群。

在骨密度得分 ≤ -3.0 者中，进一步比较试验组和对照组的治疗成本及收益（包括 QALY 和再发骨折次数），结果见表 17-3 和表 17-4。试验组的成本和质量调整寿命年均高于对照组，在新近骨折队列中每增加一个单位 QALY 需增加成本 20 300 欧元，远低于既往骨折队列（64 432 欧元），说明在新近骨折队列中使用该药物更符合成本收益原则，此外，该药物可以减少各个部位人均再发骨折次数。

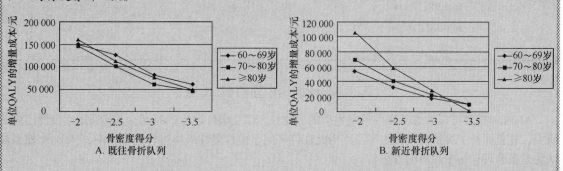

图 17-3　不同骨密度得分水平下两队列中特立帕肽的增量成本 - 效果比较

表 17-3　骨密度得分 ≤ -3.0 的女性中的治疗成本和 QALY

分组	既往骨折队列			新近骨折队列		
	成本 / 欧元	QALY/ 年	增量成本 /（欧元·年⁻¹）	成本 / 欧元	QALY/ 年	增量成本 /（欧元·年⁻¹）
试验组	38 713	7.666 5	—	46 771	6.221 1	—
对照组	33 494	7.585 2	—	44 944	6.131 1	—
差值	5 219	0.081	64 432	1 827	0.090	20 300

表 17-4　骨密度得分 ≤ -3.0 的女性人均再发骨折次数 单位：次

分组	既往骨折队列			新发骨折队列		
	髋部骨折	脊椎骨折	腕部骨折	髋部骨折	脊椎骨折	腕部骨折
试验组	1.42	0.87	0.026	1.46	1.07	0.024
对照组	1.46	0.93	0.027	1.61	1.29	0.027

（四）敏感性分析

评价各种参数在合理范围内改变对结果稳定性的影响。评价方法与决策树模型分析类似。

案例 17-2 分析讨论：

敏感性分析结果显示健康效用下降、骨折后死亡率对结果的影响不大，而骨折相对危险、骨折再发风险对成本效果比具有最大的影响（表 17-5）。

基于上述分析，研究得出 2 个主要结论：①该药物干预在一定的高危人群中符合成本效果原则，如新近骨折患者、骨密度得分 ≤ -3.0 者；②该药物干预的成本效果与治疗开始时间（相对于骨折）高度相关，骨折后开始治疗越早，成本效果越好。这些结果对于骨质疏松患者的管理具有重要的应用价值。

表 17-5　敏感性分析（骨密度得分 ≤ -3.0 的女性人群）

敏感性假设	单位 QALY 的成本 / 元（该药物同其他药物相比）	
	既往骨折队列	新近骨折队列
骨折相对危险度：3	146 650	56 393
骨折相对危险度：4	96 174	30 645
骨折相对危险度：5	63 433	20 644
骨折再发风险 60%	146 827	56 077
骨折再发风险 140%	41 450	7 237
健康效用下降 60%	79 625	25 172
健康效用下降 14%	53 703	17 009
骨折后死亡率 100%	45 460	20 324
骨折后死亡率 60%	54 547	22 541

三、Markov 模型的优缺点

Markov 模型可以考虑某事件重复发生的可能性，以及事件发生的时间，尤其适用于慢性疾病的研究，这就弥补了决策树模型的不足。因此在许多用于模拟慢性疾病过程的模型中，Markov 模型被认为是最合理且易于理解的方法。

该方法的主要局限性在于该模型有赖于所用参数的准确性和可获得性，如果没有完善的流行病学研究和临床试验支持，结果的可靠性就无法保证。

第五节　决策分析的质量评估

一、决策分析过程的科学性

（一）决策模型是否科学

在决策分析过程中，需要考虑以下几点：决策方法是否科学；是否包括了所有重要的决策方案和可能结局；是否考虑到患者可能承受的所有风险以及可能获得的利益；结局指标的选择是否得当，如对于威胁生命的疾病，预期寿命应该是主要的测量指标，而对于非致死性疾病，可以用不适或残疾的时间来测量；决策方案是否符合实际。

（二）数据来源是否真实可靠

决策分析的论证强度，很大程度上取决于所引用证据的论证强度，因此应对所引用文献进行方法学评价，在证据来源的质量不太高时，应对其局限性进行分析，并进行敏感性分析。通常情况下，基于多个研究确定的参数好于单个研究；基于严格设计的临床试验确定的参数好于一般观察性研究；基于调查获得的参数好于基于经验或主观判断；基于多名专家的经验或主观判断确定的参数好于基于个别专家。

收集证据时，应注意是否采用了客观的评价方法，是否对文献的真实性进行了严格评价，应避免主观判断，不同研究之间是否具有同质性。作者应当报告文献来源以及数据转换方法。

效用值是临床决策分析中重要的结局的量化测量指标之一。不同的临床决策应用的效用值不同。不管应用哪种量化，都应该报道量化方法的来源。对于涉及个体患者的临床决策，最好的效用值量化指标可能是患者自己对最终结局的量化估计，如果是涉及卫生政策的临床决策分析，则结局的测量指标可来源于人群研究，如正常人群的流行病学调查。对重要的影响决策的变量，应该分别计算其决策阈值，并进行比较。

（三）是否应用敏感性分析对临床决策方案的不确定性程度进行了检验

应当对所引用资料（如所有事件的概率值）的不确定性进行系统检查。在敏感性分析中应考虑要包括哪些变量，每个变量的波动范围，是否包括了所有重要变量，哪些变量能够改变决策的选择等。概率值的变动范围取决于所引用原始文献研究质量的高低，研究质量高，则概率值变动范围小，反之变动范围较大。同理，对效用值也要进行敏感性分析，其值的变动范围也取决于引用文献的质量。

二、决策分析结果的应用性

（一）决策方案的结果差异是否具有临床价值

例如，以 QALY 为效用指标时，方案之间相差 2 个月以上就认为有临床价值，而相差数天则认为各个方案是等效的。在应用其他效用值时，应该结合临床实际确定各个决策方案效用值差异的临床意义。

（二）是否注重了决策者的心理、感受和意愿

决策分析应该考虑决策者的特征，只有尊重了决策者的心理、感受和意愿，决策分析结果才能被决策者接受和采纳。在临床决策中应特别注重患者的意见。

（三）证据的不确定性能否改变分析结果

如果决策分析的结果随着重要变量赋值的改变而变化，则认为决策分析对此变量敏感。反之，可以认为决策分析结论可靠。

三、决策分析结果的个体适用性

（一）决策分析中事件概率的估计值是否符合个体患者的实际情况

如果决策分析中患者的情况和自己的患者个体情况不一致，可进一步参考其敏感性分析的结果，是否部分符合自己患者的特点，否则应该谨慎对待决策分析结论。

（二）决策分析中的效用值是否与自己患者对临床结局的评价一致

因为效用值与备选方案的选择有密切关系，必须考虑实际患者对临床结局的评价是否与决策分析中的效用值一致。如果出入较大，可用实际患者的估计值重新进行敏感性分析，观察是否改变决策分析的结论。

总之，虽然临床决策分析是一种有效的辅助临床诊断治疗的科学方法，但是该方法并没有在临床实践中得到非常广泛的应用，制约其应用的主要原因包括：临床决策分析依据的科学性和可靠性不足；生物学反应的不确定性和决策的复杂性；大样本数据用于个体效应的偏差性；统计分析结论与临床分析结论的不一致性；医务人员临床决策观念更新和行为改变的困难性；决策分析过程的复杂烦琐性等。因此，该方法的推广应用，有赖于高质量基础证据的提供，有赖于方法学的发展和相应软件的研发，更有赖于医务人员队伍的观念更新，从而更好地推动临床诊疗的科学化、规范化、客观化。

（朱 红）

第十八章 临床经济学评价证据的 循证评价与应用

> **案例 18-1:**
>
> 刘某,女,58岁,平素身体健康,无烟酒等不良嗜好。于某日突然出现全身皮疹伴瘙痒,疹与疹之间很少有正常皮肤,并以胸部、下腹部及四肢为著,高出皮肤表面,无脓疱疹以及溃疡。以"过敏性皮炎"进行诊治,未见好转,积极口服补钾,但是效果不佳,建议患者立即住院治疗,可是该患者不同意。1个月后,单位体检时腹部B超却发现肝脏肿瘤,之后经CT、磁共振及病理检查确诊为"胰腺癌肝脏转移",属于晚期。
>
> **问题:** 医生建议进行化疗,目前有3种化疗方案即吉西他滨(G)、吉西他滨联合奥沙利铂(GM)以及吉西他滨联合替吉奥(GS),患者想了解哪种化疗方案最佳?

第一节 概 述

一、临床经济学评价概念

卫生经济学(health economic)是经济学的一门分支学科,它运用经济学的一般原理和方法研究卫生系统在提供服务过程中发生的经济关系和经济活动的规律,其任务是揭示卫生系统经济活动和经济关系的规律,以便最优地筹集、开发、分配和使用卫生资源,达到提高卫生经济效益和社会效益的目的。

医疗服务不仅是运用科学技术的过程,同时也是如何合理使用有限的卫生资源的经济抉择过程。质量与效益的有机统一是质量效益时期经济学的首要特征,质量重心要求医院的医疗服务水平、医疗服务态度和医疗服务环境优质;效益重心则要求医院的经济运行畅通、高效、低耗,其连接的基础点是对医疗成本的核算与研究。在质量与效益有机统一的经济学前提下,对医生的评价不再是单一的质量标准,而是质量与效益的综合评定。医生选择的最佳临床决策应该是诊断及时、正确,治疗措施风险最小、花钱最少而疗效最好的方案,也即大多数人企盼的少花钱、治好病。

近年来,高新技术的迅猛发展以及医疗费用急剧增加,使得制定临床决策更加复杂。如何为患者提供价廉质优的治疗,如何在效益与经济之间做出科学的评估,如何选择正确的决策方法,做出最切实可行的和最佳的决策,对避免决策的盲目性具有重要的现实意义。临床经济学(clinical economic)是卫生经济学的一个分支,它在卫生经济学的理论基础上,主要利用技术经济学的评价方法,对在临床使用的药物、设备、诊疗程序等技术干预措施进行经济评价和分析,其基本目的是探讨最佳的诊断、治疗方案,评价医疗效果,以提高卫生资源的配置和利用效率,同时为决策者制定有关的政策提供信息。其核心是解决资源稀缺性和需求无限性的矛盾。临床经济学评价的主要方法是成本-效益分析、成本-效果分析、成本-效用分析以及敏感性分析。

二、临床经济学评价目的及意义

在临床决策分析中经常会用到经济学知识,往往临床医生只重视临床质量和效果评价,而未确定哪一种成本最低的投入组合在健康产出时具有较高的经济效益,这样做出的临床决策可能会有一定偏差。为了能够更好地做出临床决策,有必要把经济学知识引入临床实践,综合考虑和评价临床疗效,以期采用最适宜的诊治措施,达到最佳效果,减少不必要的成本或费用开支。

临床经济学评价可以提高卫生保健技术的技术效率、配置效率和利用效率。对卫生保健技术(药品、医疗程序、设备等)进行全方位的评价有助于新技术在临床的开发、推广和利用,淘汰落后的技术。临床经济学评价有助于遴选基本诊疗技术和药物。卫生决策者可以根据各地经济发展的现实,筛选基本诊疗技术和药物。临床经济学评价有助于推动卫生体系的机制改革,如促进医院补偿机制的改革,以及医疗机构的设置规划、大型医疗仪器设备的许可证制度、预算改革等其他宏观卫生政策的完善。临床经济学评价还能够影响医生的医疗行为，促进医疗的规范性。

第二节 临床经济学评价方案及流程

一、提出需要评价的临床经济学问题

提出一个好的、需要解决的临床问题是循证医学实践中查找证据的第一步，在临床经济学评价中亦是如此。

（一）提出临床初始经济学问题

初始的经济学问题需要掌握关于患者及所患疾病一般性知识的问题，临床医生在对患者的诊治过程中从专业角度提出问题，涉及疾病诊断、治疗、预防及预后的所有环节及与治疗有关的患者的生物、心理及社会因素等。

> **案例 18-1 分析讨论：**
>
> 胰腺癌是一种恶性程度十分高的消化系统肿瘤，发病率在全球范围内呈快速上升趋势。2018年美国预计新发胰腺癌患者5.5万例，因胰腺癌死亡人数达4.4万例。胰腺癌发病隐匿，病情进展迅速，据报道，80%胰腺癌患者无明显症状和体征，诊断时已处于局部晚期或伴随远处转移，因此预后极差。研究估计被诊断为局部晚期胰腺癌的患者生存期为16个月左右，所有疾病阶段结合起来5年生存率低于10%。2016年全国肿瘤登记中心、国家癌症中心和中国医学科学肿瘤医院的数据显示，我国胰腺癌的发病率在第9位，但是胰腺癌的病死率仅次于肝癌，位居第2位。
>
> 亚洲指南与欧美地区指南主要推荐几种治疗胰腺癌的方法：手术、化疗、放疗、支持疗法（生物治疗或中医治疗）、介入治疗。目前认为胰腺癌患者长期生存唯一有效的方法是手术切除，但多数患者确诊时已处于疾病晚期或发生远处转移，从而丧失了手术的最佳时机。我国《胰腺癌诊治指南（2014）》指出胰腺癌的治疗应做术前评估，对于不能手术切除的局部晚期胰腺癌患者，化疗可减轻症状，改善患者的预后。比较常用的晚期胰腺癌化疗方案为G、GS、GM方案。
>
> 案例18-1中，患者想了解G、GS、GM这3种化疗方案的安全性和经济性。

（二）转化成可回答的经济学问题

按照PICO原则进行初始问题的转化，不同的研究目的有不同的研究设计，因此PICO的内容和形式略有差异。临床经济学评价通常针对不同诊疗措施进行分析，与传统PICO原则主要的差异在于结局指标的选择。在传统结局指标（如效果和安全指标）基础上增加了成本的因素，因此多以成本效果比或者增量成本效果比的形式出现。

> **案例 18-1 分析讨论：**
>
> 案例18-1涉及治疗措施的经济学分析，因此主要问题是比较G、GS、GM方案治疗晚期胰腺癌的成本效果，具体按PICO原则分解如下：
>
> P：胰腺癌晚期患者；
>
> I：GS、GM方案；
>
> C：G方案；
>
> O：每获得一个生命月的增量成本、每增加一个质量调整生命月（QALM）增加的成本。
>
> G的成本效益如何？GS和GM治疗晚期胰腺癌，哪一个是最好的方案？

二、检索相关的研究证据

（一）数据库选择

文献检索不仅应考虑常规检索的数据库（如PubMed、Embase等），还应检索经济学分析的专业数据库。如英国卫生服务部的经济学评价数据库（NHS EED）。NHS EED用严格的策略检索了4个电子数据库：MEDLINE（1995至今）、CINAHL（1995至今）、Embase（2002至今）和PsycINFO（2006至今），并手检了11种核心医学期刊（如 *New England Journal of Medicine*、*JAMA*、*Lancet*、*Annals of Internal Medicine*、*Archives of Internal Medicine*、*BMJ* 等），还整合了14家大学或知名研究中心的经济学工作报告和32个卫生技术评估机构的卫生技术评估报告。NHS EED不仅系统地收集了相关的卫生经济学研究，还对纳入的研究进行了严格的质量评价，并请卫生经济学家撰写成结构式摘

要，便于使用。该库可直接从英国 York 大学评价和传播中心（Center for Reviews and Dissemination）的网站进入，也可通过 Cochrane Library 进入检索。

（二）确定关键词及检索策略

可按照 PICO 原则确定主要的检索词和检索策略，但应注意增加检索经济学证据的主题词和自由词，如："economics"、"costs and cost analysis"、"economic value of life"、"economics hospital"、"economics medical"、"economics pharmaceutical"、"cost"、"cost analysis"、"cost-effectiveness analysis"、"cost-utility analysis"、"cost-benefit analysis"。或截词检索：cost* OR econom* OR pharmacoeconomic* OR econom* evaluati* OR expenditure* OR budget*。

制定检索策略时，可借鉴 SIGN 和 NHS EED 的检索策略（表 18-1 和表 18-2）。根据需要限制发表文献语种、时限等，但需注明，以免类似研究重复，且在讨论中说明限制检索可能带来的偏倚。

表 18-1　SIGN 和 NHS EED 检索 MEDLINE 中经济学研究的检索策略

序号	检索词及组合	序号	检索词及组合
1	economics/	18	value of life/
2	cost and cost analysis/	19	exp ecomics，hospital
3	cost allocation/	20	exp economics，medical/
4	cost-benefit analysis/	21	economics，nursing/
5	cost control	22	economics，pharmaceutical/
6	cost savings/	23	exp "fees and charges" /
7	cost of illness/	24	exp budgets/
8	cost sharing/	25	（low adj cost）.mp.
9	deductibles and coinsurance/	26	（high adj cost）.mp
10	medical savings accounts/	27	（health? Care adj cost $）
11	health care costs/	28	（fiscal or funding or financial or finance）.tw.
12	direct service costs/	29	（cost adj estimate $）.mp.
13	drug costs/	30	（cost adj variable）.mp
14	employer health costs/	31	（unit adj cost $）.mp.
15	hospital costs/	32	（economics $ or pharmacoeconomic $ or price $ or pricing）.tw.
16	health expenditures	33	or/1-32
17	capital expenditures		

表 18-2　SIGN 和 NHS EED 检索 Embase 中经济学研究的检索策略

序号	检索词及组合	序号	检索词及组合
1	socioeconomics/	10	health economics/
2	cost benefit analysis/	11	hospital cost/
3	cost effectiveness analysis/	12	（fiscal or financial or finance or funding）
4	cost of illness/	13	cost minimization analysis/
5	cost control/	14	（cost adj estimate $）.mp.
6	economic aspect/	15	（cost adj variable $）.mp.
7	financial management/	16	（unit adj cost $）.mp.
8	health care cost/	17	or/1-16
9	health care financing/		

资料来源：李幼　平，李静.循证医学.北京：高等教育出版社，2010.

加拿大 McMaster 大学在美国国立医学图书馆资助下，制定了针对各主要生物医学数据库的 Hedges 系列检索策略，帮助研究人员和临床医生、医学信息工作者等提高检索效率。其中 MEDLINE 检索，只需要"cost*[Title/Abstract] OR 'cost and cost analysis'[MeSH：noexp]"就可以实现 97% 的检索准确度。另外，可加入"cost"、"cost analysis"、"cost-effectiveness analysis"、"cost-utility"、"cost-benefit analysis"，以更准确地查找到相关的经济学评价文献。研究者若能与图书信息中心的检索人员合作，可确保制定出更好的检索策略，大大提高检索效率。

> **案例 18-1 分析讨论：**
>
> 我们选择中国知识资源总库（CNKI）、中文科技期刊数据库、万方数据资源系统，国外数据库 PubMed、Elsevier 以及 Web of Science 进行检索。中文检索关键词为"晚期胰腺癌"和"临床试验"、"吉西他滨"、"奥沙利铂"、"替吉奥"、"成本效果"；英文主要检索关键词为"advanced pancreatic cancer"、"clinical trial"、"gemcitabine"、"oxaliplatin"、"cost-effectiveness"、"Markov"，查找针对晚期胰腺癌用药方案的文献，选择其中 1 篇作为样本分析：汤少梁，陈文静.基于 Markov 模型对我国晚期胰腺癌 3 种化疗方案的药物经济学研究.中国药房，2018，29（6）：784-789.

三、成本和产出的测算

（一）成本

成本（cost）是指为达到某一特定目的而消耗或放弃的资源，通常用取得物品或劳务所必须付出的货币数量来衡量。

卫生项目所消耗的资源由 4 部分组成，卫生部门、其他部门、患者家庭消耗的资源和生产力的损失。卫生部门消耗的资源包括药品、仪器、设备、住院费用和医生访视等。其他机构消耗的资源，如家政服务或社区服务等。患者和家庭消耗的资源包括自费到医院的交通成本、各种自付的费用以及患者在寻求和接受治疗时的时间消耗、家庭成员在家庭提供护理的时间消耗等。时间的消耗可以是休闲活动时间，也可以是工作时间。如果是工作时间，则属于生产力的损失。

从经济学角度讲，医疗卫生服务成本是指服务提供者为了产出一定的服务所消耗的所有资源的货币总和。在成本概念中有两个要素，一是生产的产品或者提供的服务单位，二是消耗的货币价值。针对医院来说，医疗卫生服务成本不仅消耗了医务人员的脑力和体力活动，同时也消耗了一定的物质资料。具体地说，医院的医疗成本主要包括劳务费、公务费、卫生业务费、卫生材料费、低值易耗品损耗费、固定资产折旧及大修理基金提成等。

对于医疗成本，还有其他分类标准。较为常见的是把医疗成本成为三类：即直接成本、间接成本和无形成本。直接成本包括直接与服务有关的医疗的或非医疗的资源消耗，如人员的劳动力成本、卫生材料、低值易耗品损耗费等；间接成本指后续成本和国民经济成本，有些费用与卫生服务间接相关或其成本不是针对某项卫生服务项目，如行政管理费、辅助科室费用等；无形成本指随着诊断和治疗而出现的对于患者及其家属的心理和身体的负担。

需要指出的是，在进行临床医疗成本计算时，不能把成本和费用混为一谈。成本是实际消耗，费用是医疗服务价格的货币表现。如我国计划经济时代，医疗服务价格低于成本，如果用费用来代替成本，则不能反映资源的真实消耗。

成本是测算经济活动中的一个重要环节。通过成本测算不仅可以了解经济活动中实际消耗的人力、物力和财力，还可以帮助管理者找出管理过程中存在的不足，有助于进一步探索能够在经济活动中以最少的消耗达到最大效果的方法。

（二）产出

在医疗卫生服务中，投入了多少成本，其效果如何？收益如何？这就是所谓的产出。一般而言，产出可以用效果、效益和效用等相关指标来表示。

效果是指疾病防治所带来的各种卫生方面直接结果指标的变化，如发病率或死亡率降低、治愈率提高、人群期望寿命延长等。

效益是有用效果的货币表现。与成本类似，效益也可以分为 3 类：直接效益、间接效益和无形效益。直接效益由直接与服务有关的医疗的或非医疗资源的总体节约情况计算而得，如节省的卫生资源、健康的改善及生命的延长。间接效益指后续作用对国民经济的影响，如因疾病治愈减少了医患所致的工资、奖金的损失等。无形效益指在医疗服务后患者及家属的心理和身体负担的减轻。

对于效益的测定，采用某项卫生技术所带来的效益，如减少的诊断、治疗、手术、卫生材料支出等的测定可以直接用与之相关的费用来计算。但是接受医疗服务后，健康的改善、延长生命的价值或减少的身体及精神上的痛苦所带来的收益比较难测量。这部分收益的测量，一般采用人力资本法（human capital cost approach，HCA）和意愿支付法（willingness to pay，WTP）。

效用指人们对不同健康水平和生活质量的满意程度。

四、净效益与成本分析

（一）成本识别与测量

临床经济学评价需要考虑与研究问题和研究角度相关的全部成本。实际应用中，通常将成本按照直接成本、间接成本和无形成本进行分类。直接成本的测量较为简单，即因病就诊或住院所花费的用于诊断、治疗、预防及康复等的成本和患者的交通、食宿（包括营养）、家庭护理及往返路费等个人成本。间接成本指后续成本和国民经济成本，不能直接获得，常通过3种方法计算：人力资本法、意愿支付法和摩擦成本法（friction-cost approach）。由于无形成本指的是疾病和医疗上的非经济成果，如疾病所致疼痛和死亡给家属带来的悲痛，通常难以测量，所以多数研究并未考虑这类成本。

成本的测量直接与资源消耗的数量和单位成本有关。临床经济学研究中要考虑以下几点：①资源利用数据的来源是否清晰明了，如是否来自临床试验、数据库（包括保险数据库、临床数据库等）、临床病案记录、已发表的文献或专家意见。若采用专家意见估计了资源利用情况，需报告采用的具体方法。②是否单独报告了资源消耗的数量及其单位成本。③任何资源利用或消耗情况的假设应该严格报告，若是基于临床试验的经济学评价，应考虑同步收集经济学研究数据，并准确、充分报告成本来源及其测量方法；若是通过文献收集的成本数据（比如经济学模型分析中），需要详细报告检索、筛选和收集成本资料的方法。④如果研究时间超过1年，应对成本进行贴现。⑤当收集的数据是医疗费用（charge）时，需要通过成本费用比（cost-to-charge ratio）折算为成本。⑥当研究中使用了不同国家的单位成本时，如要进行比较，结果应转换成统一的货币。建议转换时使用购买力平价（purchasing power parity，PPP）。

（二）结果的识别与测量

临床经济学研究的结果包括效果、效用和效益。一般使用临床终点指标作为成本-效果分析的产出指标，包括中间结果指标（仪器、影像学或实验室检查的结果，如血压、生化指标及影像学指标等）和终点指标（如治愈率、死亡率和残疾率等）。临床研究的终点指标与经济学评价理想的终点指标可能不一致。如果临床研究的终点指标是一个综合指标，建议经济学评估中分别列出使用的临床指标，因为不同指标的重要性不同。如果使用综合指标，建议使用加权的终点指标（如效用），得到QALY，进行成本-效用分析；或者得到折合成货币的产出，进行成本-效益分析，也可在试验中定期测量患者的生活质量，将QALY作为试验的产出之一。

1. 成本最小化分析（cost-minimization analysis，CMA）　亦称最小成本分析或成本确定分析。当研究措施与对照的临床结果（如有效性和安全性）相同时，适用成本最小化分析，即直接比较成本的大小。如果测定不同医疗措施的效果基本相同，成本低的措施经济效果好。

2. 成本-效果分析（cost-effectiveness analysis，CEA）　是目前医疗保健领域中最常用的一种经济评价方法。健康结果用物理或自然单位表示。自然单位既可以是临床中间指标，如血压下降的毫米汞柱、血糖水平的变化或临床量表评分的改善等；也可以是临床终点指标，如治愈率、死亡率、挽救生命数和延长的生命年等。

3. 成本-效用分析（cost-utility analysis，CUA）　是效果采用效用值（如QALY）来表示的一种特殊形式。QALY考虑了生命质量（QOL）和数量的变化，由于采用单一成本指标（货币）和效用指标（QALY），适用于临床结果指标不同的各种不同治疗措施之间的比较。也可采用健康年当量（healthy-years-equivalent，HYE）作为效用测量指标。

4. 成本-效益分析（cost-benefit analysis，CBA）　成本和结果均用货币表示，因而不同治疗措施之间的结果可用统一货币单位来比较优劣。目前常用估计效益的方法，即人力资本法和意愿支付法。但由于效益难以精确测定而较少使用。

两种干预措施比较时，新措施在增加临床疗效的同时可能也增加成本，尽管单位效果的成本新措施可能比老措施少，但决定是否采用新措施还需进行增量分析。即成本和结果必须以增量形式（也就是两种治疗的差异）测量。成本－效果、成本－效用等差异也必须以增量为基础（$\Delta C/\Delta E$），而不是总量或平均量。

（三）贴现

临床经济学评价中应考虑成本和结果贴现。成本和结果贴现指将未来成本和未来结果转化成现值。它反映了个人和社会对时间的偏好。如果研究时间超过 1 年，就应对成本和效果进行贴现。一般说来，贴现率的选择取决于反映社会偏好的市场利率，美国公共卫生署建议与美国政府国债的长期投资回报率一致。国际上大多数药物经济学评价指南认为应对成本和效果采用相同的贴现率，但对未来的生命年、获得的生命年、QALY 是否贴现及贴现率的大小还存在争议。不同国家采用不同的贴现率，采用 5% 贴现率的国家有澳大利亚、加拿大、芬兰、意大利、比利时、瑞士和德国；荷兰采用 4% 的贴现率；英国成本采用 6% 的贴现率，效用采用 1.5% 的贴现率；美国采用 3% 的贴现率；西班牙采用 6% 的贴现率；新西兰采用 10% 的贴现率；法国成本采用 2.5% ～ 5% 的贴现率，效用可贴现也可不贴现。

（四）增值分析

在进行经济学评价时，不仅要比较成本效果（效用、效益）比，还应该测定及报告增值分析（incremental analysis）的结果，即由于额外措施造成成本的增加时，其应该增加的效果（效用、效益）是多少。具体表示为一个项目比另一个项目多付的费用，与该项目比另一个项目多得到的效果（效用、效益）之比，称为增值比。

（五）敏感性分析

敏感性分析是评价结果或结论可靠性的方法，通过主要变量在一定范围内的变动，分析对结果或结论稳定性带来的影响。在进行成本－效益分析时，有很多变量是不确定的，如结果、成本、贴现率、仪器设备和房屋等固定资产的折旧率等。任何一个变量的改变都会导致成本或效益的改变。当一个变量改变而其他变量保持不变时，一个成本效益的结论是否跟着改变？如果结论能维持，那么该结论有一个较高的正确性。如果结论改变，应该尽力去找出变量的真实值或明确说明结论对单个变量值的敏感性。

第三节 临床经济学评价证据的评价原则

一、临床经济学评价证据的真实性评价

临床经济学评价证据的真实性评价标准和方法不及随机对照试验和其他观察性研究（如对照研究和病例对照研究等）的评价标准完善，目前有数十种质量评价指南或清单，评价条目不等，尚未形成统一共识。通常包括临床经济学研究的设计、数据收集和结果分析与解释等（如研究问题、替代方案的选择、评估形式、结果指标的测量和评价、成本计算、模型化、成本效果的时间调整、不确定性和结论的外推性等）。Straus 等在第三版《循证医学》中推荐 5 条标准评价经济学分析的真实性。

（一）是否是一个完整的经济学分析

临床经济学评价与诊疗措施的选择有关，需要评价新诊疗措施的所有相对和总成本－效果，因此一项完整的临床经济学分析必须对 2 种或 2 种以上方案的临床疗效和成本同时进行比较。我们需要考虑是否该经济学分析纳入了所有临床可行的干预措施。如晚期胰腺癌的治疗，我们同时需要考虑基础疾病的治疗、营养支持以及外科手术治疗结合放化疗等综合治疗等。理论上同一类患者所有可能的治疗方法都是对照，至少要与现存常规治疗或最小治疗比较。现存常规治疗通常是临床最常用的治疗方法或根据诊疗指南推荐的同类治疗措施；最小治疗是指比安慰剂有效的最低成本对照或空白对照。因此需要考虑比较方案实施的时间、地点、对象、方法等，是否有重要的方案遗漏，是否需要考虑空白对照等。经济学分析需要同时考虑成本和结果两个方面，单纯的成本研究或成本比较并不能提供足够的经济学证据来帮助决策。

案例 18-1 分析讨论：

　　本案例选择的经济学研究证据比较了晚期胰腺癌的 3 种化疗方案：G、GM、GS，并对 3 种治疗方案展开药物经济学评价。该研究采用 Markov 模型进行分析，模拟 5 年后晚期胰腺癌患者不同状态的分布状况；通过半圈矫正对结果进行修正，结合队列模拟结果进行成本 - 效果分析，并对成本 - 效果分析结果进行单因素敏感分析。该研究同时考虑了 3 种化疗方案治疗晚期胰腺癌患者自付的直接医疗成本和效果，因此总的来说是一个比较完善的经济学分析。

（二）是否陈述了经济学分析的角度

　　一个有效的经济学分析必须陈述其具体的研究角度，因为不同的研究角度有不同的成本和健康产出的测量，临床经济学评价的研究角度可从患者、卫生服务系统、医疗保险部门，甚至从全社会角度出发进行评价。患者角度关心的是自付的直接医疗成本和直接的非医疗成本；卫生服务系统（如医院角度）研究的是直接医疗成本；医疗保险部门计算的是保险基金支付的医疗成本，这些成本计算都有一定的局限性。理想的方式是从全社会角度评价，既参考直接医疗成本，也要考虑影响劳动生产力的间接成本，才能充分反映疾病的整个经济负担。但在资料收集比较困难的情况下，如与临床试验同时进行，可以以收集直接医疗成本为主。

案例 18-1 分析讨论：

　　该经济学分析从患者角度出发，根据江苏省人民医院的药价标准，考虑了晚期胰腺癌患者的 3 种化疗方案（G、GM 以及 GS）自付的直接医疗成本（如药物治疗成本费用）。

（三）是否有足够证据证实干预措施的效果

　　通常临床经济学评价都假设新的诊疗措施优于老的诊疗措施，因此我们需要确定是否有足够的证据证实这种假设。防治性干预措施效果评价的研究方法按其论证强度高低排序通常为多个随机对照试验的系统综述或 Meta 分析、随机对照试验、队列研究、病例对照研究、系列病例研究、横断面调查和专家意见等。因此理想的经济学评价证据中干预措施效果应通过随机对照试验及其系统综述或 Meta 分析证实。如果评价通过的是观察性研究数据、专家经验或者假设，需要考虑其效果评价的结果是否有潜在的偏倚。如果效果来自单个的临床研究（如单个的随机对照试验），不仅需要考虑该研究的设计、实施和报告质量（见相关章节），还需要考虑该研究的时间是否足够长，能否得到期望的长期健康结果。如果临床经济学评价采用了模型分析或者整合了不同来源的效果数据，则需要考虑来自文献的质量和其他来源数据的质量，包括是否采用了恰当的文献检索方法和广泛的数据库来源、纳入排除标准是否清晰、是否有足够的内容来评价数据来源的质量。

案例 18-1 分析讨论：

　　该研究干预效果数据主要来自 2005～2016 年的 CNKI、中文科技期刊数据库、万方数据资源系统，国外数据库 PubMed、Elsevier 以及 Web of Science。根据上述的"关键词"查找针对晚期胰腺癌用药方案的临床试验、系统综述以及 Meta 分析以获得相关参数。其中包括各个治疗方案的成本参数、不良反应发生率、不同干预措施的 QALM、各种健康状态之间的转移概率、健康效用值、贴现率以及阈值标准。该研究详述了具体纳入排除标准，但未说明数据来源的临床试验的研究设计及质量和具体的文献检索方法，可能存在偏倚。

（四）是否准确测量所有相关成本和结果

　　由于完整的临床经济学评价涉及成本和结果两个方面，分析时要考虑各方案中是否包含了有关成本和结果的所有重要信息，成本和结果事件是否正确识别和测量，成本和结果是否根据不同的时间做了校正，折现率是否合理等诸多因素，其目的是获得真实的临床结果和成本信息。在经济学分析中，首先要确保得到正常的临床结果。临床结果的来源包括单一的随机对照试验、系列临床试验的系统综述或 Meta 分析等。重要的是要保证临床试验的结果与实际临床工作尽可能相似。成本是否得到正确测量对结果判定同样有重要的影响。成本不仅包括直接医疗成本、直接非医疗成本，还包括间接成本、无形成本。成本资料的来源很重要，因为不同的成本来源差别很大。要考虑分析时是否包括了所有相关的成本和结果，成本和结果的测量是否采用了恰当的度量单位，成本和结果的计算是否合理，其可信度如何。

案例 18-1 分析讨论：

该经济学研究由于采用患者的角度，因此仅考虑了自付的直接医疗成本，包括胰腺癌常规管理成本（如咨询、教育、医生方式、血常规和肝肾功能检测等成本）、3 种化疗方案的药物治疗成本费用，以及营养支持、中药治疗、影像生化检查、并发症转换成本（从一种健康状态转化到另一种健康状态的成本）、不良反应事件成本和某种健康状态（包括并发症状态）的治疗成本。该研究考虑的患者相关成本较为全面，但主要的成本数据来自已发表的文献中的临床实验数据，可能会影响到成本模型数据计算的可靠性。

该研究采用了成本 – 效果分析，因此结果指标选择了转移概率，即某特定的时间段事件发生的可能性，但是 Markov 模型中的转移概率是循环周期中处于不同健康状态的概率，本研究模拟时间范围设定为 5 年，共 60 个周期，将周期换算成月，因此最终效果指标为 QALM。不同健康状态的效用值主要来源于 Romanus D 等多中心双盲随机对照的研究成果，该研究用 EQ-5D 量表来评估晚期胰腺癌患者的健康相关生命质量（HRQOL）。研究者报告了具体的纳入排除标准等。模型分析的重要效果数据包括循环周期中处于不同健康状态的转移概率。效用采用 5% 进行贴现。由于效果数据主要来自已发表的文献，因此可能不是最佳的效果数据来源，可能导致最终结果出现偏倚。

◢ （五）经济学分析类型是否合适

通常需要考虑经济学分析类型是否适合研究的问题。如果研究的问题是"在同等疗效情况下，是否新干预措施比老干预措施更便宜？"或"新干预措施比老干预措施效果好，成本更高，是否价有所值？"。前者可采用成本最小化分析，后者需要考虑增量成本效果，因此可采用成本 – 效果分析（或成本 – 效用分析等）。通常具体的经济学分析方法包括成本最小化分析、成本 – 效果分析、成本 – 效用分析、成本 – 效益分析 4 种类型。选取不同的分析方法的主要差别在于对治疗方案健康结果的不同测量。

案例 18-1 分析讨论：

该经济学评价采用了 Markov 模型进行经济学分析。根据 WHO 实体瘤效果评价标准，本研究的 Markov 模型中包括疾病缓解、稳定、进展和死亡 4 种状态。模型以 1 个月为 1 个周期，由于晚期胰腺癌生存率较低，因此共模拟 60 个周期，即 5 年时间，观察 5 年之后接受 3 种方案治疗晚期胰腺癌的最终成本效果。该研究从患者角度出发，采用 DEALE 原理计算最终效果指标，即 QALM。本研究采用 3 倍人均 GDP 作为成本效果的阈值（国家统计局网站查得 2015 年我国人均 GDP 为 50 251 元），由此得到年成本效果的阈值（WTP）150 753 元，由于本研究 Markov 模型中以 1 个月为 1 个周期，因此得出月 WTP 为 12 563 元。

该经济学评价采用成本 – 效果分析，相对于 G 方案而言，GM 方案的成本高且效果差，GS 方案效果好但成本较高，因此采用增量成本效果比评价 GM、GS 方案较 G 方案多获得一个 QALM 的增量成本。该经济学分析恰当。

综上所述，该经济学评价采用了 Markov 模型，从患者角度评价了 3 种化疗方案治疗晚期胰腺癌的成本 – 效果分析。该研究的效果数据主要来自文献检索（2005 ～ 2016 年的 CNKI、中文科技期刊数据库、万方数据资源系统，国外数据库 PubMed、Elsevier 以及 Web of Science），详细陈述了具体纳入排除标准，但未详细描述相关临床试验的研究设计及质量和相关文献的具体检索方法，因而可能存在偏倚。该研究从患者角度出发，考虑了自付的直接医疗成本；但由于成本效果数据来源于文献中的临床实验数据，可能会影响成本模型中数据计算的可靠性，带来偏倚。

二、临床经济学评价证据的重要性评价

临床经济学评价的应用需要同时考虑该研究的临床重要性，即从可能的医疗措施中获得期望的益处和成本的大小。在临床经济分析中，我们所关注的并不是某种药物的成本或者疗效，而是意向措施与另一项措施的比较成本效果；关注这一项措施在多大程度上优于另一项措施。因此通常需要考虑以下问题：

◢ （一）干预措施的成本效果比或增量成本效果比是否有临床重要性

临床经济学评价中需要考虑干预措施的比较或者获得单位效果的增量成本是否有临床重要性，

需要权衡临床获益的额外成本是否价有所值。在成本－效果分析中，如果新措施与老措施比较，不但疗效更好，而且成本更低，我们当然会选择新措施。如果新措施成本增加而效果却下降了，我们也很容易做出选择（老措施优）。但临床上更多的情况是，新措施在疗效增加的同时，也增加了成本。这时，关注每种措施的增量成本效果就显得尤为重要。因此需要结合可获得资源和患者的选择进行综合权衡。

案例 18-1 分析讨论：

该经济学研究显示随访时间为 5 年（临床试验随访长度）时，GM、GS 方案相对于 G 方案，增量成本效果比分别为 -10 999.89、15 479.64（表 18-3）。根据假设阈值为 12 563 元，相对于 G 方案而言，GM 方案的成本比 G 方案高 9555.36 元，但效果比 G 方案小 0.87QALMs，因此 GM 方案与 G 方案的增量成本效果比（ICER）为负值（-10 999.89），属于绝对劣势的方案；而 GS 方案中成本效果均大于 G 方案，且 ICER 为正值（15 479.64），但是大于本研究设定的阈值，因此，在阈值范围内，3 种方案中 G 方案为治疗晚期胰腺癌的最佳选择。

表 18-3　G、GM、GS 方案治疗晚期胰腺癌成本－效果分析

化疗方案	成本/元	增量成本/元	健康效果	增量健康效果	增量成本效果比	比较（优劣）
G	145 228.52	0	12.26	0	0	
GM	154 783.88	9 555.36	11.39	-0.87	-10 999.89	绝对劣势
GS	315 485.28	163 517.92	23.26	11.00	15 479.64	

案例 18-1 分析讨论：

该研究同时采用成本效益可接受曲线分析（图 18-1），结果显示，在成本效果的阈值范围内，GS 方案具有成本效果的概率接近于 0；GM 方案下降明显，大约在成本效果阈值达到 8000 以后保持在较低水平，并接近于 0；而 G 方案可接受曲线持续增长，并维持在较高水平，表示 G 方案可接受的概率最大，是优选的方案。

通过蒙特卡罗模拟根据净效益可接受曲线（图 18-2）来评价 3 种方案的经济性。净货币收益同时考虑了成本、效果以及支付意愿三者对决策的影响。因此，可以用来补充 ICER 的结果。3种方案始终保持增长趋势，表示随着意愿支付成本的增加获得的净效益不断增加，并且 G 方案的可接受曲线在 GM 方案之上，较 GM 方案有相对的优势，而 GM 方案占绝对劣势；GS 方案在成本效果的阈值范围内不占优势，但是斜率比 G 方案和 GM 方案大，这意味着 GS 方案在成本效果阈值达到一定值后将占优势。由于本研究设定的月成本效果的阈值设定为 12 563 元，因此，在意愿支付范围内 G 方案是最优方案。

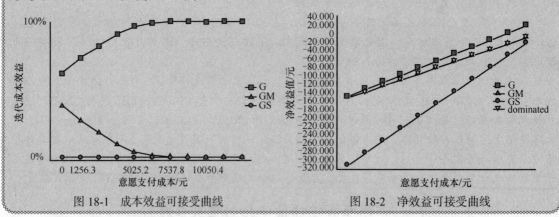

图 18-1　成本效益可接受曲线　　　　图 18-2　净效益可接受曲线

（二）经济学分析结果是否对成本或效果等变化敏感

临床经济学评价研究中，常常存在很多不确定的因素，或这些因素在不同角度、不同的时间、不同的人群、不同场合变化较大，因而影响结果的推广应用。如在不同人群中某种措施的疗效可能不同，在不同角度、不同场合，医疗成本变化较大等，都可能影响研究的结果。作者常常采用敏感性分析方法，评价成本或效果改变等不确定因素对结果影响的大小和结果的稳健性。

案例 18-1 分析讨论：

该研究采用单因素敏感性分析方法，检验不同变量对成本效果结果的影响。通过绘制单因素敏感性分析旋风图得出对研究结果影响较大的参数主要有 G 组进展到死亡的转移概率（P_{Gd}）、GM 组进展到死亡的转移概率（P_{GMpd}）。G 方案和 GM 方案从进展到死亡的转移概率是对 3 种方案相互比较时对 ICER 结果影响较大的因素。由于本研究中所设的转移概率模型的参考数据来源于文献，不能完全确保其质量。进一步评价针对 3 种化疗方案影响较大的两个因素对分析结果的影响。评价的敏感分析值为 0.1390、0.1467、0.1544、0.1621、0.1698，当晚期胰腺癌患者在 G 方案的治疗下 P_{Gd} 在敏感性分析范围的下限（0.1390）时，GM 方案不再是最劣势的选择；晚期胰腺癌患者在 GM 方案的治疗下 P_{GMpd} 在敏感性分析的上限（0.1698）时，对评价结果产生影响，GM 方案是具有经济性的。但 P_{Gd}、P_{GMpd} 在其他敏感分析值时，均是 G 方案较为稳健。

三、临床经济学评价证据的适用性评价

当评价了经济学分析的真实性和结果的重要性后，需要回答我的患者是否适用这一结果，给患者选择何种诊疗措施更合理。因此需要考虑研究的患者与我的患者在临床特征方面是否相似，是否有相似的成本和临床结果，干预措施是否相似或可行以及治疗的成本效果，以决定该经济学证据是否能应用于该患者。

（一）患者是否有相似临床特征及预期相似的临床结果

任何一项研究结果应用到实际患者身上都需要考虑研究人群的特征是否与自己的患者相似，是否自己的患者能获得预期相似的临床结果。评价自己的患者是否能够获得相同的临床结果，需要检查研究中的患者人群是否与我的患者相似，研究中的临床处理是否与当地的临床处理相似。如果实际患者符合经济分析中的纳入排除标准，那么很容易做出判断。在很多情况下，自己的患者并不完全与研究人群一致，尤其是研究人群来自随机对照试验，因其严格限定了试验条件（包括严格的纳入排除标准、研究实施过程的严格控制等），就应考虑何种原因导致了这种差异，如是否病情轻重不一（案例如胰腺癌的早中晚期）、对治疗的反应不一样（案例如对不同化疗方法不耐受）等，若分析的患者与自己的患者情况不同，应检查亚组分析结果，看相关临床变化是否允许扩大到该患者中。需要明确经济分析中的干预措施与我们临床应用的干预措施是否有差别，如干预措施的剂量、疗程等是否与临床实际情况一致，实施后患者依从性、干预措施的效果等。

案例 18-1 分析讨论：

案例 18-1 中患者为女性，58 岁，经腹部 B 超检查发现肝脏肿瘤，经 CT、磁共振及病理检查确诊为"胰腺癌肝脏转移"，属于晚期。选择的经济学分析研究纳入晚期胰腺癌患者，年龄 18～75 岁，胰腺癌为病理组织学确诊或根据症状、体征、肿瘤标志物及 2 项以上影像学方法确诊，不能手术或已发生转移，既往未接受过放化疗，因此我们的患者与选择的经济学分析研究中患者情况类似。该研究比较了 G、GM、GS 的治疗方法，对胰腺癌晚期患者给予吉西他滨（G 组）1000mg/m² ，静脉滴注 30min，第 1、8 天，目标是改善患者预后；而强化治疗分别联合奥沙利铂（GM 组）与替吉奥（GS 组）。因此可能该经济学分析研究符合我们的临床实践。该研究地点为江苏省人民医院，而我们的患者来自某地的三级甲等医院，因此可能研究地点的实际情况与我们类似。

该经济学分析的干预效果数据主要来自发表的系列胰腺癌的研究，模型中干预效果数据来自文献，但未报告临床研究设计及质量，因此可能存在偏倚。该研究采用了 QALM 作为临床效果评价指标，不同健康效用值来自外文文献，由于国外人群与中国人群对健康状态的效用评价可能存在差异，也可能存在偏倚。因此，该经济学评价的临床效果可能与我们的患者有差异，仅可作为参考。

（二）我们的患者是否有相似成本

可靠的经济学分析应报告成本事件的构成、成本资料的来源、成本的计算（包括单位成本、资源利用量或估算方法等），使读者能确定各种医疗方式及费用与自己的临床实践是否相似。文献的成本资料，尤其是国外资料与国内收费相差很大，甚至同一国家不同地区之间差别也很大。但一个好的经济学分析研究在交代了成本资料的来源和组成之后，我们仍能从中获得参考及价值。

案例 18-1 分析讨论：

　　该经济学分析从患者服务系统的角度出发，考虑了直接医疗成本，根据江苏省人民医院的药价标准，确定 3 种治疗方案的药物治疗成本费用；不良反应及二线治疗的成本来源于文献。江苏省经济发展水平、药物成本等可能与其他地区卫生服务机构有差异，可能影响结果的外推性。

（三）经济学证据的增量成本效果比和敏感性分析结果如何帮助决策

　　当一项新措施与老措施成对照相比时，如果新措施成本增加而疗效降低，我们不会选择新措施，而如果成本减少效果增加，我们肯定会接受新措施。但临床上更多时候面临的是新措施疗效增加，成本也增加了，增量分析的结果可以帮助我们做出决定。

案例 18-1 分析讨论：

　　该经济学研究模拟队列研究 G、GM、GS 方案的 5 年增量成本效果比分别为 11 845.72 元 /QALM、13 589.45 元 /QALM、13 563.44 元 /QALM，成本效果可接受曲线分析显示在成本效果阈值范围内，GS 方案具有成本效果的概率接近于 0；GM 方案下降明显，大约在 WTP 达到 8000 以后保持在较低水平，并接近于 0；而 G 方案可接受曲线持续增长，并维持在较高水平，表示 G 方案可接受的概率最大，是优选的方案。

　　该研究采用单因素敏感性分析方法，结果显示增量成本效果比对 G 组进展到死亡的转移概率、GM 组进展到死亡的转移概率效用敏感。GM 方案与 G 方案比较，单因素敏感性分析结果不是很稳定，容易受到部分参数的影响，尚无法确定哪一种为优选稳定性强的方案，但是较 GS 组稳定性强，GS 组在进行治疗时会较大程度受因素的影响。另外，GM 组进展到死亡的转移概率、G 组进展到死亡的转移概率变化等都会对是否具有更优成本效果的结论产生影响。虽然敏感性分析结果尚不能确定哪一种方案为最优方案，但蒙特卡罗模拟中的成本效果可接受曲线及净效益接受曲线显示在成本效果阈值范围内，G 方案是最优方案。

　　该研究套用了国内外的大量研究，其中计算模型转移概率基线值主要来源于国外大规模研究和国内的相关临床研究，对于国内临床试验研究的质量还需进一步考量。健康效用值研究来自一篇国外研究，敏感性分析得出的结果参数也来源于文献，使得结果研究存在一定的局限性。

（四）临床决策

　　由此可见，采用经济学研究证据帮助临床决策并不简单。不仅需要考虑我们的患者与研究中的患者在临床特征方面是否相似，是否有相似的成本事件、成本和临床结果，临床实践是否相似以及治疗的收益如何，还要考虑不同的研究目的、不同的研究角度和不同的国家的卫生保健系统及患者的实践情况，这些将极大地影响经济学分析的外推性。通常很多经济学研究证据来自国外资料，外推到国内有很大争议，尤其是不同国家资源利用不同，将带来很大偏倚。单纯的经济学证据不足以制定临床决策，应结合医生的临床经验，并考虑患者的价值观和选择，做出临床决策。对患者应用证据后，还应注重对患者的随访和对证据实践效果进行后效评价，并根据实际治疗效果，修正和调整治疗方案，使患者获得最佳的治疗结局。

案例 18-1 分析讨论：

　　因此对该患者，我们告知了他经济学分析的结果，根据她的实际情况和经济情况，患者选择了相应的化疗方案。本病例要求对患者进行定期 CT 检查，由于本研究对化疗药物的选择上有一定的不全面性，根据最新临床和经济学研究证据，调整相应的治疗方案。

第四节　临床经济学评价证据的临床应用

一、案例分析

（一）提出临床初始经济学问题

　　美国每年约有 25 万例人工全髋关节置换术（total hip arthroplasty，THA），由于人口老龄化和日益严重的肥胖水平，此需求正在迅速增加，预计到 2030 年将增至 57.2 万例。相对于体重正常者，肥胖患者（BMI > 30kg/m²）接受全髋关节置换术的手术相关费用更高，且感染等并发症及二次手术的风险也高，使术后护理费用增加。除经济因素外，医院等是根据质量指标进行评估的，这些评估指标没有或没有充分地考虑到患者的风险状况。因而医生和医院可能会因为高危患者（如极度肥胖的人）而在经济上或评分上受到损失。因此，对 BMI 过高的患者，许多医疗机构不对其提供全髋关节置换术。但这一决策并没有考虑到人工关节置换术在预期种植寿命内的长期益处。研究发现，所有肥胖水平的患者在全髋关节置换术后疼痛、功能和活动水平方面均有显著改善，而髋关节炎的非手术治疗方法虽然可以减轻症状，但不能防止其进展。因而问题就产生了，对于高 BMI 患者，与非手术治疗（NM）相比，全髋关节置换术是否在较长时间内具有成本效益。

（二）转化成可回答的经济学问题

需要解决的经济学问题是对于高 BMI 患者，与非手术治疗相比，全髋关节置换术是否在较长时间内具有成本效益。具体问题按 PICO 原则分解如下：

P：潜在的行全髋关节置换术治疗的肥胖患者；

I：全髋关节置换术；

C：非手术治疗；

O：每获得一个生命年的增量成本、每获得一个 QALY 的增量成本等。

经转化后的问题：在正常、超重、肥胖、严重肥胖、病态肥胖和超肥胖患者中，全髋关节置换术与非手术治疗的成本效益如何？

（三）检索相关研究证据

根据 PICO 原则，选择 "total hip arthroplasty"、"obesity"、"body mass index"、"quality-of-life"、"cost-effectiveness analysis"、"economics"、"costs and cost analysis" 等为关键词在 PubMed、Elsevier、Web of Science 中进行检索。选择其中最为相关的一篇经济学评价作为样本分析：Karthikeyan E. Ponnusamy，M D，Edward M. et.al. Cost-effectiveness of total hip arthroplasty versus nonoperative management in normal，overweight，obese，severely obese，morbidly obese，and super obese patients：a markov Model. The Journal of Arthroplasty. In press.

（四）临床经济学证据真实性评价

1. 是否是一个完整的经济学分析　该研究比较了不同 BMI（正常 18.5 ～ 24.9kg/m^2，超重 25 ～ 29.9kg/m^2，肥胖 30 ～ 34.9kg/m^2，严重肥胖 35 ～ 39.9kg/m^2，病态肥胖 40 ～ 49.9kg/m^2，超级肥胖 50+kg/m^2）的髋关节炎患者行髋关节置换术与非手术治疗的成本效益。该研究采用 Markov 模型进行分析，而非基于临床试验的同步经济学分析，因此未详细陈述其干预措施的具体实施方法。但是该研究考虑了两种干预措施治疗髋关节病患者的直接医疗成本和效用，因此是一个完善的经济学分析。

2. 是否陈述了经济学分析的角度　该经济学评价从卫生服务系统的角度出发，考虑了两种干预措施治疗髋关节病患者的直接医疗成本。

3. 是否有足够证据证实干预措施的效果　该研究干预效果数据主要来自已发表的相关文献，包括不同干预措施的 QALY、髋关节病并发症和各健康状态间的转换概率，以及首次髋关节置换术后再手术风险和二次手术后三次手术的风险。但作者未报告所用数据来源文献的检索方法和具体的纳入排除标准，可能存在部分偏倚。

4. 是否准确测量了所有相关成本和结果　该研究的所有成本及结果数据均来自文献。在模型中，只有直接医疗费用被考虑在内，而不包括旷工和生产力损失等间接成本。所有成本均经通胀调整为 2017 年的美元。成本贴现率为 3%。该研究结果指标为 QALY，且该研究考虑了不同健康状态之间的转化概率。

5. 经济学分析类型是否合适　该研究采用了 Markov 模型进行分析。模型中考虑了患者的不同健康状态。模型以 1 年为周期，分析了髋关节病患者 15 年里行全髋关节置换术及非手术治疗的成本效用。从卫生服务系统的角度出发，采用意愿支付法测量患者获得的 QALY，假设以 50 000 美元（常用阈值）为有更优成本效果的阈值。

该经济学评价采用成本－效用分析。ICER 是评价两种不同治疗方法成本效益最常用的指标，它评估每增加一个额外的 QALY 的边际成本。全髋关节置换术具有更高的 QALY 值，该研究想要确定额外的费用（尤其对于高 BMI 的患者）是否提供足够的改善以证明该费用的合理性，因而采用 ICER 进行评价。该经济学分析恰当。

真实性评价总结：该经济学评价采用了 Markov 型，从卫生服务系统角度评价了不同 BMI 髋关节病患者行全髋关节置换术与非手术治疗增量成本效用。该研究干预成本及效果数据均来自已发表的相关文献，但未报告文献检索策略、具体的纳入排除标准和相关研究的研究设计及质量，可能存在部分偏倚。由于从卫生服务系统研究角度出发，因而仅考虑了直接医疗成本。该经济学研究采用了恰当的成本-效用分析，总体而言质量较好。

（五）临床证据的重要性评价

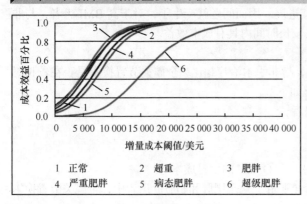

图 18-3　不同成本阈值成本效益百分比

1. 干预措施的临床效果比或增量成本效果比是否具有临床重要性　该经济学分析显示行全髋关节置换术治疗与非手术治疗相比，各 BMI 组增量成本效果比分别为：正常，6043 美元；超重，5770 美元；肥胖，5425 美元；严重肥胖，7382 美元；病态肥胖，8338 美元；超级肥胖，16 651 美元。假设每获得 1 个 QALY 最大可接受增量成本为 50 000 美元，均显示肥胖髋关节炎患者行全髋关节置换术治疗可能具有更优的成本效果。图 18-3 显示在不同的增量成本阈值时行全髋关节置换术具有成本效益的百分比。该模型发现，在 50 000 美元阈值下，与非手术治疗相比，100% 的正常、超重、肥胖、严重肥胖和病态肥胖人群，以及 99.95% 的超级肥胖人群，行全髋关节置换术具有成本效益。

2. 经济学分析结果是否对成本或效果等变化敏感　该研究采用单因素敏感性分析方法评价不同健康状态转化率、各健康状态效用值、全髋关节置换术医疗成本、年髋关节成形术随访成本、非手术治疗护理成本对经济学分析结果的影响。当基线参数值接近此灵敏度分析确定的值时，模型对该参数值敏感。结果表明该经济学分析结果对健康状态转化率、健康状态效用值、全髋关节置换术医疗成本、年髋关节成形术后随访成本敏感。因此，如果全髋关节置换术费用和年髋关节成形术后随访成本发生变化，可能对行全髋关节置换术治疗具有成本效果更优的结论产生很大影响。另外，健康状态转化率、健康状态效用值变化都会对行全髋关节置换术治疗是否具有更优成本效果的结论产生影响。但是因为阈值与基值显著不同，所以该模型对于很大范围内的参数变化都是稳定的。要使结论发生显著变化，灵敏度分析确定的参数需要求与基本情况相差甚远，例如，死亡率需要是文献报道的 15 倍，而这是不切合实际的。因而该模型是稳定的，即肥胖髋关节病患者行全髋关节置换术具有成本效益这一结论不会改变。

（六）指导决策

该研究显示，在美国，在 50 000 美元 /QALY 的阈值下（在美国被认为是很低的），所有肥胖水平患者行髋关节置换术治疗是具有成本效益的，对高 BMI 患者采取非手术治疗可能会引起不必要的医疗损失。

二、临床经济学评价的应用与展望

（一）国内外应用现状

临床经济学评价的核心目的在于比较不同治疗方案的投入与产出，从而做出最佳选择，主要应用于以下方面：

1. 应用于临床治疗，选择最佳治疗方案　例如，对于胆总管结石的治疗，目前主要有两种重要的微创治疗方法（ERCP 取石术和腹腔镜胆总管探查术），可通过分别对这两种微创方法的临床经济学进行详细评价，并进行比较，选择出最佳的治疗方案。

2. 应用于药品研究领域，选择最佳治疗药品　例如，比较缬沙坦 / 氨氯地平复方制剂与血管紧张素 Ⅱ 受体阻滞药（ARB）＋ 钙通道阻滞药（CCB）联用治疗高血压的有效性和经济性，选择治疗高血压的最佳治疗药品。

3. 应用于技术评估领域，选择适宜的新技术　例如，比较 CT 与 MRI 在诊断脑血管疾病时的有效性以及成本效果比，从而在不同的诊断方案中选择兼具有效性和经济性的最佳诊断策略，为各级卫生决策者提供决策依据。

　　在我国，医疗卫生资源极度紧张，且与浪费现象并存，分配不够公平合理，我国现今的经济发展水平和医疗保障制度的完善程度尚不足以为每个患者提供医学专业判断下的最佳治疗方案；而在一些国家，卫生经济学评价已成为制定临床决策的重要参考依据。如今，国际上有许多用来研究卫生经济学评价质量的指南，但具有较高国际认可度的指南仍然较少。最早在 1987 年 Drummond 曾建议采用 10 个问题来评价卫生经济学研究文献，并得到较高的国际认可度。下面列举一些国际常用卫生经济学评价指南，见表 18-4。

表 18-4　国际常用卫生经济学评价指南

卫生经济学评价指南名称	发表年份	有无评价清单	清单条目	指南特点
Methods for the economic evaluation of health care programmes	1987	有	10	优：更偏向于评价执行，第一次以列表形式将卫生经济学评价的主要因素分开详述，对如何执行一项卫生经济学评价或更好地呈现结果有有效的指导作用 缺：列表缺乏对文章结构指导使用时的选择借鉴
Economic analysis of health care technology	1995	有	13	优：最早是为药物经济、生物技术、医用设备公司以及政府部门等制定的，用来评价药物产品和医用产品的安全性和有效性，当时被建议为指导经济评价执行和文章撰写应当遵循的基本要求 缺：由于当时卫生经济评价仍没有统一认可的评价方法以及缺乏独立研究，这份指南仍存在偏倚，以及对文献结构不作要求，使审稿人尤其是非参与研究者很难有效地审阅文献
Guide-lines for authors and peer reviewers of economic submissions to the BMJ	1996	有	35	优：提高文献报告的清晰度，方便非研究人员阅读，对审稿人有较大的帮助 缺：从清晰度和结构化上来说有待提高
Recommendations for reporting cost-effectiveness analyses	1996	有	37	优：美国公共卫生服务机构为规范成本 - 效果分析报告提出，对成本和效果这一评价方法给出较为系统的介绍
The quality of health economic studies（QHES）list	2003	有	16	优：专门适用于最小成本、成本 - 效果和成本 - 效用这 3 种经济分析方法；指南强调评价的方法、依据以及结果的清晰性，即经济学评价执行的质量；QHES 与其他指南最大的不同是它的每一评价条目都赋有权重分数（根据条目的重要性不同，权重有所不同），对于使用者来说可以更好地判断经济学评价的质量 缺：没有给出分数等级，一般认为大于 75 分为质量好的文献
Design，execution，interpretation and reporting of economic evaluation studies in obstetrics	2004	有	33	优：主要用于妇产科和生殖科学经济评价的设计、执行、解释和报告，为其提供一个标准统一的评价指南；在文章结构上有很大进步，从标题、背景介绍、方法和资料、结果到评论都有要求，对研究人员和非研究人员都更为方便易懂
The consensus on health economic criteria（CHEC）list	2005	有	19	优：由 23 位国际专家组成专家组经过 3 轮讨论会制定，其实用性得到大多数使用者认可，这份指南被视为卫生经济学项目评价的最低标准 缺：由于评价方法学的不断发展，为避免受指南的刚性约束，研究人员可以增加相关的条目
Good research practices for cost effectiveness analysis alongside clinical trials	2005	有	14	优：针对临床试验的经济分析，在设计、数据收集等执行方面有指导意义，同时提高文章的可读性，可作为这类评价方法的通用指南
Evidence and value：impact on decision making-the evidem framework and potential applications	2008	有	11	优：针对实施一个卫生决策（如保健干预措施）的实用框架中的一部分，方便在审议卫生决策的过程中提供清晰的证据和对决策每一个环节进行讨论。适用于执行和报告的评价
Guide-lines for conducting and reporting economic evaluation of fall prevention strategies	2010	有	10	优：国际骨质疏松基金会和国家骨质疏松基金会 2010 年提出预防老年人跌倒的经济评价指南，这份指南可以作为这一类干预措施评价的统一指南，对于提高经济评价文献质量，提出有效预防跌倒的策略有帮助。该指南分为 10 个部分归纳为 42 个问题，较为详细地考虑到了经济评价中关键的问题，有利于经济评价的执行和报告，但是指南欠缺结构性，对于审稿人和读者来说仍有挑战

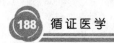

卫生经济学评价指南名称	发表年份	有无评价清单	清单条目	指南特点
Consolidated health economic evaluation reporting standards（CHEERS）	2013	有	24	优：是目前最新的极具结构优化的文献评价报告指南，评价方法和技术为目前国际统一方法，评价的研究类型广泛，如药物经济、卫生干预措施等，能较好反映卫生经济学评价文章质量的综合性指南，同时具有良好的操作性，更值得研究人员将其作为一个好的评估指南 缺：仅用于卫生经济学文献报告质量评价，无法研究卫生经济学评价执行过程的质量

（二）存在问题

就目前情况而言，国内许多临床研究仍侧重于临床治疗的安全性、有效性和卫生决策的社会价值，少有的卫生经济学评价也大多沿用国外的方法与指南。由于我国经济水平、医疗水平和医疗保险体制方面均与国外存在差异，故有必要开展前瞻性研究，结合中国国情，以提供相关的适合我国国情的卫生经济学资料，并应用于医疗决策过程。

（三）展望

1. 传统和现代经济学进一步结合　理论上，要深入探讨医药卫生干预给个人和社会带来的价值评价标准，还需将经济学评价与卫生经济学研究中有关患者就医行为和医务人员诊疗行为对卫生服务成本和产出的影响分析有机结合，深入研究讨论社会选择及个体优化政策的相互关系，以便指导如何整合从研究患者、医务人员及健康人群等多方位的成本与产出分析。只有涉及合理的制度，使医生、患者和社会角度的成本和离异趋同，在真正意义上开展、整合、评价和应用经济学评价证据，才能更好地指导医药卫生决策，建立公平有效的医药卫生体系。

2. 完善和创新评估方法和测量工具　近年来有关成本－效益分析的研究开始增多。越来越多的研究也开始应用离散选择模型来测量健康偏好及价值判断，对成本－效果分析与成本－效益分析的共同发展与融合具有一定的促进作用。传统决策模型存在很多问题，有学者探索应用复杂系统研究中的建模和仿真等方法来研究医药卫生领域复杂系统的动态规律，深入分析医药卫生干预措施的成本－产出路径。通过合理充分整合现实世界的数据，具体分析比较成本变化因素中哪些因价格因素导致，哪些由疗程和效果导致；分析比较生命质量变化因素中哪些因患者偏好不同，哪些由疗程和效果导致。

3. 找到使用评估证据的突破点　临床经济学评估通常在确认服务项目具有效力和效果后开展才更有意义。因我们需要把应该做（有效力和效果）的事情做得更好（有效率），使其物有所值。但目前无论是发达国家还是我国，并非所有上市药品和干预手段都用随机对照试验开展过效力和效果研究。因此，根据现实情况开展经济评价仍有重要价值。在我国有关中医药的临床疗效大多尚不清楚，是否可用该研究的思路和方法开展经济学评估，提出经营效果较差的项目后，再对有优势和潜力的品种和项目进行深入的效力研究，从开展经济学分析入手的价值研究就值得深入探讨。

（姚　燕）

第十九章 卫生技术评估与应用

案例 19-1：

　　农村生活污水处理技术评估方法与案例研究：我国农村人口数量多，居住分散，根据 2010 年第六次人口普查结果，我国农业人口为 6.74 亿，占总人口的 50.23%。据调查，我国农村生活污水的排放量为 80 亿吨 / 年，约占全国生活污水排放量的 50%。但是农村基础设施建设滞后，许多农村还未建设污水处理设施，已建的污水处理工艺参差不齐，且存在某些不良的污水排放习惯，导致农村环境污染日益严重，农村污染防治已成为我国环境治理的重要组成部分。选择适用的污水处理技术是农村生活污水处理的关键。

问题： 选择何种污水处理技术？所选污水处理技术是否有效？如何评估？

第一节 概　述

一、基本概念

（一）卫生技术

　　卫生技术（health technology，HT）是指用于卫生保健领域和医疗服务系统的特定知识与技术体系，包括药物、医疗器械、卫生材料、医疗方案、技术程序、后勤支持系统和行政管理组织等，或泛指一切用于疾病预防、筛查、诊断、治疗和康复以及促进健康、提高生存质量和生存期的技术手段。

　　卫生技术依据医学特征可分为以下几种。①预防技术：保护群体或者个体免受疾病或突发事件的侵害。②诊断技术：帮助鉴别和确诊疾病。③治疗技术：减缓或根治疾病。④康复技术：促进健康、提高生存质量和生存期。⑤医学行政管理组织：保证卫生保健业务活动的高效率。⑥医学后勤支持系统：为患者特别是住院患者提供后勤服务。卫生技术具有技术特性、安全性、有效性、经济学特性、社会和伦理适应性。

　　1. 卫生技术的技术特性（technical properties）　是指卫生技术的操作特性以及是否符合该技术在设计、加工、耐受性、可靠性、使用性和维护等方面的规范。

　　2. 卫生技术的安全性（safety）　是指卫生技术在特定的条件下，如有某种健康问题的患者、具有一定训练的医生及在特定治疗场所应用时可能出现的危险程度（不良反应的发生率和严重程度）及患者的可接受程度。

　　3. 卫生技术的有效性（effectiveness）　是指卫生技术在应用时改善患者健康状况的能力，包括效力和效果。效力是指在理想情况下将卫生技术应用于某一特定的健康问题时的作用。效果是在一般的或日常条件下将卫生技术应用于某一特定的健康问题时的作用。二者差别较大，如在设计严密的临床试验中，对符合入选标准的研究对象实施干预措施，并且试验过程严格管理，得出的干预措施的作用，可以理解为干预措施的"效力"。评价某保健疗法作用时，使用者根据自身情况不定期、不定时使用，且操作过程没有严格限制，不一定规范，此时得到的疗法作用，可以理解为"效果"。

　　4. 卫生技术的经济学特性（economic attributes or impacts）　包括卫生技术的微观经济特性（microeconomic attributes or impacts）和宏观经济特性（macroeconomic attributes or impacts）。微观经济特性主要涉及卫生技术的成本、价格、付费情况和支付水平等，同时还涉及比较应用卫生技术时对资源的要求和产生的结果，如成本 - 效果分析、成本 - 效用分析和成本 - 效益分析。宏观经济学特性包括新技术对国家健康费用的影响、对卫生资源在不同健康项目或健康领域中分配的影响，以及对门诊和住院患者的影响。

　　5. 卫生技术的社会和伦理适应性　有些卫生技术在发展和探索过程中有时会带来社会环境的变化，如遗传试验、辅助生殖治疗技术、重要器官的移植和临终患者的生命支持系统等，涉及法律条例和社会规范，由此提出了一系列社会和伦理问题。

　　"卫生技术"是一把双刃剑，一方面，高科技卫生技术的应用和推广增强了人类诊断和防治疾病的能力，提高了人类健康水平；另一方面，它也可能带来一些消极影响和不良后果，如医疗手段的滥用和不成熟卫生技术的应用等，导致医疗卫生系统成本上涨，但成本并不总是与临床结果相对等。人类追求健康的脚步不会停下，对高科技卫生技术的需求同样不会停止，因此，卫生技术的评估越来越受到关注和重视，已成为世界各国卫生决策的重要组成部分。

（二）卫生技术评估

卫生技术评估（health technology assessment，HTA）是指应用循证医学和卫生经济学等相关学科的原理和方法，对卫生技术的技术特性、安全性、有效性、经济学特性及社会和伦理适应性进行系统全面的评价，为决策者制定卫生技术相关政策提供决策依据，从而优化卫生资源配置，提高卫生资源的利用质量和效率。

卫生技术是否有效，是否安全，成本－效果、成本－效用和成本－效益如何，有些是已知的，有些是未知的，还有些是"未意识到的"未知的。卫生技术评估的最终目的是怀疑我们已经知道的，努力探索我们不知道的，期待充分利用卫生资源，增强人民健康。

卫生技术评估与循证医学是惺惺相惜，共同发展的关系。哈佛大学教授 Robert Merton 认为科学就是有组织的怀疑。卫生技术评估作为卫生决策辅助工具，在探索未知的前提下，充分挖掘有应用前景、对人类有益的新技术，淘汰陈旧、落后的技术，在多个时间领域表现其重要价值。系统综述是针对某一具体临床或管理问题，系统收集全球所有的相关研究，用统一的科学评价标准，筛选出符合纳入标准、质量好的文献，用定性或定量的方法进行综合，做出决策建议。系统综述是循证医学中常用的研究方法，更是卫生技术评估的主要评价方法之一。

1. 评估时机　现代科学技术的飞速发展，卫生技术也在不断创新和创造中完成自我更新，数以万计的卫生技术已经成为曾经拥有。新技术从应运而生、广泛传播和利用，最终被淘汰，成为下一个新技术的基础或起点，是一个必然经历的生命周期。"评估"可在卫生技术所处"生命周期"的任何阶段进行，没有统一的要求和规定，依据需求而定。卫生技术的评估也不是一次性的评估，应根据需要在不同阶段反复进行。如某些早期认为有效的技术经实践后发现弊大于利，或者评估早期疗效差，经过改良后应用在人群中利大于弊，成为有效药物。

2. 评估的重要性　尽管卫生技术评估仍然处于发展阶段，需要不断创新，在实践中改革，但卫生技术评估已成为一些国家卫生系统发展的重要力量。尤其在当下，医药卫生领域正面临前所未有的挑战，卫生技术评估更应发挥其重要作用。2000 年 WHO 年报报道，全球每年用于卫生研究的费用高达 500 ～ 600 亿美元，其中仅 10% 用于发展中国家解决全球 90% 人口卫生问题。2005 年联合国公布医疗公平性全球排名，中国位于 193 个国家中的 189 名，说明我们正面临着卫生资源配置公平性的挑战。在这种资源有限、需求和费用不断增长、资源分配严重不均的背景下，对卫生技术评估提出了新的要求。作为卫生决策辅助工具的卫生技术评估理应发挥其优势：为卫生行政部门制定公共卫生计划、合理配置有限的卫生资源、研发创新与调控推广卫生技术的政策制定等方面提供科学依据；为相关组织机构对药物、治疗方案和其他技术是否进入市场提供决策依据；帮助卫生技术的提供者和付费者决定是否将某项卫生技术列入卫生福利计划，确定合理的报销项目和比例；制定卫生技术的生产、应用、维护和再利用等方面的标准；通过卫生技术评估，推陈出新淘汰落后技术，充分应用有前景的新技术，帮助卫生技术的提供者和消费者合理选择卫生技术服务。

二、卫生技术评估的发展

技术评估于 20 世纪 60 年代首先在美国兴起，在 1965 年由美国的 Emilio Daddario 议员正式提出技术评估这个术语。1972 年美国国会众议院制定和通过了技术评估条例，建立了全球第一个技术评估办公室（office of technology assessment，OTA），1973 年首次进行了卫生技术评估。1980 年以后，丹麦、西班牙、荷兰、瑞典、法国、英国、加拿大等国家先后开展了卫生技术评估工作，为这些国家卫生技术的研发、应用、推广与淘汰提供了科学、可靠的依据。我国在 20 世纪 80 年代引入技术评估的概念，1994 年在原上海第一医科大学公共卫生学院成立了卫生部第一家医学技术评估中心。

经过几十年的发展，卫生技术评估已经形成了独立的学科体系，国家和地区级的卫生技术评估机构不断增加，评估程序更加透明，研究对象已从单一的医疗技术扩展到卫生健康领域的多个方面，更加强调评估方法的科学化和标准化，更加注重结果的传播和政策应用。虽然广泛开展卫生技术评估已成为必然，但在当前疾病负担重，人口剧增的社会条件下，对卫生技术评估的发展提出了新的要求。例如，在资源有限、需求和费用不断增长的背景下，如何合理选择防治方案。卫生技术评估不仅需应用科学的证据评价方法，还必须考虑证据的价值及技术应用的社会和伦理影响。

第二节　卫生技术评估的步骤与方法

一、评估的基本步骤

（一）确定评估项目

评估项目既可以是在研的新技术，也可以选择刚使用的新技术和已用的技术，甚至可以选择已经淘汰的技术。评估项目的确定主要取决于提出评估申请组织机构的目的、医疗实践的需要、用户和决策者的需要。国家卫生行政部门主要从宏观层面出发，考虑卫生技术的安全性、潜在的社会伦理和道德法律方面的影响、技术的经济学效果、卫生资源配置等。企业选择项目时更注重卫生技术的潜在市场规模、投资回报率、能得到多大的市场份额、安全性和有效性等。

> **案例 19-1 分析讨论：**
>
> 随着决策科学的发展，一些学者采用模糊优劣系数法、层次分析（AHP）法、三角模糊数和 AHP 法综合的模糊评价、二级模糊综合评价法、模糊积分模型、灰色关联-TOPSIS 模型综合效能评价法、灰色综合评判法等方法评估包括处理农村生活污水在内的污水处理技术。然而目前常用的机遇应用决策科学的综合评估方法虽具有因素全面、客观定量的优点，但存在评估指标体系较复杂、指标繁多、评估重点不突出、应用性不强的问题。根据农村的特点，确定农村生活污水处理技术选择的原则：①占地面积小。随着经济快速发展，农村土地资源价值进入升值通道，因此占地面积成为农村污水处理技术选择时需要考虑的关键问题之一，特别是在经济飞速发展的城市郊区农村。②性价比高。即农村生活污水处理技术应一次性投资少，运行费用低，处理效果好。③技术成熟稳定。要求污水处理技术成熟稳定，故障率小，运行管理方便简单。

（二）明确评估具体问题

明确评估具体问题是卫生技术评估的关键步骤，可为后续步骤指明评价方向。提出评估具体问题时，可借鉴循证医学构建问题的 PICO 要素，PICO 要素分别为：特定的评价人群（P）、干预措施（I）、对照措施（C）、结局指标（O），具体内容见本书第二章。用 PICO 要素设计问题，可以使评估目标更清晰，明确评估项目的主要关注点，还可以将评估者（制证者）的结果和观点与使用评估结果的人（用证者）的需求对接，有利于卫生技术评估建议的传播。

> **案例 19-1 分析讨论：**
>
> P：以广州市某郊区农村生活污水处理技术筛选为研究对象。
>
> I：最终确定 6 类典型的农村生活污水处理备选技术及其参数。处理技术：A/O、A2/O、水解酸化（厌氧）+接触氧化、厌氧+生态沟、厌氧+氧化塘、厌氧+人工湿地。备选技术库入库门槛条件：①技术已实现实际工程应用；②污水经处理后可稳定达标；③技术成熟可靠。
>
> O：核心因素，投资（元/吨）、占地面积（m²/吨）、运营费（元/吨）；次重因素，COD 去除效果、氨氮去除效果、总磷去除效果、技术先进性、技术可靠性、升级改造能力、维护难易度、环境卫生与安全。

（三）确定评估机构

卫生技术评估组织可分为政府机构、营利性或非营利性的私营机构等组织模式。以自由市场经济为指导思想的卫生保健体系，是由私人资本建立的卫生技术评估组织，而建立在全民责任基础上的卫生保健体系，是政府或公益性机构设立的卫生技术评估组织。

目前已知全球共有 31 个国家和地区建立了卫生技术评估机构和相关工作机制，由于各国卫生系统结构、经济发展水平和社会人文环境等各不相同，卫生技术评估的组织模式和管理制度差异较大。我国 20 世纪 90 年代末期开始建立卫生技术评估，多数卫生技术评估活动组织者和发起者都是卫生部门，相关活动经费由财政支持，因此可归为卫生部门组织模式。目前主要包括国家卫生健康委卫生发展研究中心、四川大学华西医学院中国循证医学中心、复旦大学国家卫生健康委卫生技术评估重点实验室、浙江大学生物工程技术评估中心和北京大学医学院医学伦理研究中心。随着卫生技术评估需求的增加，逐渐出现了地方从事卫生技术评估活动的机构。总体来看，我国卫生技术评估体系有待完善，多数现有卫生技术评估机构受不同委托方委托开展独立卫生技术评估研究，彼此之间未建立常规协调和沟通机制。

（四）进行评估设计

卫生技术评估需在医学研究设计框架下开展评估工作，一般评估设计分为叙述性文献综述、系统文献综述、流行病学研究设计、卫生经济学评价设计及社会和伦理适应性分析。这些研究可以基于已有的数据综合评价，当数据不完整时，有必要开展现场调查研究，获取原始数据。

> **案例 19-1 分析讨论：**
> 　　根据农村生活污水处理技术选择的原则，建立"三步式"综合评估方法：①以吨水占地面积评估为限制性因素评估；②以费用效益分析为核心因素评估；③以层次分析 + 灰色关联度为次重因素评估。

（五）收集相关数据

公开发表的文献是卫生技术评估常用的资料来源，可在常用的文献数据库中查找（见本书第三章）。多个国家还提供卫生技术评估网站，如英国国家卫生技术评估协调中心（NCCHTA）、国际卫生技术评估网站（INAHTA）、加拿大药物与技术评估协会网站（CADTH）等。卫生技术评估还常用临床现有数据资料库、政府报告、卫生专业协会的报告、市场研究报告、有关公司的报告、各类媒体报告等。在现有资料匮乏和证据短缺的情况下，依据流行病学研究设计开展现场调查研究补充评估资料是必要的。

> **案例 19-1 分析讨论：**
> 　　以广州市郊区农村生活污水处理技术筛选为研究对象，通过文献调研、实地调研及信函调研等途径收集目前该郊区农村常用的生活污水处理技术参数并整理分析。

（六）评价证据

收集到的证据由于来源不同、研究设计不同，证据质量有很大差别，因此需要对所得证据进行全面、客观的评价。证据评价一般依据证据质量，证据的分类与分级见本书相关章节。证据质量是指在多大程度上能够确信评估的正确性，在此基础上依据研究问题类型和方法学的科学性、严格性将证据分级。

> **案例 19-1 分析讨论：**
> 　　次重因素评估中各指标的参数值通过专家评分得出。向 25 位理论知识和实际经验均比较丰富的废水治理专家发送了评分问卷，专家从次重因素的各评估指标对 6 类技术进行评分，回收到 23 份有效评分表，采用 AHP 法求解出各指标最终权重（w）。

（七）合成资料

评价的证据必须整合后利用。首先，卫生技术评估是循证医学 3 类综合证据之一，其特点即为对多个原始研究再加工后得到有效证据。其次，对于大多数卫生技术评估而言，某项原始研究结论没有综合多项研究结论稳定，卫生技术评估需要基于评价结果做出推荐意见，多数可被卫生政策直接采纳，因此有效整合资料十分重要。常见的整合方法有 Meta 分析、模型分析、系统综述、非结构性文献研究和定性方法。

> **案例 19-1 分析讨论：**
> 　　占地面积评估是对技术中的吨水占地面积进行标准分评估，明确各技术类型相对占地面积；费用效益分析是指通过权衡各备选方案的效益与费用来评估方案的可行性，能较全面地鉴别评估备选方案的环境效益、经济效益、技术性能等；采用层次分析 + 灰色关联度的评估方法对次重因素评估；最后综合"三步"评估结果，得到综合评估结果。

（八）得出结论和提出建议

结论是评估的结果和发现，建议是根据研究发现所做出的意见。由于用来评估的研究证据的质量差别较大，所得结果和建议的科学性和说服力也不同，因此结论和建议必须与证据的质量和强度相联系，证据质量越高越有助于提出明确结果和高强度的建议。

案例 19-1 分析讨论：

结果表明，在土地限制性强的区域，水解酸化（厌氧）＋接触氧化组合工艺为最佳可行技术，在土地限制性弱的区域，厌氧＋人工湿地组合工艺为最佳可行技术。

（九）传播结果

传播卫生技术评估报告的结果和建议的方法应从目标人群、媒体和传播技术或策略三方面考虑。针对有各类需求的目标人群采用不同媒介和传播方式，同时考虑应用传播技巧，使结果向宏观政策或微观决策转化，产生社会影响。目标人群可归纳为临床医师、患者／用户、技术提供机构、质控机构、政府决策者、生物医学研究人员、健康保健产品生产商、新闻专业人员及教育机构。传播方式包括各种媒体、印刷宣传品、电子产品、网络等。

（十）监测评估结果使用效果

考察评估结果的影响主要看其能否影响到政策法规的制定，能否对技术的传播和使用产生实质性影响，能否改变医生的行为以及能否改变患者的认知。常见影响卫生技术评估结果产生作用的因素包括提供技术服务的机构、医务人员、环境因素、评估结果或建议的特点。

二、常见评估方法

（一）卫生技术的安全性和有效性评估

常选用系统综述、叙述性文献综述、随机对照试验、病例对照研究、队列研究、横断面研究、生态学研究等。

1. 文献综述　是文献综合评述的简称，指在全面收集、阅读大量的研究文献的基础上，经过归纳整理、分析鉴别，对所研究的问题在一定时期内取得的研究成果、存在的问题以及新的发展趋势等进行系统、全面的叙述，可分为系统综述和传统的叙述性文献综述。叙述性文献综述有助于广泛了解某一疾病的全貌，而系统综述有助于深入了解某一具体疾病的诊治。

（1）叙述性文献综述：通常是作者根据自己的选题采用定性研究方法，对一系列相关文献进行归纳整理分析，并提出自己的观点，往往带有专家观点的倾向性。叙述性文献综述可以涉及某一问题的多个方面，如某疾病的流行病学、诊断治疗方法、病理生理等，也可仅涉及某一方面的问题，如仅对某疾病的治疗方法详细阐述。

（2）系统综述：采用统一科学的评价标准，针对某一具体临床问题进行全面、系统的文献收集，对符合纳入标准的研究进行严格评价，然后采用汇总的方法对筛选出的文献进行定性分析与定量合成，并加以说明进而得出可靠的结论。当系统综述用定量合成的方法对资料进行统计学处理时称为 Meta 分析。

2. 流行病学研究

（1）随机对照试验：就是利用随机化分组的方法将受试对象随机分配到试验组和对照组，进行试验技术与对照技术（标准技术，安慰剂或其他方法）处理结果的比较研究，直接在人体中观察试验技术的功效与安全性。由于随机对照试验设计严谨，有效控制混杂因素，内部真实性较高，普遍认为其设计优于观察性研究，但在安全性研究中，随机对照试验可能因随访时间和样本量的关系，存在未观察到或低估了危害事件的风险。

（2）观察性研究：主要包括病例对照研究、队列研究、横断面研究等，观察性研究没有人为干预，外部真实性更好，不能用随机分组方法来平衡或消除非处理因素对结果的影响，存在较大的偏倚。

病例对照研究是选择一组患某病的患者作为病例组，再选择一组不患该病的对象作为对照组，比较两组人群暴露于某研究因素的情况，如果两组的暴露率确有差别，则可检验该病结局与研究因素之间存在关联的假说。队列研究是将特定人群分为暴露于某研究因素与未暴露于某研究因素的两个人群或不同暴露水平的几个亚人群，追踪观察其各自的转归或不良事件发生结局，比较各组的转归或不良事件发生率，从而判定研究因素与转归或不良事件的发生有无因果关联，以及关联程度大小的一种分析性研究方法。在卫生技术评估中使用病例对照研究和队列研究方法时，研究因素是指卫生技术，而暴露是指卫生技术的使用。

（二）经济性评估

成本是商品生产中耗费的物质资料价值（物化劳动）和必要劳动（活劳动）的货币表现。卫生技术的成本计算要全面考虑，不仅要考虑卫生技术本身所消耗的成本，而且要考虑与卫生技术相配套的其他相关的成本消耗。卫生技术的经济学评价常用方法有成本－效果分析、成本－效益分析和成本－效用分析。评价方法的区别在于以何种方式测量卫生技术的结果，用自然单位作为效果评价指标，如获得的生命年，可称之为成本－效果分析，用货币表示则为成本－效益分析，用合成单位表示则为成本－效用分析。在实施卫生技术评估时根据研究问题、结合数据的可得性选择合适的经济学评价类型。

1. 卫生技术的成本－效果分析 是评价卫生技术方案经济效果的一种方法，它不仅研究卫生技术方案的成本，同时研究卫生技术方案的结果，以体现有限的卫生资源发挥最大的经济效益和社会效益的经济学思想。这是目前在卫生技术经济评价方法中最常用的一种方法，分析时尽量采用终点指标，如果不可行，则选择与研究对象健康状况或病情相关的重要指标。终点指标可考虑挽回的死亡数、延长的生命年、失去的健康日、失去的健康年、由于死亡而失去的生命日、由于死亡而失去的生命年、由于病残而失去的天数、被预防的病例数等。重要的中间指标包括症状、危险因素或测定的结果，如溃疡的愈合率、乙肝病毒 e 抗原的转阴率、血清胆固醇的下降程度、血压的下降程度等。

2. 卫生技术的成本－效益分析 是比较单个或多个卫生技术服务项目之间所耗全部资源的成本－价值和由此产生的健康结果的货币值（效益）的一种方法，目的在于选择成本－效益较好的卫生技术项目。成本－效益分析要求成本和效益用同样的货币单位来表示，如果结果很难转换成金额，或者不易用金额表示，这种分析方法就难以使用了。如某项卫生技术减少的诊断、治疗、卫生材料的支出等的测定相对来说比较简单明了，可直接采用与之相关的费用来计算。卫生技术使用后延长生命的价值、疼痛的减轻程度、失去的空闲时间等的价值比较难以测量，对这些效益的测量，一般常用人力资本法和意愿支付法。

3. 卫生技术的成本－效用分析 本质上是成本－效果分析，只是评价效果时不仅注意健康状况，而且注重生产质量。通过比较不同疾病治疗或预防干预措施的成本－效果，使不同干预技术的经济学评价结果具有可比性。常用的效用评价指标是质量调整生命年和伤残调整生命年。当干预措施和对照措施对于研究对象健康相关生命质量的影响的差值可获得时，使用成本－效用分析。

（三）社会和伦理适应性评估

1. 非结构式访谈法（unstructured interview） 不设计要询问的规定问题，可以使用简单问题清单，但不受清单限制，也无事先规定的可能答案，可随意作答。目的在于使访谈对象充分表达自己的看法。

2. 半结构式访谈（semi-structured interview） 主要根据事先确定的问题进行访谈，可以在访谈中出现新想法，但主要议题还是事先确定的问题清单。

3. 结构式访谈法（structured interview） 主要用于描述回答者的观点和分析回答者的文化与行为，访谈的成功与否取决于研究中事先对研究人群观点与认识的了解程度。

4. 小组访谈（group discussion） 包括焦点组访谈和非焦点组访谈。焦点组访谈目的是了解参加人员对某个问题的看法与认识，非焦点组访谈在人员组成与操作程序上都没有焦点访谈严格。

5. 观察法（observation） 有非参与型观察和参与型观察，二者的主要区别在于观察者是否与被观察者密切接触，参与他们的活动并产生影响。

第三节　卫生技术评估的应用

一、案例研究 1：便携式早期清创冲洗器的卫生技术评估

（一）评估背景

战创伤是战时战斗减员的主要原因，伤口感染控制效果是能否恢复战斗力的重要影响因素。临床实践证明，清创术是预防和治疗创伤感染的最佳措施。清创术主要分为手术清创和清创冲洗，早期清创冲洗效果优于手术清创。基于此，探索一种能够进行早期清创的设备或技术尤为必要。便携式早期清创冲洗器，具有操作简捷、携带方便等特性，能够有效提高早期清创救治水平。但目前尚无此类清创冲洗设备／仪器的综合评价。

（二）确定评估目标

通过卫生技术评估方法，对便携式早期清创冲洗器的技术特性、有效性、安全性、经济性等进行较科学的评估，从而为上级管理部门制定政策提供参考。

（三）具体评估问题

采用 PICOS 原则将原始问题转化为如下形式：

P：创伤患者，实验动物；

I：便携式早期清创冲洗器；

C：其他同类清创、冲洗设备/仪器；

O：O1——污染物清除率，O2——24 小时菌落计数。成本效果分析中的成本指标为 C1——平均冲洗时间，C2——平均冲洗液体用量，C3——平均单次冲洗费用，效果指标 E1、E2 分别对应结局指标 O1、O2。

S：便携式早期清创冲洗器等设备的效果评价、临床试验、动物实验。

（四）评估方法

文献综述和卫生经济学评价。

（五）收集相关数据

使用主题词"清创"、"冲洗"在 CNKI、万方数据库中进行检索，同时使用主题词"debrement"、"cleaning"在 PubMed、ResearchGate 数据库中进行检索。

（六）结果解读

根据纳入标准和排除标准最终纳入 4 种 3 类清创冲洗设备，分别为：①创伤脉冲冲洗器和 W-201 型脉冲冲洗器；② UW1-Ⅱ型超声波创伤冲洗机；③便携式早期清创冲洗器。

1. 技术特性 操作性、电力依赖性、便携性和环境适应性 4 种性能指标综合比较，便携式早期清创冲洗器强于脉冲式和超声波式。

2. 有效性和安全性 结果来源于动物实验。多数文献涉及污染物清除率和冲洗后 24 小时创面菌落计数 2 项指标。

便携式早期清创冲洗器污染物清除率最高，菌落计数最低。超声波创伤冲洗机污染物清除率最低，菌落计数最高。文献中均没有报道清创冲洗设备在应用过程中的不良反应事件。

3. 经济性 清创冲洗设备的成本主要涵盖冲洗时间、液体用量和单次费用。便携式早期清创冲洗器的冲洗时间最短，液体用量和单次费用均最少，而脉冲冲洗器冲洗时间最长，液体用量和单次费用最多。

采用成本效果比（cost/effectiveness，C/E），除 E1 为正向指标外，C1、C2、C3、E2 均为负向指标，故取计算公式如下：

$$C/E=（C1+C2+C3）/（E1+1/E2） \tag{19-1}$$

因 5 种指标单位不同，不属于同一量纲，为消除其中影响，首先进行数据标准化处理，以增强数据指标之间的可比性。采用归一化法，使结果值映射到 0～1，最终结果为便携式早期清创冲洗器 C/E=0.001，超声波创伤冲洗机 C/E=0.06，脉冲式冲洗器 C/E=0.16，表明便携式早期清创冲洗器具有较好的成本效果。

战伤救治技术与一般医疗卫生技术有所不同，一般技术主要考虑成本费用，而战时最重要的成本则是时间，以冲洗时间为成本，清除率为效果计算成本效果比，便携式早期清创冲洗器 C/E=0.23，超声波创伤冲洗机 C/E=0.35，脉冲式冲洗器 C/E=6.03，表明便携式早期清创冲洗器具有较好的成本效果。

（七）结论及建议

便携式早期清创冲洗器应用 3% 过氧化氢溶液、0.05% 苯扎溴铵溶液和生理盐水作为冲洗液，利用消毒冲洗液自身的特性实现对污染创面的冲洗清洁，清创效率显著提升。动物实验结果显示，创伤后 30 分钟内冲洗清创可有效避免感染，从而减少抗菌药物使用。冲洗清创后创面渗血和渗液减少，所需敷料用量及交换绷带治疗措施也相应减少。基于其构建的清创术操作程序，可在高原、严寒地区等不稳定环境下应用，适用于多样化军事行动任务时伴随保障需要，能够实现紧急情况下代替清创术的目的。

将评估结果以研究报告形式提交某后勤保障部及装备发展部，建议纳入《部队基本卫生装备配备标准》。

二、案例研究 2：使用条形码技术防止手术室出现药物错误（荷兰拉德堡德大学医学中心的卫生技术评估部门进行的医院委托项目）

（一）背景

药物错误是医疗保健潜在可避免的发病和死亡的重要原因。每年仅在英国和美国，由于药物的失误直接导致了成千上万的患者受伤，数以万计的患者死亡，花费数十亿欧元的医疗保健费用。这些错误通常发生在药物的准备和给药过程中，医院的手术室（OR）也造成许多潜在严重错误。近期，已经开发出新的技术，旨在通过条形码扫描药物，朗读药物来减少药物差错，并通过适当的颜色、醒目的字体、打印合适剂量的标签来避免差错。

理论上，这种类型的健康信息技术可能有益于减少药物误差，但在实际上医疗保健领域采用这种技术是存在困难的。反对引入更安全的药物管理系统的意见通常有两类。第一类重要的反对意见是拒绝：即不需要安全装置，因为医生的存在被视为最终的安全装置。这似乎表明医生不犯错误，因此更安全的药物管理系统不会产生任何健康益处。第二类反对意见涉及成本：通常来说，这类技术需要大量投资，医院预算受到限制，医院管理者需要选择可以改善患者安全性的各种解决方案，包括培训以及协议的开发和实施。

（二）确定评估目标

评估目标：麻醉科；帮助决定是否在手术室中实施这项新技术。

（三）评估方法

评估方法采用决策分析模型。该模型是基于对发表文献的评阅和各类利益相关者的咨询而构建的。在该模型里，在手术室中准备或施用麻醉药时可能会发生差错。这些差错可能对患者有或没有影响，这些影响可能是轻度的或严重的。根据现有文献，对患者造成影响的医疗保险费用定为 1495 欧元，但人事成本、现行标签技术成本和社会成本的差异没有考虑在内。共模拟了两种情况：一种是技术可以防止所有错误，代表了最大潜在的健康效益和成本效果；一种是更现实的情况，即技术阻止了 45% 的错误。采用灵敏度分析以探索投入变化对结果的影响。提供每个手术室每年的结果，对于荷兰某医学中心的 35 个手术室，平均每个手术室每年有 585 次手术。

（四）结果解读

根据模型中综合的证据，预测目前在中心每个手术室每年产生 21 次药物错误。其中 11 例对患者有影响，6 例有严重后果。这些差错的估计费用总计为每年每个手术室 16 056 欧元。假设技术成本每年每个手术室为 -2015 欧元，则每个手术室每年可节省的成本最高可达 14 041 欧元。在更实际的情况下，45% 的用药差错被阻止，潜在的健康收益是避免 9 个差错，其中 3 个具有严重的后果。在这种情况下，每年技术的节省成本为每个手术室 5210 欧元。总的来说，模型估计，中心每年发生 723 个差错。在现实情况下，这项技术每年可节省 182 360 欧元。该模型还显示，为了节省成本（阈值分析），手术室中与麻醉剂相关的 12% 的药物差错需要防止。

（五）提出的建议

模型分析表明，从社会角度来看，在手术室中引入条码扫描可能是一个有吸引力的选择，这有助于减少用药差错和相关成本。然而从医院的角度来看，无法证明其正确性。首先，只要主要参与者否认存在问题，实施就可能会失败。如有必要，可能需要额外的研究来衡量，纠正医院主要参与者的意见。如果实施失败，费用不会产生明显收益。其次，可以通过各种各样的选择来减少药物差错，如更好的沟通、双重检查机制和培训。因此，决策者决定将降低药物差错设为优先级，那么他们仍然需要在不同的选项中进行选择。通常，由于缺乏有效性和成本的比较数据，这会受到阻碍。再次，引进新技术可能需要改变临床实践，而这难以实现。例如，单个小瓶需要具有可通过该技术扫描的条形码。

在荷兰，这还不是常见的做法，但预计在几年之后会比较常见。在此之前，药房需要将条形码添加到各个小瓶上。因此，需要药剂师、麻醉师和专科护士的密切合作。但是，实施这项技术的最大障碍可能是荷兰的资金体系。在这种情况下，麻醉科需要投资技术，但科室无法实现潜在的费用节省。相反，当出现导致住院延长的差错时，患者就会进入不同的诊断相关组，并获得更高的补偿率。因此，对于医院来说，不存在财政上的激励，去投资旨在进一步减少药物差错的措施。可探索的选择是，由医院和第三方付款人分享节省的费用。这样做的缺点是可能会使目前业绩不佳的医院过度收益，并且实施这种系统的管理成本可能很大。

（史新竹）

第二十章 循证医学实践的自我评价

案例 20-1:

　　"反应停"于 1953 年首先由西德一家制药公司合成,1956 年进入临床并在市场试销,1957 年获西德专利,这种药物治疗早孕期间的孕吐反应,有很好的止吐作用,对孕如无明显毒副作用,相继在 51 个国家获准销售。作为一种"没有任何副作用的抗妊娠反应药物",成为"孕妇的理想选择"。

　　1959 年 12 月,西德儿科医生首先报告了一例女婴的罕见畸形。1961 年 10 月,在原西德妇科学术会议上,有 3 名医生分别报告发现很多婴儿有类似的畸形。这些畸形婴儿没有臂和腿,手和脚直接连在身体上,很像海豹的肢体,故称为"海豹肢畸形儿"及"海豹胎"。1961 年 12 月,澳大利亚产科医生威廉·麦克布里德在英国《柳叶刀》期刊上发表文章,指出"反应停"可导致婴儿畸形。

　　1956 年"反应停"进入市场至 1962 年撤药,全世界 30 多个国家和地区共报告了海豹胎 1 万余例,各个国家畸形儿的发生率与同期"反应停"的销售量呈正相关,随后又有医生发现,"反应停"对麻风结节性红斑有很好的疗效。1998 年,FDA 批准"反应停"作为治疗麻风结节性红斑的药物在美国上市。"反应停"还被发现有可能用于治疗多种癌症,被用于治疗癌症患者。

第一节 概　述

　　循证医学实践的基本步骤包括提出问题、收集证据、评价证据、证据应用和后效评价,只有完成循证医学实践的最后一步才算完成了循证医学实践的全过程。循证医学实践的后效评价是指应用循证医学的理念对医疗活动(如诊断性试验、治疗方案或药物、预后判断指标的应用和医疗卫生技术的应用等)后的结果进行评价,即通过在临床实践中应用循证医学的理论和方法进行循证决策,通过观察循证证据运用于临床问题后是否取得了效果,进而评价循证证据指导解决临床问题的效果。它是循证临床实践的最后一步,也是检验循证实践效果的关键一步。

　　"反应停"事件告诉我们,有些过去认为"最佳的治疗证据"被新的临床研究发现有不良反应,甚至弊大于利,因此循证实践的"证据"具有时效性,只有通过后效评价才能促进新证据的产生和应用。另外,循证实践还受到证据资源、医生自身修为、患者意愿等多种因素的影响,必定会有成功的经验和失败的教训,因此,临床医生若能够及时总结经验教训,每一次循证临床实践完成后都能想一想,这次临床实践遇到了什么困难,是怎么解决的,对今后的临床实践有何影响,下一次如何能做得更好,能不断改进循证临床实践的方法,从中受益,提高自身学术和医疗水平,促进同行间交流,提高临床决策的正确性和合理性。因此,后效评价对于临床医生进行终身继续教育、自主学习和不断提高临床医疗水平是非常重要的过程。

第二节 能力评价

　　后效评价常用的方法主要包括自我评价(self-evaluation)和效果评价(effectiveness evaluation)。循证医学实践中,最重要的自我评价方法就是对自我设计及行动的评价,通过评价循证实践实施过程中的各个步骤,评价自身的循证医学实践能力,帮助临床医生认识到自身的能力和不足,使临床医生有效地将可获得的最佳证据与临床实践相结合。

一、"提出问题"能力的评价

　　临床循证实践第一步为提出问题,围绕这一步骤,临床实践者应从以下 5 个方面来进行再评价已确定的临床问题,评价"提出问题"的能力。①有没有提出临床问题,是否按照 PICO 原则提出临床问题;②对临床问题的描述是否简洁明了,是否符合一定的格式,有没有将"背景"知识、诊断、管理等知识的问题要素充分考虑进去;③有没有随着自身经验和知识的提升进一步发现问题的缺陷,并对最初提出的问题进行修改;④在提出问题的过程中遇到困难和障碍,是否能够想办法克服；⑤有没有养成良好的习惯，随时记录临床实践中可能出现的新问题，以待日后解决。如果上面5个问题的回答都是肯定的，那么该评价认为是良好的，可以继续提出问题，提高临床技能。

二、"寻找最佳外部证据"能力的评价

临床循证实践第二步为寻找最佳证据，围绕这一步骤，临床实践者需要从以下7个方面自我评价"寻找最佳外部证据"的能力。①有没有去寻找证据，临床实践过程中碰到实际问题，是否有寻找最佳外部证据的习惯；②是否熟悉本领域内现有的关于临床决策的最佳临床证据资源；③能否迅速利用现有的硬件、软件、网络资源等，找到最佳证据，解决临床问题；④开始检索后，能否从庞杂的信息来源中快速筛选到实践者所需的有用的外部证据；⑤在寻找最佳证据的过程中有没有逐渐提高检索效率；⑥检索各种数据库时，有没有使用截词符、布尔语言、MeSH主题词、限制词及智能检索等高级检索工具；⑦与专业文献管理员以及高水平同行相比，检索策略和检索结果差异如何。通过比较不仅可进行"寻找最佳外部证据"能力的自我评价，而且可以提升检索技巧以及获得更好的外部证据。

三、"严格评估证据质量"能力的评价

临床循证实践第三步为评价证据，检索到原始证据后，需要对证据进行真实性、重要性、适用性方面的评价，围绕这一步骤，临床实践者应从以下4个方面来进行再评价"严格评估证据质量"的能力。①是否对外部证据确实进行了严格的评估，用于评估的方法是否正确，若没有进行严格评估证据，是否能够找出原因，能否克服这些困难；②严格评估的指南是否易于使用，在运用医学临床指南时，是否明确评价过对当前患者的适用性；③在循证实践中能否逐渐做到准确熟练地使用一些严格评估的指标，如似然比、NNT等，是否能用量化的指标对证据的真实性、重要性和适用性进行评价；④是否创建了严格评价话题，有没有对自己评价证据质量的能力进行及时的总结。

四、"整合外部证据与患者期望"能力的评价

临床循证实践第四步为证据应用，即将经过严格评价的证据与临床经验、患者的期望、价值观相结合，做出临床决策。围绕这一步骤，临床实践者应从以下3个方面来进行再评价"整合外部证据与患者期望"的能力。①是否真正地将严格评价的证据整合到了临床实践中，前期获得的有益证据是否全部整合到了临床实践中，是否根据患者具体的实际情况进行了适当的调整；②能否逐渐做到准确且熟练地调整严格评价的指标，如似然比、NNT等，以适应具体的每一个临床案例；③能否依据具体的临床患者精确地调整临床决策方案，在证据整合过程中出现争议能否很好地解释和解决。

通过以上四步自我评价，临床实践者对于自身的循证实践能力和缺陷有了充分的认识，通过各种途径进一步学习，提升提出问题、寻找最佳证据、评估证据和做出合理正确决策的能力，不断强化循证实践能力。

> **案例20-1 分析讨论：**
> "反应停"作为孕早期治疗孕吐的药物用于孕早期妇女后，医生需要及时进行这一临床干预的医学实践的自我评价，从"提出问题"能力的评价、"寻找最佳外部证据"能力的评价、"严格评估证据质量"能力的评价、"整合外部证据与患者期望"能力的评价几个方面进行自我评价。我们看到，从海豹畸形儿逐渐被报道开始，一些医生提出了相应的临床问题，并且进行了相关的研究，直到1961年，澳大利亚医生在《柳叶刀》期刊上发表文章，指出"反应停"可导致婴儿畸形，明确了两者的关系。

第三节　效果评价

在进行自我评价后，还需要定期观察决策实施后的效果并做出相应评价。即评价按照循证证据、患者的期望和医生的能力三者结合制定的决策实施后取得的临床实践效果，根据实施后的效果来检验临床决策是否正确，不断改善和丰富临床技能，更好地服务于患者。评价内容包括临床实践质量是否得到了改善、临床实践是否有证可循、临床实践的具体效果是否提高。

一、临床实践质量是否得到改善

从临床循证实践的效果角度看，临床医生实践能力的提高对于改善临床实践质量起关键作用。临床医生临床实践行为能力确实改进和提高了，临床实践质量即得到了改善。临床实践行为能力的改进具体体现在以下两个方面。①临床思维的改进：当有新证据表明以往的临床决策需要改变时，能否克服困难并及时进行相应的调整，以使最新的最佳的证据能够用于临床实践。②临床决策依据的监测：对临床循证实践过程，如诊断、治疗和预后等方面的决策有没有进行监测与分析，评价临床决策是否正确，以评价效果。临床监测工作若能长期、持续、恰当地进行将会促进临床实践质量不断提高。

二、临床实践是否有证可循

临床循证实践效果评价的另一个方面是临床实践有证可循的比例有多大，到底有多少临床实践做到了真正的有证可循。Iain Chalmers 等于 1989 年发表的研究结果震惊了医学界，当时在产科使用的 226 种方法中，20% 有效或疗效大于副作用，30% 有害或疗效可疑，50% 缺乏随机对照试验等高质量证据，自此之后，整个医学界都在关注现有的临床实践到底有多少有证可循，而所有的临床实践都应该有证可循。循证医学发展的 20 余年里，世界范围内多个临床机构进行了患者审计及监测分析。在临床工作中，如果每一项对患者施加的干预措施均按照循证医学的步骤严格实施和评价，有证可循的比例将会大大提高。随着循证医学实践和教学的发展，今后将有越来越多的临床实践有证可循。

三、临床实践的具体效果是否提高

临床循证实践后，对干预的患者的具体效果是否提高，是效果评价的最直接、最可靠的指标。对于病因及危险因素的临床实践，疾病发病率降低是具体效果的体现。对于临床诊断方面来讲，诊断疾病的灵敏度与特异度提高是具体效果的体现。对于疾病防治方面来讲，具体的干预措施效应指标（如有效率、治愈率和生存期等）的提高是具体效果的体现。评价循证临床实践的群体患者的后效，可通过计算 NNT、NNH、复发率、确诊率、病死率、生存率以及 QALY 等，然后与以往结果进行比较。评价单个患者，详细记录患者情况，与以往经验结果进行比较。若循证临床实践的结果较以往临床实践明显改善，证明整个循证实践的过程是正确的，可以对今后处理类似问题起指导作用。若效果欠理想或不佳，应当考虑对循证实践过程的每一步进行再评价。

> **案例 20-1 分析讨论：**
>
> "反应停" 作为一种"没有任何副作用的抗妊娠反应药物"，有很好的止吐作用，对孕妇无明显毒副作用，成为"孕妇的理想选择"。作为止吐药物"反应停"疗效是明确的，但却造成了更加严重的致畸作用，"反应停"被用于孕早期妇女这一临床干预在当时并无确切的证据支持。
>
> 1956 年"反应停"进入市场至 1962 年撤药，全世界 30 多个国家和地区共报告了海豹胎 1 万余例，各个国家畸形儿的发生率与同期"反应停"的销售量呈正相关，美国 FDA 严格审查未获准其在美国上市，避免了美国大量海豹儿的娩出。现在"反应停"被用于治疗麻风结节性红斑，还被用于治疗癌症患者。这一事件启示任何循证实践都需要做后效评价。

第四节　常见临床循证实践的后效评价

一、病因与危险因素的后效评价

> **案例 20-2：**
>
> 56 岁女性患者，常规体检发现糖化血红蛋白（HbA1c）为 6.2%，不吸烟，不饮酒，无糖尿病、心脏病史。患者前来咨询：她的 HbA1c 水平似乎偏高，将来有无可能发展为糖尿病？

病因和危险因素循证实践，可以帮助医务工作者明确病因和危险因素，针对病因和危险因素进行有效干预，对疾病预防、降低发病率起着非常重要的作用。

案例 20-2 分析讨论:

　　案例 20-2 涉及的 HbA1c,目前国际上的诊断标准为高于 6.5%,那么低于 6.5%,但稍高的 HbA1c 水平(如本案例中 6.2%)是否会增加糖尿病的发病风险?按照循证实践严格的步骤,首先将患者提出的问题转化成临床问题:HbA1c 低于但接近 6.5% 时,其水平是否与糖尿病的发生率呈正相关关系?接下来检索研究证据,经过严格的、全面的证据检索,最终找到的证据是一篇队列研究论著。进一步对证据的真实性、重要性、适用性方面进行严格评价,该研究结果显示,HbA1c 水平升高与糖尿病的发生风险增高相关,调整混杂因素后,HbA1c 为 6.0% ~ 6.5%,*HR*=5.08,95% *CI* 为(3.93,6.56),糖尿病的发生率为 44%,*NNH* 为 3。研究对象是美国 4 个社区的白种人和黑种人,平均年龄为 57 岁,女性占 58%,排除了糖尿病和心血管疾病史,与本案例的患者非常接近。最后做出决策告知患者:她的担心正确,她未来发生糖尿病的风险确实高于 HbA1c 水平更低者,可以采取相应措施降低她的 HbA1c 水平,预防糖尿病的发生。

　　通过从提出问题的能力、检索证据的能力、严格评价证据的能力和应用证据的能力这四个方面进行自我评价,给出了患者明确的决策,促使患者减缓糖尿病的进程,达到了病因、危险因素循证实践后的效果。并且清楚知道了针对无糖尿病的中年人,HbA1c 水平接近诊断标准时与将来发生糖尿病密切相关,后续临床工作就需主动筛查这类糖尿病高危人群,积极给予早期预防,降低糖尿病发病率。

二、疾病诊断的后效评价

案例 20-3:

　　出生 6 周婴儿,喷射性呕吐 1 天,门诊检查结论:怀疑幽门狭窄,未扪及腹部包块。建议观察 24 小时,再决定手术或内科治疗。家长希望回家观察,遂决定超声检查帮助诊断幽门狭窄。家长期望明确超声诊断幽门狭窄的价值有多大。

　　疾病诊断循证实践中,临床工作者侧重于选择何种诊断方法,如何依据诊断试验结果进行临床决策,或者是为了鉴别诊断某些疾病,从而帮助医生选择最恰当的治疗手段,减少和避免治疗的不良反应。循证诊断的后效评价,应该评价诊断性研究证据的应用能否改善患者的结局,如提高生存率、减少残疾和提高生活质量。

案例 20-3 分析讨论:

　　将家长疑虑转化成可回答的临床问题:未扪及腹部包块情况下,超声诊断幽门狭窄的价值有多大?经过严格的全面的证据检索,筛选并评价证据,研究文献中进行了验前概率和验后概率的估算。患者幽门狭窄的患病率:验前概率约为 46%,如果超声波结果为阳性,则验后概率为 99%,95% *CI* 为(87%,100%),如果阴性,则验后概率为 2.5%,95% *CI* 为(0%,12%)。最后运用于该患儿,做出临床决策:进一步超声检查,帮助诊断。患儿行超声检查后,结果为阳性,手术后发现患儿确是幽门狭窄。

　　循证诊断的后效评价包括自我评价和效果评价。评价的目的主要是为了有效、方便和快速地确诊疾病,提高疾病早期诊断能力。循证诊断的后效评价应该评价诊断性研究证据的应用能否改善患者的结局,如提高检出率、做出正确的治疗策略、减少残疾、提高生活质量和生存率等。

三、治疗效果的后效评价

案例 20-4:

　　36 岁男性患者,因“突发左侧腰部疼痛伴血尿 1 天”入院,入院前 1 天,活动后突发左侧腰部疼痛,伴有全程肉眼血尿,无尿频、尿急、尿痛、发热和寒战等症状。查体:左侧中段输尿管压痛。腹部彩超提示左侧输尿管结石,无尿路畸形和前列腺增生。临床诊断:左侧输尿管结石。目前常规尿结石治疗方案是药物排石治疗,其中 α 受体阻滞剂和钙离子通道拮抗剂都是常用药物,两种药物比较哪种干预措施更佳?

临床诊疗过程中做出正确的诊断后，需要选择对患者安全、有效、经济的治疗措施、方案或药物。对治疗效果的后效评价也应权衡对患者的利弊，考虑近期和远期疗效包括患者的生命质量的指标等。

> **案例 20-4 分析讨论：**
>
> 将问题转化为临床问题：成人输尿管结石患者，α 受体阻滞剂和钙离子通道拮抗剂，哪一种治疗措施最佳？接下来检索研究证据，经过严格的周密的证据检索，最终锁定一篇发表时间最近，样本量最大的随机对照试验研究。下一步对证据的真实性、重要性、适用性方面进行严格评价，该研究结果显示，纳入的 3189 例患者，随访 4 周，试验组 α 受体阻滞剂与对照组钙离子通道拮抗剂比较，*ARR* 为 22%，95% *CI* 为（16%，28%），*NNT* 为 4.55，95% *CI* 为（3.6，6.3）。研究人群为中国男性，平均年龄为 34.5 岁，临床诊断为输尿管结石，研究人群与案例患者非常相似。临床医生通过循证证据结合患者意愿给予患者 5 天 α 受体阻滞剂治疗，自行排出结石，无不良反应。

循证医学临床实践中不但要重视临床证据，在运用证据时需要结合医生的经验和技能，考虑患者病情变化、特点和患者意愿。循证证据通常是群体中的表现，可能会出现与临床期望不一致的情况，因此，循证治疗后的后效评价尤为重要。自我评价重点需要关注证据的全面性、有效性、安全性和经济性。干预治疗后需要更进一步评价患者对治疗的反应，发现问题，进行不断完善和调整，不仅能提高患者的疗效，而且能提高对证据的认识。

四、疾病预后的后效评价

> **案例 20-5：**
>
> 58 岁男性患者，2 型糖尿病病史 8 年，同时合并高血压，并发糖尿病视网膜病变、牙周炎，目前采用胰岛素控制血糖，血糖控制基本稳定，同时常年药物降压治疗。门诊复查后医生建议常规治疗基础上进行长期牙周护理，有利于血糖的控制，改善牙周炎问题，改善糖尿病预后。但是患者想明确较烦琐的长期牙周护理对自己的血糖控制到底有多大帮助，对牙周炎的改善有多少帮助。

临床工作中，医生需要预测疾病的结局，回答患者、家属及医生都很关心的预后问题，常见的有患者病情是否严重，能否痊愈或引起残疾，病程将持续多久，生存时间有多长、长期服用某种药物对疾病结局有何影响等。

> **案例 20-5 分析讨论：**
>
> 将患者提出的疑虑转化为临床问题：糖尿病患者长期牙周护理治疗对血糖长远控制的预后判断及牙周炎的改善情况如何？经过全面证据检索，最终筛选到一篇前瞻性的队列研究与本案例密切相关，研究病例为 126 805 例，平均年龄 64 岁的 2 型糖尿病合并牙周疾病患者，平均 4 年糖尿病病史，97% 为男性，71% 为白种人，24% 为黑种人，58% 的患者 BMI ≥ 30kg/m^2，37% 从不吸烟，12% 接受胰岛素治疗，60% 基线 HbA1c < 7%，随访 1.7 年后，研究结果显示长期牙周护理能够改善 2 型糖尿病合并牙周疾病患者长期血糖状况，HbA1c 的变化值（ΔHbA1c）与基线比较降低明显，同时能很好改善糖尿病合并牙周炎情况。研究对象与案例中的患者主要特征基本一致，详细情况告诉患者后，患者决定坚持牙周疾病的护理和治疗，这样将对该患者长期稳定控制血糖有很大的帮助。后续应对该患者定期随访，通过随访结果进一步验证证据，指导持续改进临床实践。

临床医生应根据疾病预后判断的最佳证据，再结合患者的具体病情及医生的临床技能，判断或估计患者的疾病后果，给予患者合理建议，这些是疾病预后后效评价的主要内容。同时，还要对估计的结果进行追踪，以确定患者的真正结果是什么、严重程度如何、这些结果发生的时间与疾病间的关系是什么。

五、不良反应的后效评价

> **案例 20-6：**
>
> 29 岁孕 12 周妇女，在补充孕期营养素的过程中存在疑虑，现咨询医生：在持续补充维生素 A，保证胎儿生长发育的同时，是否对胎儿有其他不良作用？

临床实践中，医生决定将对患者采取某种干预措施或手段时，必须考虑这些措施是否会给患者造成不良反应或后果，从而引起伤害或损害，这也是患者关心的问题，因此要权衡正面效果和不良负面影响的大小，最后在权衡利弊的基础上来决定这一措施是否运用于临床及患者等。

案例 20-6 分析讨论：

　　将患者疑虑转化为临床问题：孕妇服用维生素 A 过量造成出生缺陷的危险性有多大？严格检索证据，获得最佳证据，根据证据和临床实际，估计胎儿颅脑神经嵴缺陷的基线危险度为 0.5%，计算出危险程度：孕妇每天服用维生素 A 大于 10 000IU 与服用小于 5000IU 相比，造成神经嵴缺陷的 RR 为 4.8（2.2，10.5），NNH 为 59（30，+∞），造成新生儿出生缺陷的 RR 为 2.36（2.3，2.45），NNH 为 55（30，1250），孕妇每天大量补充维生素 A 对胎儿发育有害的概率很大。最后临床决策叮嘱患者：严格掌握维生素 A 的补充剂量，避免造成不良后果。

不良反应的后效评价中自我评价和效果评价同等重要，自我评价重点关注证据检索与证据评价是否规范，指导用药时是否考虑了患者的个性化特征，效果评价重点关注对不良反应的预防与及时处理。药物不良反应除了在疾病治疗后出现外，同时还需重点关注药物上市后的安全性评价，如早期链霉素的使用，少数患者出现耳聋的不良反应，后续患者再使用这类药物需谨慎对待。

六、临床指南应用的后效评价

案例 20-7：

　　35 岁男性患者，因上腹痛 1 个月前来就诊，行胃镜检查，诊断为 Hp 阳性、十二指肠球部溃疡，患者应采取何种最佳治疗方案？

临床指南是以循证医学为基础，集中最新最佳的临床科学研究和专家意见，用于指导疾病的诊断、治疗和预后等临床实践，具有权威性的医疗文件，具有真实性、可靠性与可重复性。由于人们对疾病的认识有一个过程，证据来源不断更新并且质量参差不齐，临床指南同样具有时效性和实用性。因此在应用于临床实践以后，仍然需要对临床指南进行后效评价，以促进临床指南不断地更新、改进、完善和补充。

案例 20-7 分析讨论：

　　患者面临的问题可以通过循证证据来解决，查找临床指南 Maastricht Ⅱ—2000 共识意见和 Maastricht Ⅲ—2005 共识，案例中患者的问题目前普遍接受的治疗方案是质子泵抑制剂联用 2 种抗生素治疗，结合本例患者的病情、地域特征等最后给出治疗方案：奥美拉唑联合阿莫西林和克拉霉素，疗程 10 天。治疗后患者症状很快消失，4 周后胃镜复查见溃疡完全愈合，Hp 感染已清除。

临床实践指南的后效评价可通过自我评价和效果评价进行。自我评价可通过对指南研制的过程是否科学、指南中的推荐意见是否遵循最佳证据、证据水平是否足够高等方面进行评价，评价后判断是否需要修订。后效评价需要了解在指南指导下进行实践活动取得的效果，以群体患者的循证医学实践结果为基础，经过对比以往结果的 NNT、NNH、复发率、确诊率、病死率和生存率等重要指标，得出评价结论。

（赵灵燕）

笔记栏

参考文献

白雪莉，马涛，梁廷波，2016. 2016 年 NCCN 胰腺癌临床实践指南（Ⅵ版）更新内容解读. 中国实用外科杂志，（8）：870-871.

陈洁，于德志，2013. 卫生技术评估. 北京：人民卫生出版社.

陈耀龙，姚亮，Norris S，等，2013. GRADE 在系统评价应用的必要性及注意事项. 中国循证医学杂志，13（12）：1401-1404.

成静，2004. 循证医学在精神卫生领域的应用. 中华医院管理杂志，20（3）：42-43.

邓可刚，2007. 诊断性研究的检索资源与检索方法. 中国循证医学杂志，7（4）：308-310.

丁元林，王彤，2018. 卫生统计学. 2 版. 北京：科学出版社.

董悦颖，2017. Meta 分析方法学质量与报告质量评价的主要问题. 中国卫生统计，34（6）：1006-1008.

葛韵英，2006. 循证医学的实践与患者的价值观. 卫生职业教育，24（20）：108-109.

顾莺，张慧文，周英凤，等，2018. JBI 循证卫生保健中心关于不同类型研究的质量评价工具——干预性研究的质量评价. 护士进修杂志，33（8）：24-26.

韩光亮，郭崇政，2016. 临床循证医学. 北京：中国医药科技出版社.

华伟，2010. 循证医学与实践. 中国循证心血管医学杂志，2（4）：252-253.

黄悦琴，2015. 临床流行病学. 4 版. 北京：人民卫生出版社.

江丽霞，钟双萍，2009. 基于 PICO 的医学外文搜索引擎：askMEDLINE. 九江医学，24（2）：73-78.

焦安钦，2004. 个体化治疗与循证医学临床运用举隅. 北京中医药大学学报（中医临床版），11（3）：50-51.

康德英，许能锋，2015. 循证医学. 3 版. 北京：人民卫生出版社.

李康，2013. 医学统计学. 6 版. 北京：人民卫生出版社.

李立明，2017. 流行病学. 8 版. 北京：人民卫生出版社.

李婷，苟小军，2017. 循证医学在中医药研究中的应用. 中医药导报，23（11）：82-85.

李汶倩，钱磊，崔久嵬，2018. 肿瘤临床决策中的卫生经济学评价及其意义. 医学与哲学，39（4）：1-4, 8.

李幼平，2017. 循证医学. 北京：人民卫生出版社.

李幼平，2018. 实用循证医学. 北京：人民卫生出版社.

廖宗凤，唐丽均，2009. 浅谈如何构建和谐的医患关系. 中华现代医院管理杂志，3（5）：75-76.

刘建平，2009. 循证医学与个体化医疗. 中西医结合学报，7（6）：505-508.

刘俊辰，张琨，2018. 卫生经济学在临床应用中的价值综述. 中国卫生经济，37（8）：10-12.

刘鸣，2006. 循证医学与临床实践. 中国循证医学杂志，1（1）：8-9.

刘鸣，2011. 系统评价、Meta 分析设计与实施方法. 北京：人民卫生出版社.

骆其金，钟昌琴，谌建宇，等，2016. 农村生活污水处理技术评估方法与案例研究. 环境工程技术学报志，32（9）：105-110.

马雪玲，张倩男，华子瑜，2017. 细导管法给予肺表面活性物质安全性和疗效的系统评价和 Meta 分析. 中国循证儿科杂志，12（4）：257-262.

施红光，2007. 循证医学与个体化治疗的共存和矛盾. 医学与哲学（临床决策论坛版），28（1）：3-4.

孙振球，徐勇勇，2015. 医学统计学. 4 版. 北京：人民卫生出版社.

汤少梁，陈文静，2018. 基于 Markov 模型对我国晚期胰腺癌 3 种化疗方案的药物经济学研究. 中国药房，29（6）：784-789.

唐金陵，2010. 循证医学基础. 北京：北京大学医学出版社.

唐金陵，Glasziou P，2016. 循证医学基础. 2 版. 北京：北京大学医学出版社.

陶欢，杨乐天，平安，等，2018. 随机或非随机防治性研究系统评价的质量评价工具 AMSTAR 2 解读. 中国循证医学杂志，18（1）：101-108.

万朝敏，刘鸣，2001. 循证医学及其在儿科领域的应用. 中国实用儿科杂志，16（5）：303-305.

王吉耀，2002. 诊断试验与循证医学. 中国医师杂志，4（5）：451-453.

王吉耀，2006. 加强循证医学实践，提高临床医疗水平. 中华医学杂志，86（17）：1153-1154.

王吉耀，2015. 循证医学与临床实践. 北京：科学出版社.

王吉耀，何耀，2015. 循证医学. 北京：人民卫生出版社.

王家良，2015. 循证医学. 3 版. 北京：人民卫生出版社.

王家良，2017. 循证医学. 北京：人民卫生出版社.

魏来临，张岩，邢冰，2008. 疾病诊疗决策中如何具体融合患者的价值观. 医学与哲学（B），29（8）：1-2.

魏巍，张涛，鱼敏，2018. 便携式早期清创冲洗器的卫生技术评估. 中国卫生质量管理，25（3）：79-81.

夏佳，李晓松，2006. 非小细胞肺癌全切术后治疗方案的临床决策研究. 成都：四川大学.

徐婷婷，方海，2016. 卫生经济学评价指南介绍. 中国卫生经济，35（5）：5-8.

杨冬梅，童幸，2012. 循证药学在我院引进中成药注射液中的应用. 中国药学杂志，47（11）：927-928.

杨克虎，2013. 循证医学. 2 版. 北京：人民卫生出版社.

杨尹默，刘子文，赵玉沛，等，2014. 胰腺癌诊治指南（2014）. 中国实用外科杂志，（11）：1011-1017.

曾宪涛，黄伟，田国祥，2013.Meta 分析系列之九：Meta 分析的质量评价工具. 中国循证心血管医学杂志，5（1）：3-5.

詹思延，2013. 流行病学. 7 版. 北京：人民卫生出版社.

张方圆，沈傲梅，曾宪涛，等，2018. 系统评价方法学质量评价工具 AMSTAR 2 解读. 中国循证心血管医学杂志，10（1）：14-18.

张鸣明，刘雪梅，何林，等，2004. 循证实践中病人的价值观及意愿初探. 中国循证医学杂志，4（10）：707-710.

张天嵩，钟文昭，李博，2014. 实用循证医学方法学. 2 版. 长沙：中南大学出版社.

赵晨，刘智，商洪才，2017. 中医临床疗效评价差异化策略的提出——个体化研究方法学元素初探. 世界中医药，12（6）：1221-1225.

中华医学会外科学分会胰腺外科学组，2014. 胰腺癌诊治指南（2014）. 中华外科杂志，52（12）：881-887.

Benjamin M M，Fazel P，Filardo G，et al，2014.Prevalence of and risk factors of renal artery stenosis in patients with resistant hypertension. Am J Cardiol，113（4）：687-690.

Cascinu S，Falconi M，Valentini V，et al，2010. Pancreatic cancer：ESMO Clinical Practice Guidelines for diagnosis，treatment and follow-up. Ann Oncol，21（5）：55-58.

Chadha A S，Khoo A，Aliru M L，et al，2016. Recent advances and prospects for multimodality therapy in pancreatic cancer. Semin Radiat Oncol，26（4）：320-337.

Chen W Q，Zheng R S，Baade P D，2016.Cancer statistics in China，2015. CA Cancer J Clin，66：115-132.

Conroy T，Desseigne F，Ychou M，et al，2011. FOLFIRINOX versus gemcitabine for metastatic pancreatic cancer.N Engl J Med，364（19）：1817-1825.

Eman E J，娄长春，1993. 医患关系的四种模型. 国外医学（医院管理分册），10（4）：147-151.

Guyatt G H，Oxman A D，Kunz R，et al，2008.What is "quality of evidence" and why is it important to clinicians？BMJ，336（7651）：995-998.

Guyatt G，2007. 循证决策就是个体化的临床决策. 中国循证医学杂志，7（2）：93-98.

Haynes R B，Devereaux P J，Guyatt G H，2003. 循证实践中的医患选择——医疗决策不能迷信证据而要靠人. 中国循证医学杂志，3（4）：331-333.

Ho G，Cozowicz C，Wong J，et al，2018.Patient preference survey：are patients willing to delay surgery if obstructive sleep apnea is suspected？BMC Anesthesiology，18（1）：128.

Karthikeyan E，Ponnusamy M D，Edward M，et al，2018. Cost-effectiveness of total hip arthroplasty versus nonoperative management in normal，overweight，obese，severely obese，morbidly obese，and super obese patients：a markov model. J Arthrop，33（12）：3629-3636.

Li C C，Wang Y Q，Li Y P，et al，2015.Critical appraisal of clinical practice guidelines for treating pancreatic cancer based on the Global Disease Burden. J Evid Based Med，8（1）：11-21.

Li W Q，Ma J L，Zhang L，et al，2014.Effects of Helicobacter pylori treatment on gastric cancer incidence and mortality in subgroups. J Natl Cancer Inst，106（7）.pii：dju116.

Lundkvist J，Johnell O，Cooper C，et al，2006.Economic evaluation of parathyroid hormone（PTH）in the treatment of osteoporosis in postmenopausal women. Osteoporos Int，17（2）：201-211.

Ma J L，Zhang L，Brown L M，et al，2012.Fifteen-year effects of helicobacter pylori，garlic，and vitamin treatments on gastric cancer incidence and mortality. J Natl Cancer Inst，104（6）：488-492.

Roth D，Nelson D，Bruchfeld A，et al，2015.Grazoprevir plus elbasvir in treatment-naive and treatment-experienced patients with hepatitis C virus genotype 1 infection and stage 4–5 chronic kidney disease（the C-SURFER study）：a combination phase 3 study. Lancet，386：1537-1545.

Sampietro-Colom L，Martin J，2018. 医院卫生技术评估：国际实践与经验. 上海：上海交通大学出版社.

Siegel R L，Miller K D，Jemal A，2018.Cancer statistics，2018. CA Cancer J Clin，68（1）：7-30.

Straus S E，Glasziou P，Richardson W S，et al，2011.Evidence-Based Medicine：How to Practice and Teach EBM. 4th ed.Amsterdam：Elsevier Ltd.

Sugano K，2019.Effect of Helicobacter pylori eradication on the incidence of gastric cancer：a systematic review and meta-analysis. Gastric Cancer，22（3）：435-445.

Van Laethem J L，Verslype C，Iovanna J L，et al，2012.New strategies and designsin pancreatic cancer research：consensus guidelines report from a European expert panel. Ann Oncol，23（3）：570-576.

Vasbinder G B C，Nelemans P J，Kessels A G H，et al，2004.Accuracy of computed tomographic angiography and magnetic resonance angiography for diagnosing renal artery stenosis. Ann Intern Med，141（9）：674-682.

World Health Organizationg，2016.World Report on Knowledge for Better Health. Bulletin of the World Health Organization，83（1）：77.

Yamaguchi K，Tanaka M，2011.EBM-based clinical guidelines for pancreatic cancer 2009 from the Japan pancreas society：a synopsis. Jpn J Clin Oncol，41（7）：836-840.

You W C，Brown L M，Zhang L，et al，2006. Randomized double-blind factorial trial of three treatments to reduce the prevalence of precancerous gastric lesions. J Natl Cancer Inst，98（14）：974-983.